專家指導の正確伸展操

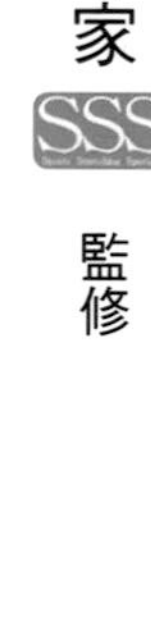
伸展操專家 SSS 監修

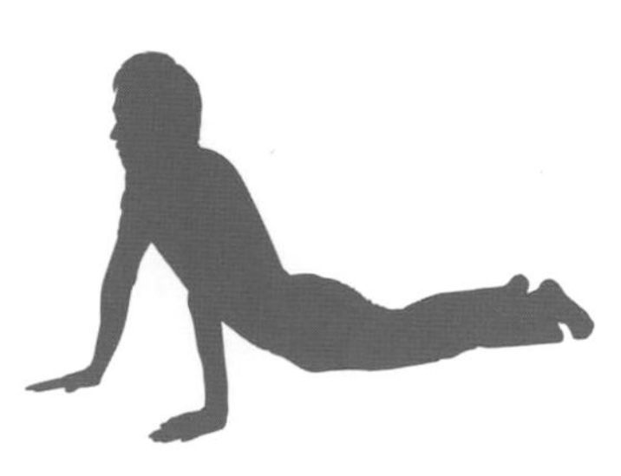
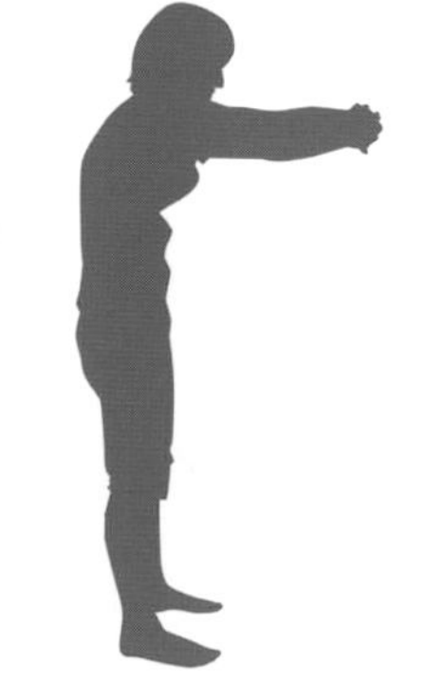

三悦文化

前言

大家好，我是兼子正。

我開設日本第一家專業伸展操中心『THREE S』，已經是12年前的事情了。在那之後，人們開始瞭解到伸展操的必要性，以及正確的姿勢對我們的生活有哪些影響。近幾年來，就連減重業者也普遍認為維持正確姿勢＝美麗的姿勢可讓我們瘦得更健康。極端的飲食限制與激烈的減重都只能帶來一時的效果，只要一停頓就會復胖……。相信有不少人都有相同的困擾。在眾多伸展操當中，只有THREE S的伸展操能讓大家確實感到身體出現變化。

THREE S所傳授的伸展操有個相當大的特色，那就是專為國人所設計。我們從國人的身體構造、肌肉分布狀態以及各部位的肥胖特徵來設計出特別的伸展操。另外，也只有熟悉人體構造及人體力學的我們，才能夠發明出一次只要5秒就可完成的驚人伸展操。

只要5秒就可確實地改變身體。

衷心希望大家能將這些伸展操帶入生活之中，並讓自己的姿態更美，且過著豐富多采的生活。

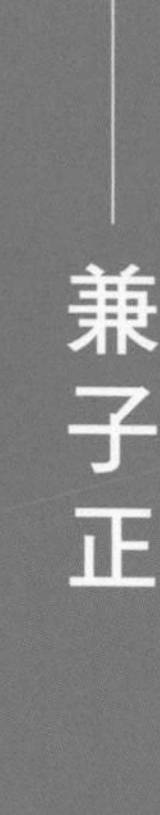

兼子正

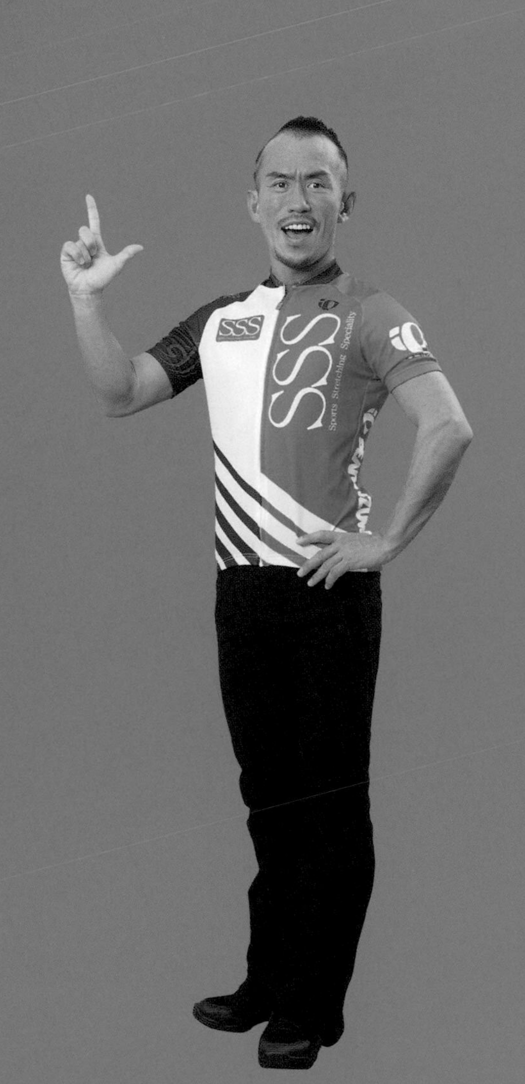

的閱讀方式

本書以簡單易懂的方式，
解說各種伸展操的運動方式以及對身體有哪些益處。
請各位讀者務必仔細閱讀，方能更有效率地達到效果。

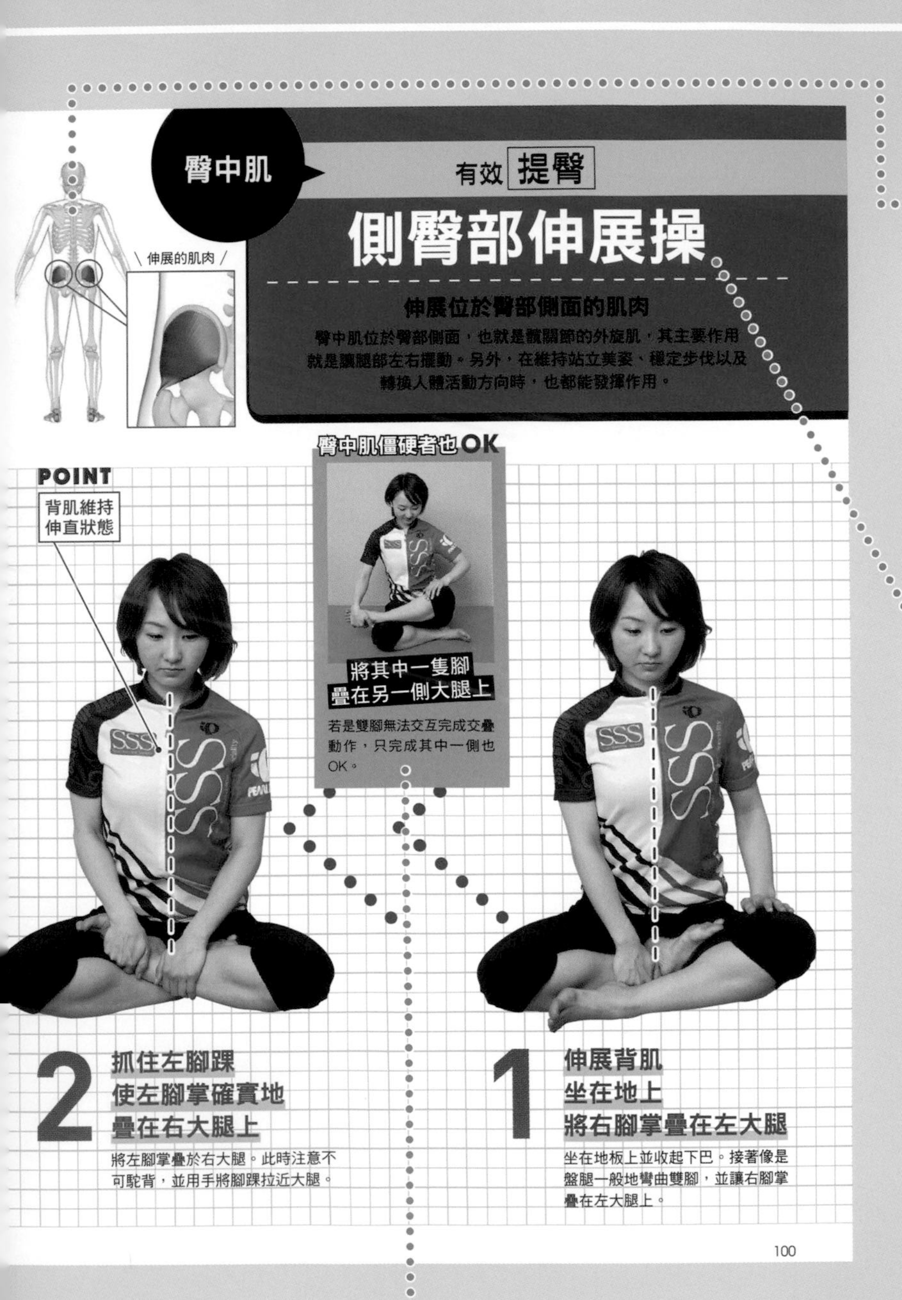

圖解伸展的肌肉部位

只要確實掌握伸展的肌肉部位，就能提升運動該部位的注意力。如此一來，就可一邊伸展身體，一邊感受自己在伸展該部位的肌肉。

學習伸展部位的名稱

除肌肉名稱之外，我們也加入平時所使用的人體部位名稱。此外，也能簡單瞭解伸展該部位的益處為何。

身體僵硬的人也能一起來

為幫助身體筋骨較僵硬者以及伸展操初學者，本書也同時指導難易度較低的初學者版本伸展操。

「專家指導の正確伸展操」

瞭解伸展目標

設定適當的伸展目標。將目標設定於正常的身體活動及柔軟度之範圍，而不勉強自己過度伸展身體。

瞭解伸展的益處

明確標示各部位伸展後，為身體所帶來的益處。讀者可配合自己的身體現況來選擇適當的伸展操類型。

解說如何正確伸展的訣竅

解說正確且有效率伸展的重點與訣竅。另外也透過正確的示範，來明確標示出注意事項。

檢視容易犯的錯誤

指出伸展操過程中容易犯的錯誤。一邊確認NG動作，同時搭配正確示範，如此一來就可更加容易理解。

第2章 基礎伸展操（髖關節周圍）

伸展的益處

一旦臀中肌變得無力，單腳站立時就會站不穩，甚至可能失去平衡地跌倒。對於需要以橫向改變運動方向的足球與籃球選手而言，臀中肌是相當需要柔軟化的部位。

伸展目標

將伸展目標設定在
上半身彎曲角度能更大。
若從側面觀察彎曲角度達90度以上，
就代表柔軟性相當高。

POINT

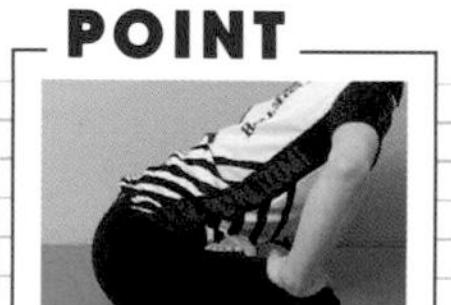

臀部下方
不可離開地面

大腿根部千萬不可離開地面。伸展時不可讓臀部往上抬，而是從髖關節彎曲上半身。

NG

在駝背狀態下
無法伸展臀中肌

在駝背低頭的姿勢下彎曲上半身，並沒有辦法確實伸展臀中肌。在伸展過程中，應隨時將注意力集中在背部。

從側面觀察…

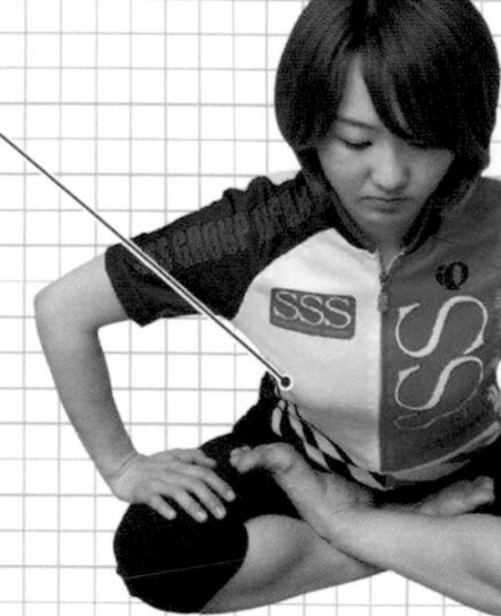

3 背肌維持伸直狀態
雙手置於膝部
慢慢往前傾倒上半身

將雙手放在雙膝上，並且慢慢地往前彎曲上半身。此時要將肘部往外側彎曲。

101

從其他角度觀察伸展操姿勢

針對伸展過程中不易瞭解的身體姿勢，以不同角度進行觀察，可幫助讀者深入理解基本的注意事項。

只要事前掌握肌肉位置與部位，
就可更有效率地一邊集中注意力並伸展。
本書將針對以下肌肉，介紹不同的伸展操。

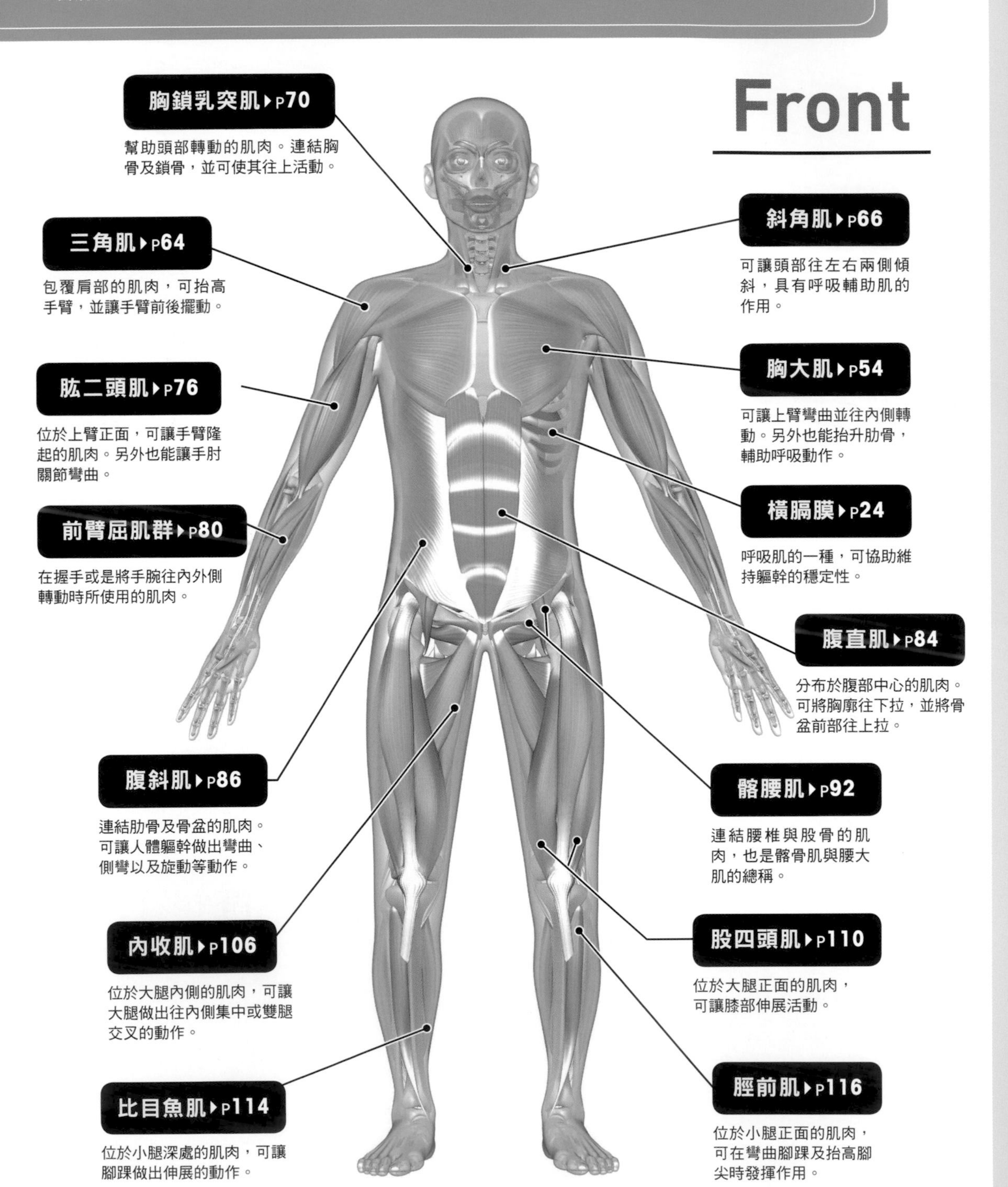

伸展身體之前應先牢記的

全身肌肉圖

Back

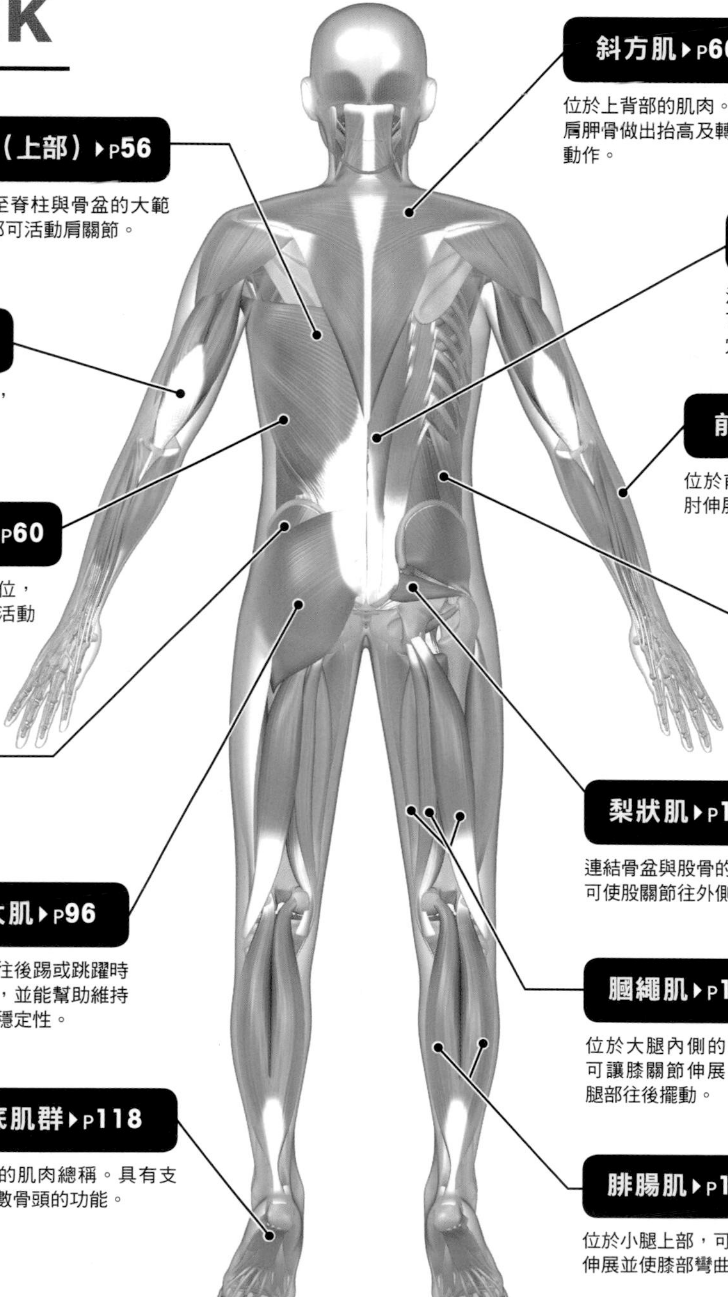

斜方肌▶P66

位於上背部的肌肉。可使肩胛骨做出抬高及轉動的動作。

闊背肌（上部）▶P56

從上臂分布至脊柱與骨盆的大範圍肌肉，上部可活動肩關節。

豎脊肌▶P90

沿脊柱兩側分布的肌肉，可幫助上半身維持姿勢穩定。

肱三頭肌▶P78

位於肱二頭肌內側的肌肉，可讓肘關節伸展。

前臂伸肌群▶P80

位於前臂外側的肌肉，可讓手肘伸展以及幫助手腕反弓。

闊背肌（側部）▶P60

闊背肌當中位於側腹的部位，可讓手臂做出往後及往下活動的動作。

腰方肌▶P88

從骨盆一路連結腰骨及肋骨的肌肉。在軀體側彎及後彎時可發揮作用。

臀中肌▶P100

位於上臀部，可在腿部往外側活動時發揮作用。

梨狀肌▶P102

連結骨盆與股骨的肌肉，可使股關節往外側活動。

臀大肌▶P96

可在雙腳往後踢或跳躍時發揮作用，並能幫助維持下半身的穩定性。

膕繩肌▶P104

位於大腿內側的肌肉，可讓膝關節伸展，並讓腿部往後擺動。

足底肌群▶P118

位於腳底的肌肉總稱。具有支稱足部無數骨頭的功能。

腓腸肌▶P112

位於小腿上部，可讓腳踝伸展並使膝部彎曲。

Contents

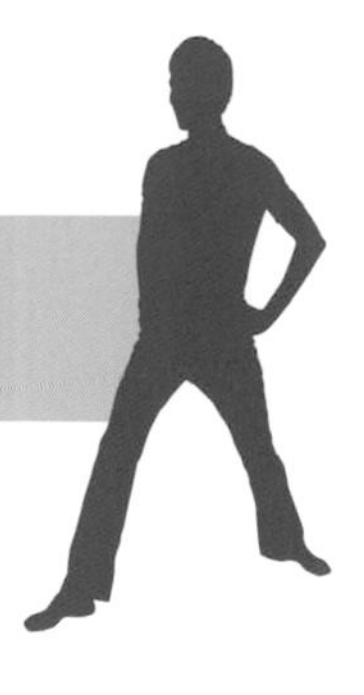

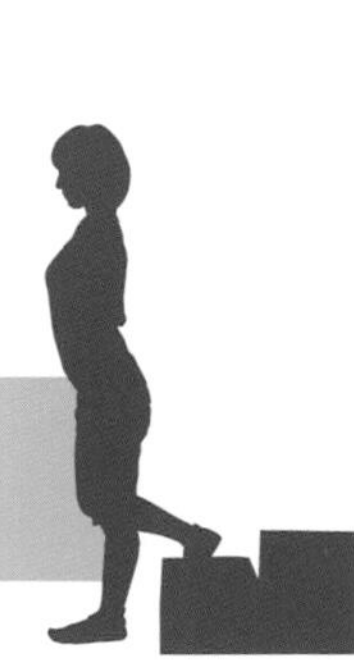

第5章

Column

序章

伸展操開始前先確認

伸展操對人體的必要性為何？

如同其名，伸展操就是一種「伸展」的運動。

讓肌肉放鬆並容易伸展，以及增加關節的活動範圍，

都是伸展操的優點。

在開始實踐伸展操之前，

最重要的就是瞭解國人的身體特徵，

同時掌握高效率且能提升身體柔軟性的重點。

肌肉的柔軟性可讓身體維持年輕！

伸展使人進化、收縮使人老化的原理

伸展操的目的及優點為何？

伸展操最主要的目的，就是伸展肌肉並擴大關節的活動範圍。

無論是在站姿或坐姿之下，人類總是無意識地活動肌肉，導致全身肌肉持續處於僵硬及緊繃的狀態之下。在這樣的情況下，肌肉就會收縮且鬆弛，導致促使全身血液循環的「肌肉幫浦作用」喪失原有機能。如此一來，人體中的多餘水分及老廢物質就無法排出體外而不斷地堆積在體內。一旦這些老廢物質及疲勞物質持續滯留在肌肉當中，肌肉就會變得更加僵硬及緊繃。

當肌肉變得緊繃時，原本可活動的關節會變得難以做出原本可做的動作。一旦身體變得難以活動，人們就會覺得活動身體是件麻煩事，如此一來就會陷入不再活動身體的惡性循環之中。例如蹲下及步行等日常生活動作都會受到影響，以及會變得容易疲勞……等等。身體僵硬＝「收縮使人老化」其實就是在說這個現象。

換個角度來看，若是能夠透過伸展操來提升身體的柔軟性，上述的問題都能變成有益身體狀態的條件。只要平時就養成做伸展操的習慣，讓全身肌肉放鬆並可流暢地伸縮，就可打造一個不容易疲勞且血液循環狀態良好的身體。除此之外，在全身肌肉恢復原有的功能之後，水腫及疲勞等問題就可減輕，而且肩膀僵硬及腰痛等健康問題也能獲得改善。請各位從今天開始，就用自己的身體去感受何謂「伸展使人進化」。

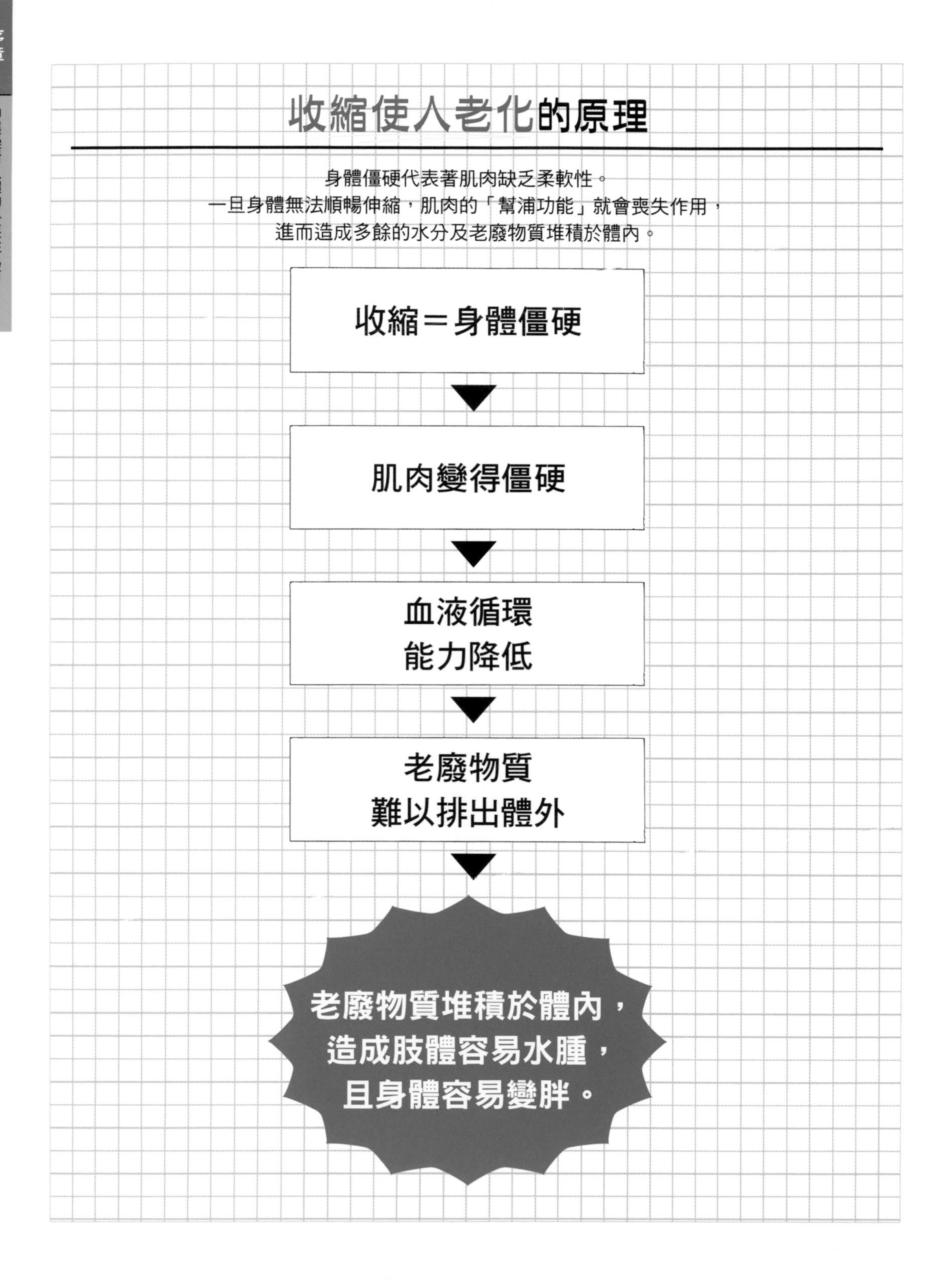
收縮使人老化的原理
身體僵硬代表著肌肉缺乏柔軟性。
一旦身體無法順暢伸縮，肌肉的「幫浦功能」就會喪失作用，
進而造成多餘的水分及老廢物質堆積於體內。
收縮＝身體僵硬
肌肉變得僵硬
血液循環
能力降低
老廢物質
難以排出體外
老廢物質堆積於體內，
造成肢體容易水腫，
且身體容易變胖。

駝背是國人特有的姿勢！

國人的身體原本就容易收縮

「屈肌」是為收縮身體所發育出來的肌肉

隸屬於農耕民族的國人，自古以來就經常彎曲著身體活動。例如農耕作業中所使用的鋤頭與鋸子，都是運用「拉力」所使用的工具。在進行拉力動作時，人體背部會自然地呈現圓弧狀，而腹部則會處於收縮的狀態之中。如同第17頁的插畫所示，國人經常使用大腿正面及小腿等部位，而這些部位的肌肉便是愈使用愈容易變粗壯的「屈肌」。在國人特有的活動姿勢與常用肌肉的影響下，國人的身體才會變得容易沒有曲線。如此一來，我們就會有駝背以及腹部與肩部往內側（前）收縮等不良姿勢的問題。在這種情況之下，我們的手臂會容易變粗，而且前胸的曲線也會顯得下垂，造成背部原有的S曲線消失不見。

簡單地說，國人最需要的伸展操就是伸展腹部肌肉。只要腹部肌肉伸展開來，肩胛骨、肋骨及骨盆就會回復到正確的位置，而駝背的問題也能迎刃而解。

說到理想的體態，其實就是西方人的身體姿勢。西方人的體態與國人完全相反，由於西方人身體中讓身體伸展的「伸肌」比較發達，所以比較容易讓人維持良好的姿勢。由於伸肌愈發達愈能發揮緊實的效果，因此許多西方人的體型才能擁有完美的曲線。

正因為如此，西方人的活動模式為「推力」，這與國人完全相反。因此，我們應該要透過伸展操來伸展腹部肌肉，並隨時提醒自己要活動伸肌。

農耕民族的國人因為遺傳的因素
不習慣伸展身體而容易駝背

由於經常做出種稻及耕田等前屈身體等動作，
所以國人容易將身體縮在一起。
相對地，西方人是使用弓或槍的狩獵民族，
因此身體會呈現出展開的姿勢。

伸肌 …愈發達愈緊實　　**屈肌** …愈發達愈健壯

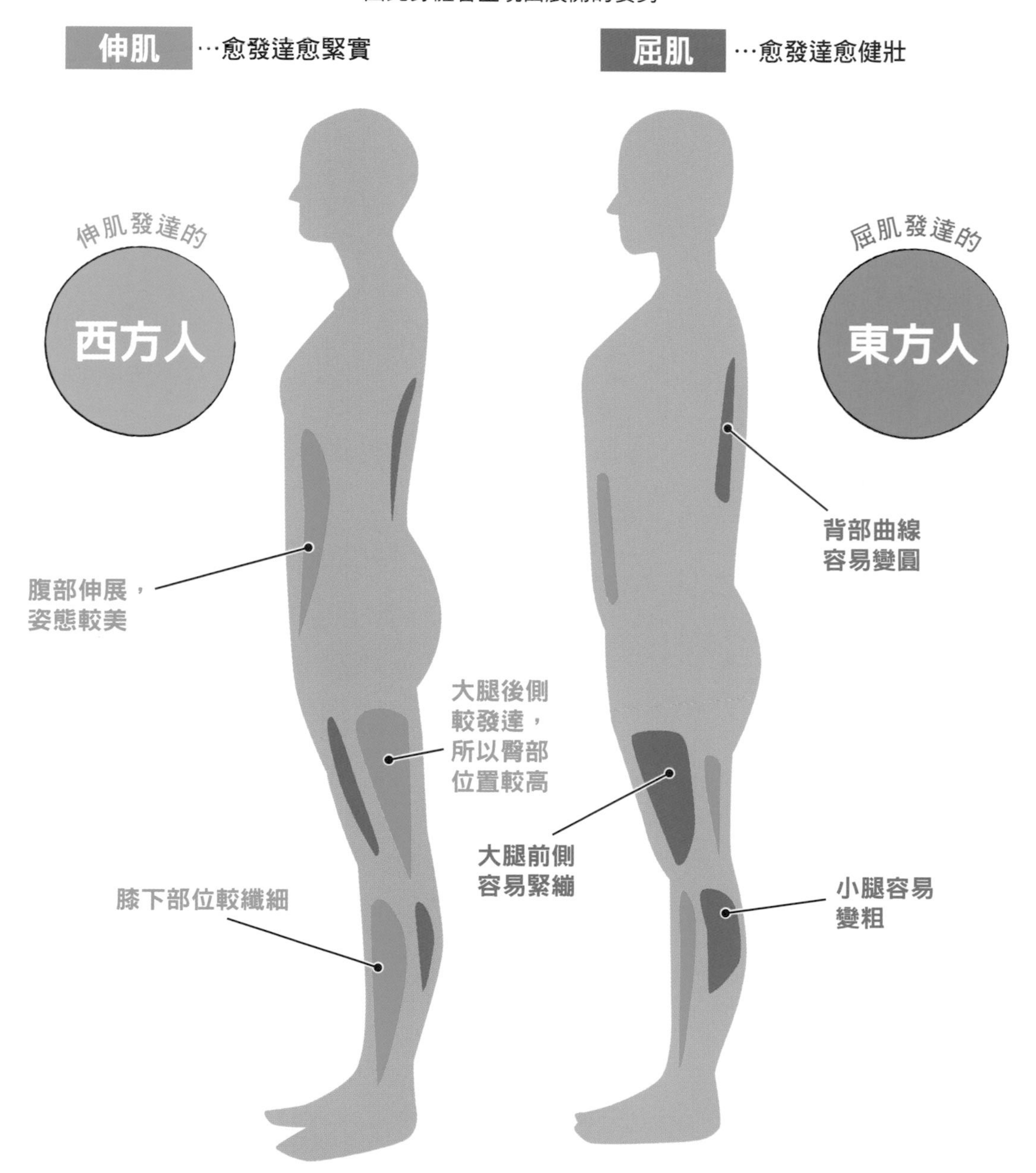

提升伸展操效果的祕訣

如何有效率地伸展全身？

1 利用正確的姿勢

伸展肌肉，使其從深層核心放鬆 ↓

參照 P24～

確定伸展部位，並在集中注意力於支點的狀態下進行

由於人體構造相當複雜，因此毫無計劃的伸展操會使原本的目標部位無法伸展，反而無法獲得預期的效果。在這邊，為各位讀者介紹三個能夠提升伸展操效果的重點。

第一個重點，就是在做伸展操時，將注意力集中於呼吸上。平時我們都不會特別去注意呼吸狀態，但其實與呼吸相關的肌肉是包括橫膈膜在內的深層（核心）肌肉，所以平時並不容易加以活動。不過反覆進行腹式呼吸，卻能夠讓這些深層肌肉上下活動並放鬆。換句話說，我們可以運用深層肌肉做伸展操。

另一個重點，就是找出支點來伸展肌肉。如同第19頁所介紹，當我們在坐姿下做出前屈動作時，最重要的重點就是讓髖關節以上的上半身往前傾倒。只要將注意力放在骨盆、髖關節及背骨等支點上，就可提升伸展操的效果。

最後一個重點，就是「痛到舒服」的伸展強度。伸展操的基本守則之一，就是伸展到身體微微感到疼痛。突如其來的負荷會對肌肉與關節造成傷害，因此千萬不要過於勉強自己。

此外，由於肌肉在溫熱後會容易伸展，而冰涼狀態下會變得僵硬，因此溫暖身體也是伸展操開始之前的重點之一。至於伸展操效果最好的時間點，則是運動後及入浴之後。

找出支點之後，就可輕鬆地做伸展操

在做伸展操的時候，只要確實掌握人體構造並從支點「彎曲」及「扭動」，就可提升伸展操的效果。即使不勉強自己用力，也能確實伸展肌肉。

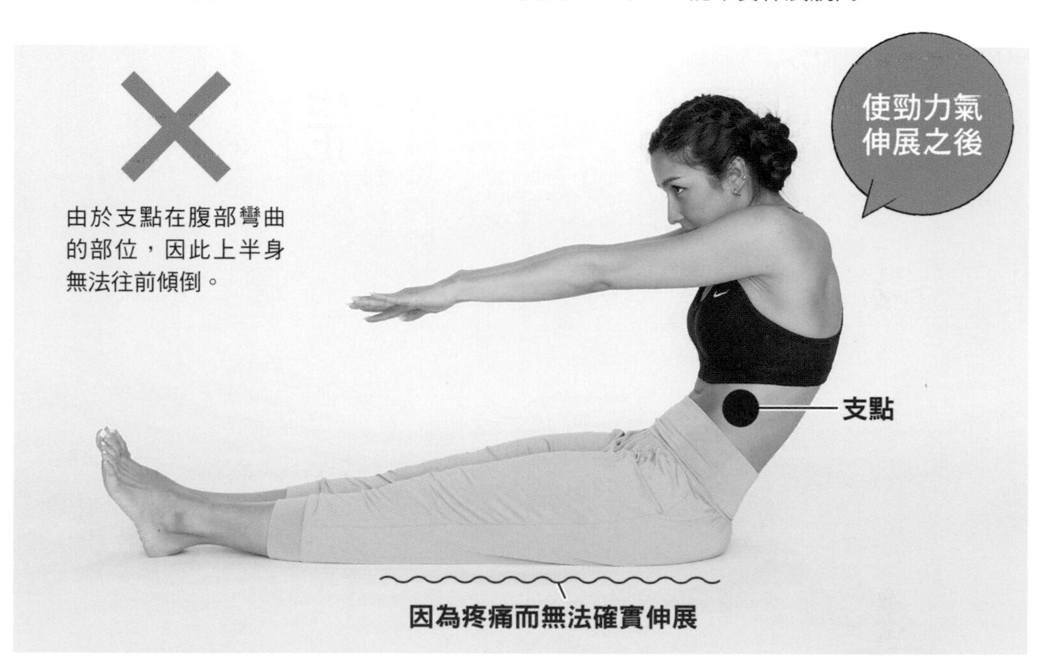

由於支點在能夠使上半身彎曲的髖關節，因此背部不會弓起成圓弧狀，而能夠在伸展腹部的狀態下讓上半身前屈。
在正確的姿勢下伸展
雙手可輕鬆地碰觸腳尖
支點
腿部背面完全伸展

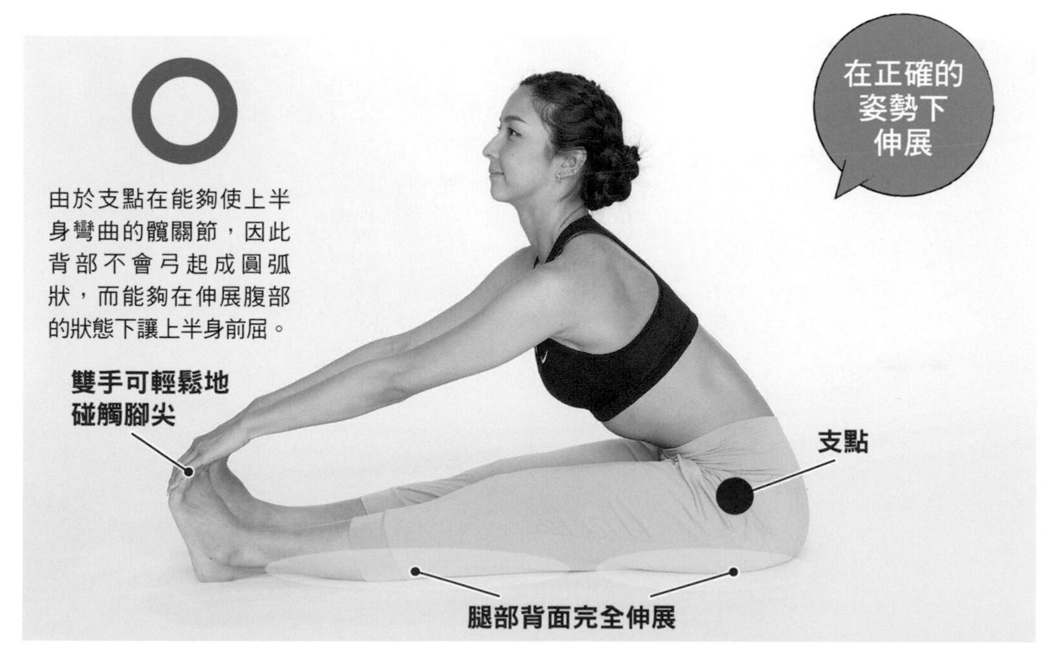

2 打造S型姿勢，改善不良的肢體姿勢

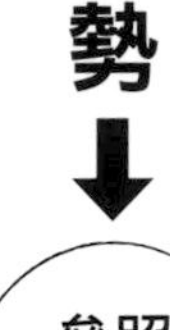
參照
P40～

完美的姿勢就是平均活動肌肉的狀態

如同前述的「國人因為駝背而造成腹部肌肉容易收縮」，日常生活中能維持正確姿勢的人可說是少之又少。例如盤腿坐、長時間使用電腦或滑手機，以及站三七步等紅綠燈……，這些動作是否都出現在你的生活之中呢？

每天各種不經意的生活習慣，都會在不知不覺當中讓我們的姿勢變差，造成身變得愈來愈僵硬。當然，在姿勢不正確的狀態下做伸展操，其實並不會帶來什麼改變。為提升伸展操的效果，最重要的是先修正自己的不良姿勢再做伸展操。在不正確姿勢下做「彎曲」或「扭動」身體的動作時，我們會難以將注意力集中在支點上，因此伸展操的強度也會變得左右不平衡。

只要事前打造出S型姿勢，伸展操所有動作的基礎核心部分（頸部・肩胛骨・背骨・骨盆）就可重置至正確位置，並在調節骨骼的同時，讓周圍連動的肌肉也回復到正確位置。當我們能將注意力集中在身體的核心之後，就可在正確的姿勢之下，由內而外地伸展全身。

請參考第21頁，一邊照鏡子一邊確認自己的姿勢，以打造出正確的S型姿勢。另外，只要姿勢正確，人體就能經常活動腹部肌肉。如此一來，即便沒有刻意減重，也能自然地形成完美曲線。

S型姿勢
＝讓骨骼與肌肉維持在正確位置的狀態

在確認正確姿勢時，應從正面・側面・背面等各個角度進行全面確認。
只要讓姿勢變得正確，身體曲線就會變得緊實，讓身材看起來更好。

S型姿勢的目標

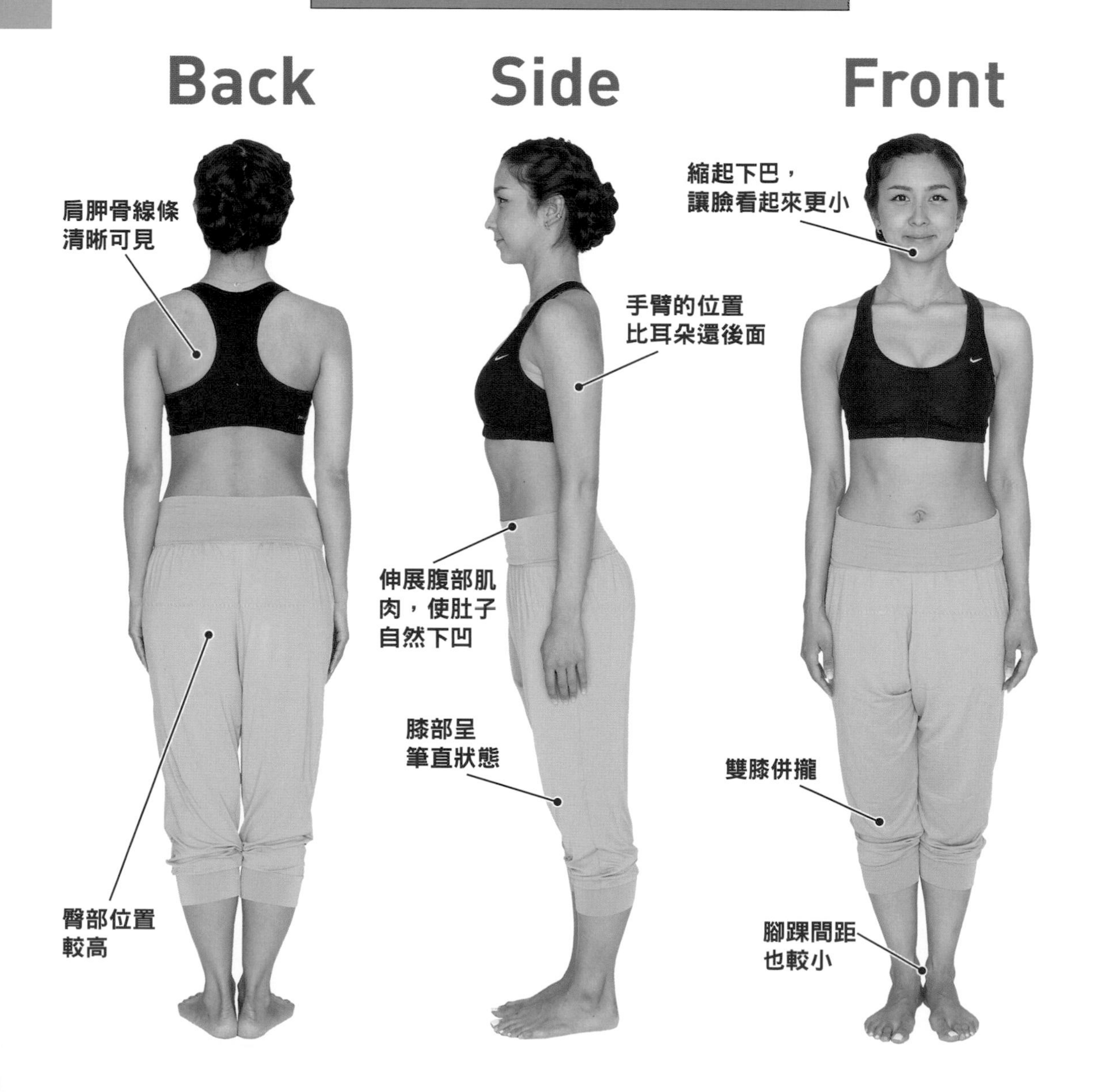

日常生活中不經意的姿勢或習慣都會讓身體變得僵硬

主要原因是「運動不足」！飲食習慣與姿勢的影響也很大

儘管我們每天都會活動身體，但人體總是會變得僵硬。這主要是因為長期運動不足，使得未活動的肌肉不斷地變得緊繃，連帶地造成周圍肌肉也變得僵硬。說到肌肉缺乏活動的問題，其實最主要的原因是許多人都是因為坐在桌前辦公，這使得身體持續維持相同姿勢，最後導致肢體變得僵硬。至於姿勢不良的人也一樣，為維持不良的姿勢，人體不旦不會活動應該活動的肌肉，反而會活動一些不一樣的肌肉，這會使得人體變得無法正常活動全身肌肉。例如常見於國人的駝背問題，由於這種姿勢會使人呈現往前傾倒的狀態，因此頸部・肩部・腰部等部位的負荷就會相當大。如此一來，就會引發許多人都有的肩膀僵硬或腰痛等不適症狀。此外，攝取過多糖分等飲食習慣，也會造成肌肉容易變得僵硬。組織肌肉的成分就只有血液與肌肉纖維。一旦血液因為不健康的飲食而變得黏稠，就會造成肌肉無法正常伸縮。或許有許多人會大感意外，但其實檢討飲食習慣之後，反而可能讓自己的身體變得更柔軟。換言之，只要稍微用心改變身體姿勢及飲食習慣，我們的身體也會慢慢地出現變化。

第1章

先讓軀幹放鬆，調節正確的姿勢

完整伸展操

軀幹是人體所有動作的起點。
請各位利用完整伸展操來感受人體深層肌肉，
並掌握正確活動的感覺。
只要姿勢正確且將注意力集中於軀幹，
伸展操的效果就能因此提升。

放鬆軀幹的伸展操

1

前屈

完全舒展身體背面的肌肉

所謂前屈，就是在站立狀態下讓上半身往前傾倒，藉此讓身體背面的背部・大腿後側及小腿後側等部位的肌肉能夠柔軟地舒展開來。為使身體背面能夠確實伸展，最重要的關鍵在於橫膈膜的柔軟度。

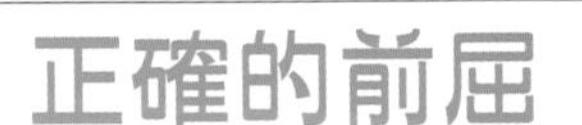

正確的前屈

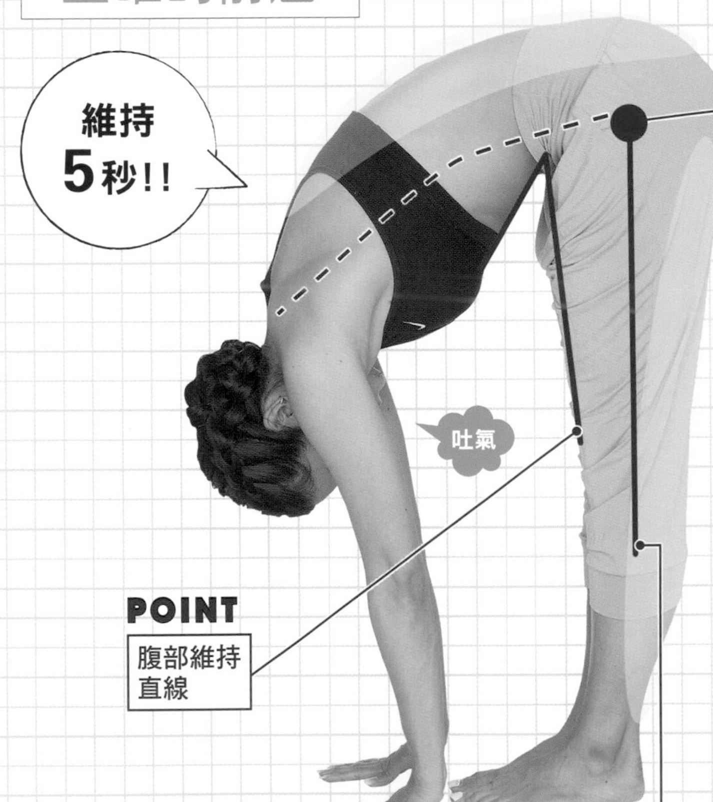

像是對摺身體一般讓上半身慢慢地從髖關節往前傾倒

雙腳併攏且在正確姿勢下直立後，請一邊吐氣，一邊在挺直背部的狀態下讓身體往前傾倒。當雙掌接觸到地面後，維持動作靜止5秒。

NG

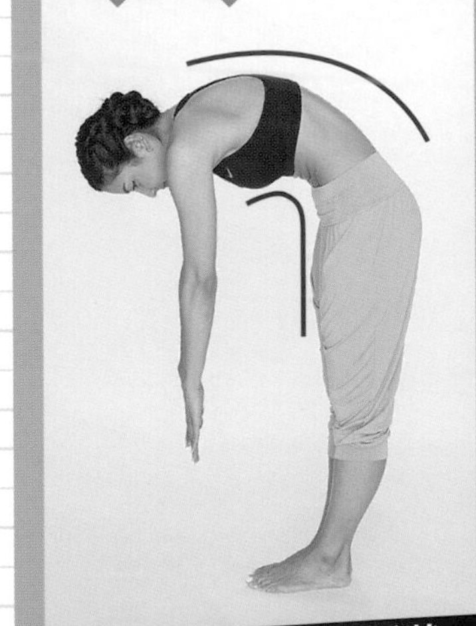

背部與腹部曲線呈圓弧狀，勉強伸展雙手手臂

由於背部及腹部都沒有伸直，因此骨盆會往後傾斜。照片中的示範者雖然伸直雙臂想碰觸地面，但這樣的動作對於伸展背部肌肉的效果不大。

Q 為何身體會變得柔軟呢？

A. 因為橫膈膜變柔軟之後，腹部就能往下伸展

腹部柔軟＝橫膈膜柔軟。若是腹部肌肉過於僵硬，腹部就會像P24中的NG示範一樣呈圓弧狀，如此一來身體就無法像對摺一樣地前屈。

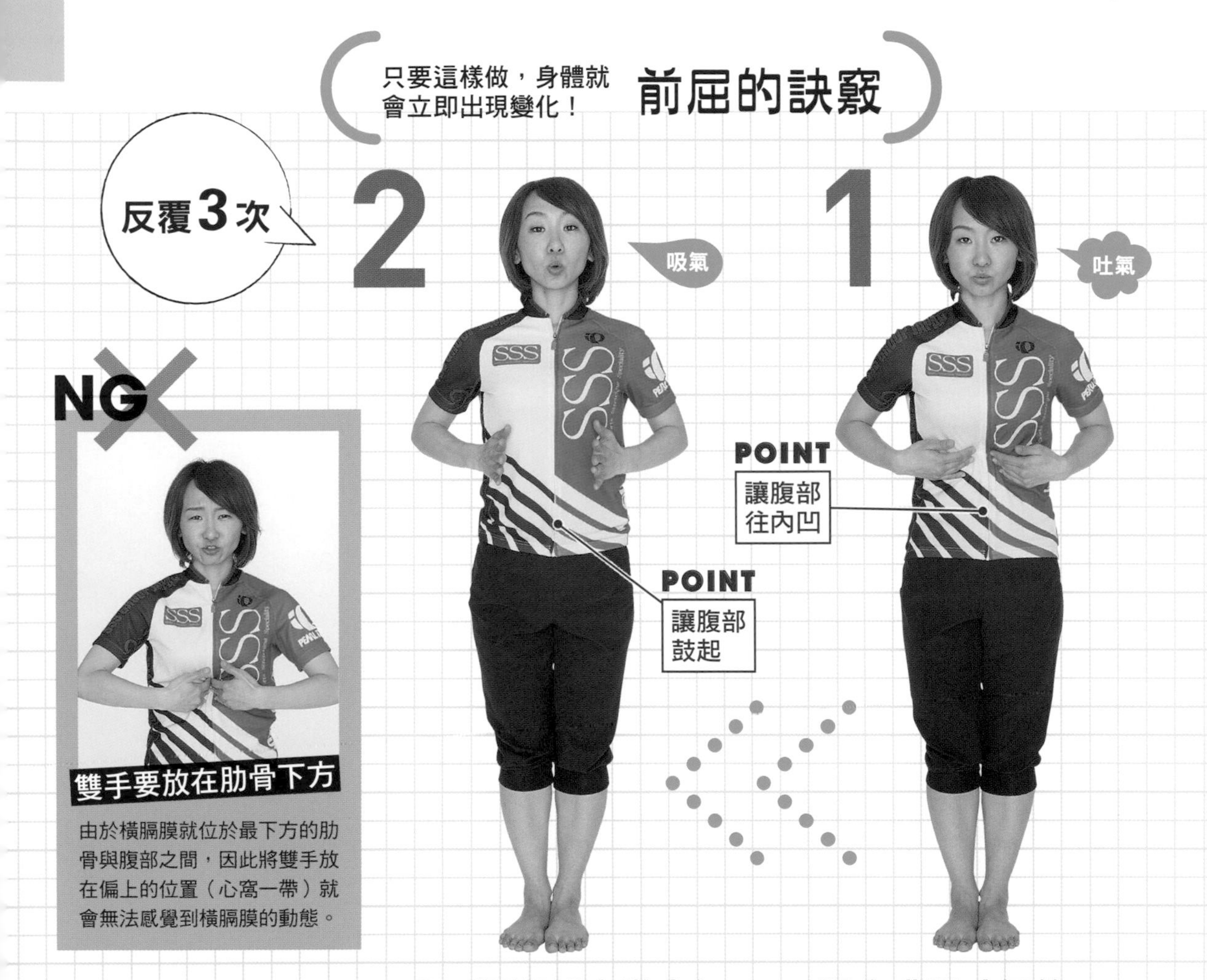

1 配合嘴巴吐氣的呼吸動作用雙手按壓橫膈膜

在直立狀態之下，用雙手按壓位於肋骨與腹部之間的橫膈膜。接著一邊用嘴巴吐氣，一邊慢慢地按壓橫膈膜。

2 吸氣讓腹部充滿空氣藉此伸展橫膈膜

在完全吐氣之後，鬆開按壓橫膈膜的雙手並吸氣。接下來腹部用力，並在吸飽氣的狀態下維持動作靜止5秒。

放鬆軀幹的
伸展操
2

後屈

反弓腰部與背部，伸展身體正面

在挺胸及伸展腹部的狀態下讓身體往後反弓，是一種與前屈動作完全相反的伸展操。確實伸展的訣竅，就在於放鬆頸部的肌肉。除此之外，後屈伸展操也能幫助提升胸圍。

正確的後屈
POINT
胸部往前挺的感覺
吐氣
POINT
頸部確實往後反弓
POINT
維持住背部的圓弧狀曲線
維持5秒!!
NG
上半身往後傾倒

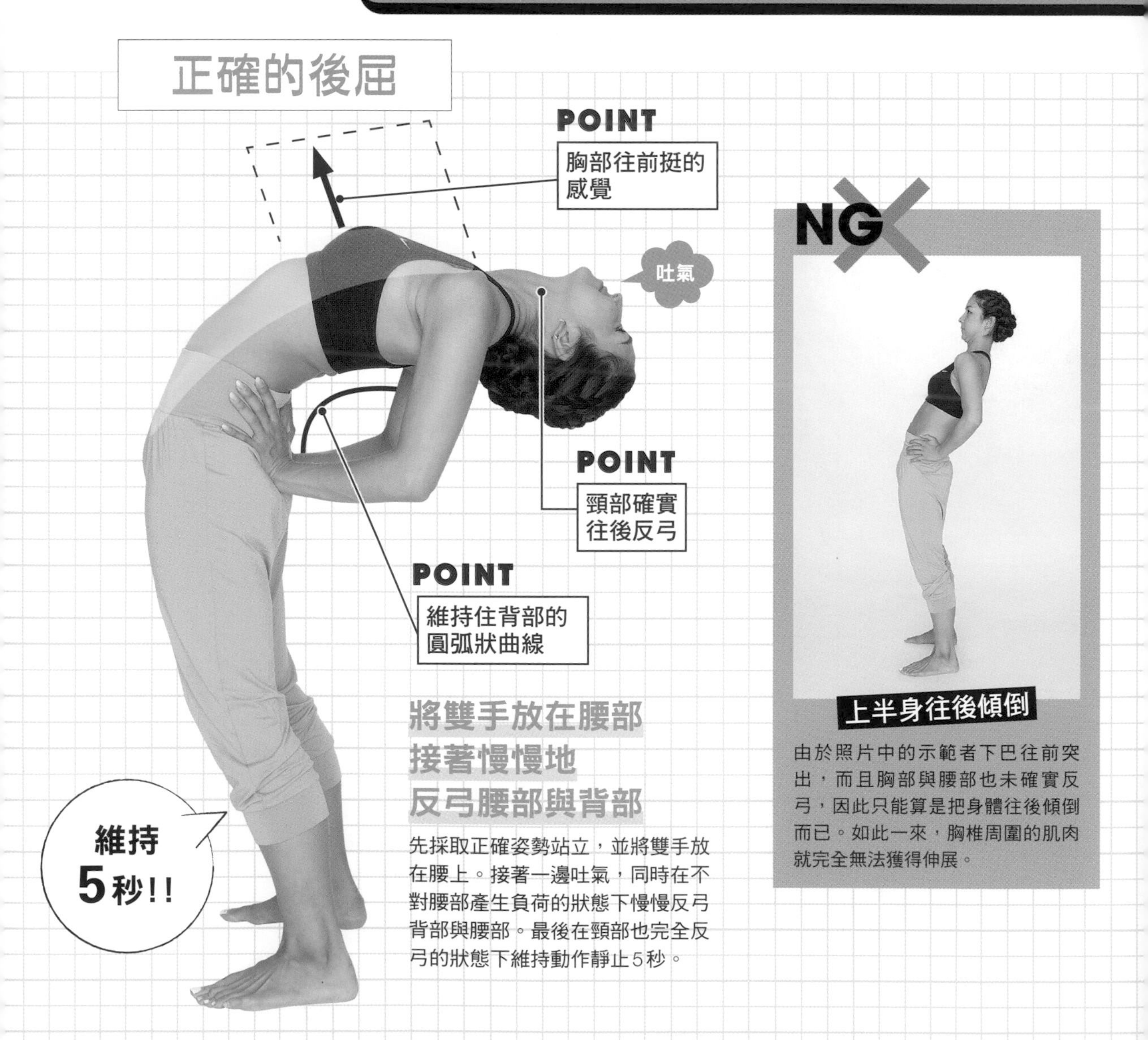

將雙手放在腰部 接著慢慢地 反弓腰部與背部

先採取正確姿勢站立，並將雙手放在腰上。接著一邊吐氣，同時在不對腰部產生負荷的狀態下慢慢反弓背部與腰部。最後在頸部也完全反弓的狀態下維持動作靜止5秒。

由於照片中的示範者下巴往前突出，而且胸部與腰部也未確實反弓，因此只能算是把身體往後傾倒而已。如此一來，胸椎周圍的肌肉就完全無法獲得伸展。

Q 為何身體會變得柔軟呢？

A. 只要伸展斜角肌，就可使鎖骨～肋骨也連動往前推

只要位於頸部的斜角肌變得柔軟，就能讓頸部簡單做出反弓的動作。由於反弓頸部後可讓胸部與腹部也連帶反弓，因此可讓變圓的背部曲線重現江湖，如此一來就可讓腹部與背部肌肉呈現伸展的狀態。

只要這樣做，身體就會立即出現變化！ 後屈的訣竅

反覆3次

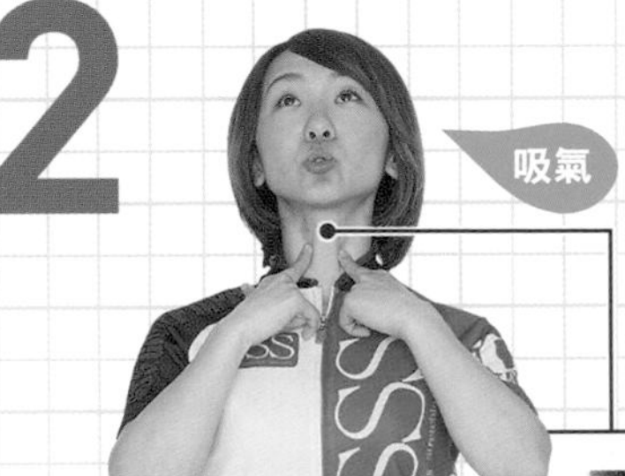

NG

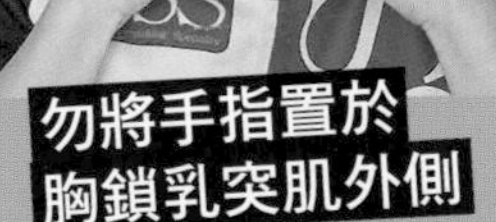

勿將手指置於胸鎖乳突肌外側

胸鎖乳突肌是一條連結耳後到鎖骨，斜向分布於頸部的肌肉。由於可簡單透過肉眼觀察，因此使人容易不小心將手指置於肌肉外側。

POINT

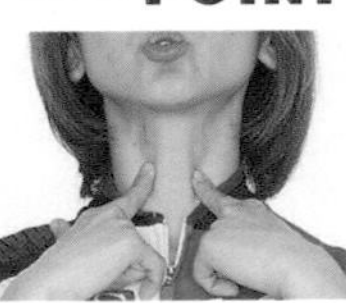

將手指置於喉結兩側

斜角肌位於喉結與胸鎖乳突肌之間。請小心手指的放置位置。

POINT

讓肚臍以下的部分內凹

1 採正確姿勢站立 發出聲音吐盡空氣

採取挺胸的正確姿勢站立，以發出「嗚」的嘴形吐盡空氣，並在雙肩下垂的狀態下準備進行下一個動作。

2 按壓斜角肌 同時吸飽空氣

臉部朝向正面，下巴輕輕往上抬。接著按壓斜角肌（位於喉結旁的凹處），並以嘟嘴的方式吸氣。

放鬆軀幹的伸展操 3

側屈

往左右彎曲上半身，伸展腋部上下的肌肉

側屈可讓我們伸展平時較少活動的側腹肌肉。只要確實伸展該部位的肌肉，就可讓腰部線條更緊實，藉此打造出流暢的曲線。伸展此部位肌肉的訣竅，就是將注意力集中於胸椎，以便確實彎曲軀幹。

正確的側屈

維持3秒!!

吐氣

POINT
側腹肌肉收縮

POINT
上半身側面確實伸展

在正確姿勢下，舉起手臂並將身體往左右兩側傾倒

將手臂往上舉高並貼在耳邊，接著一邊吐氣，同時慢慢地將上半身往側面傾倒。彎曲的目標是讓手臂與地板呈現平行。完成之後，另一側也以相同方式伸展。

NG

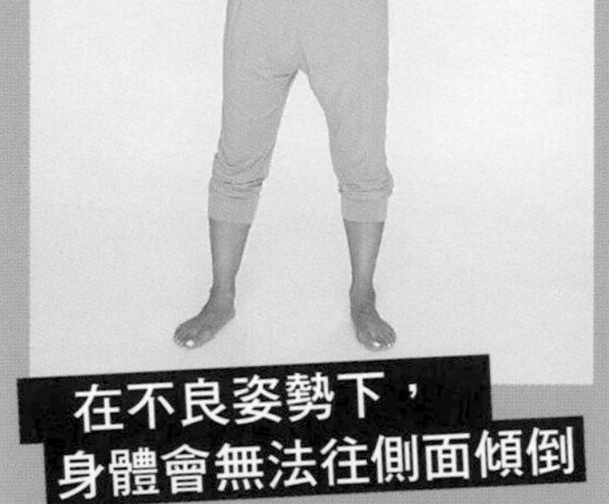

在不良姿勢下，身體會無法往側面傾倒

在駝背且下巴往外突出的姿勢下，身體就會無法確實往左右兩側彎曲，而側腹肌肉自然就無法獲得伸展。

Q 為何身體會變得柔軟呢？

A. 將注意力集中在側屈支點——第十二胸椎

將位於心窩深處的背骨（第十二胸椎）作為支點，同時想像著慢慢滑動骨頭的動作並側彎身體，如此就能讓身體完成接近想像的動作。

只要這樣做，身體就會立即出現變化！ **側屈的訣竅**

左右各
1次
吐氣
吸氣
2
1
POINT
下半身
固定不動
POINT
伸展腹部肌肉
並直立

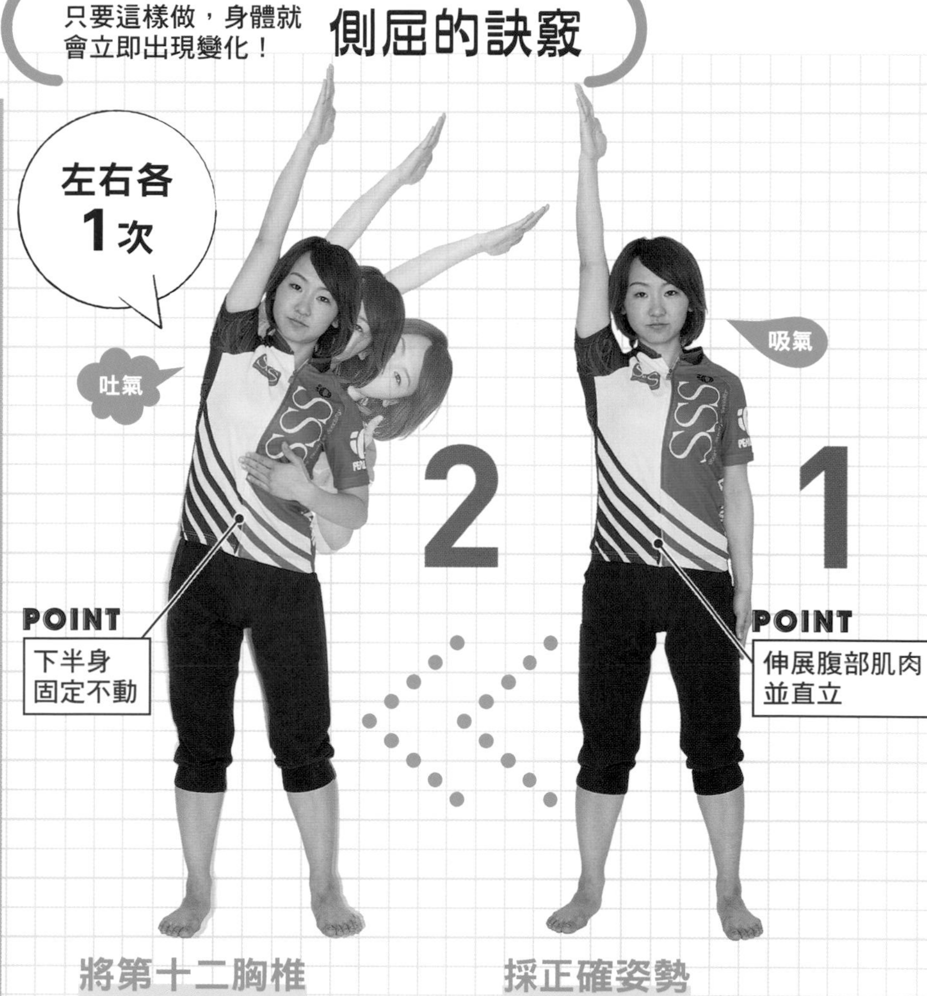

NG

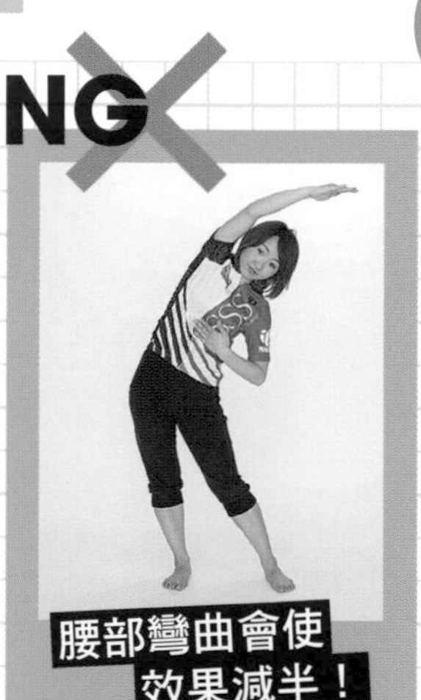

腰部彎曲會使效果減半！

當往左右傾倒身體時，會不自覺地彎曲腰部。因此，要特別注意讓骨盆維持在正確的位置上。

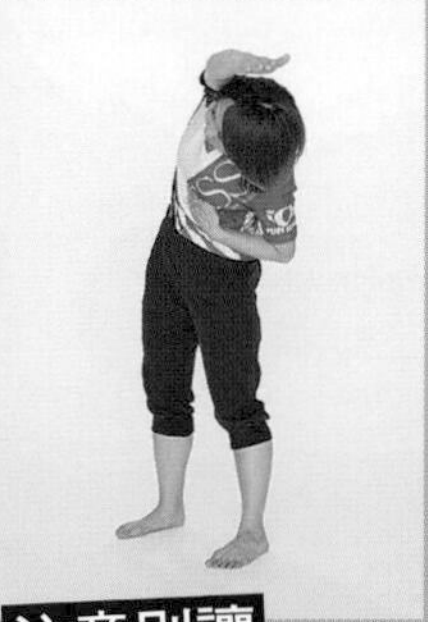

注意別讓上半身往前方傾倒

上半身往前傾倒時，會給人一種比較容易側屈身體，且肌肉更為伸展的錯覺。

1 採正確姿勢並將手臂往上直舉

雙腳打開與肩同寬，並在伸展腹部的狀態下採取正確姿勢站立，同時讓手臂貼在耳朵旁並往上高舉。

2 將第十二胸椎作為支點慢慢地傾倒身體

將手掌置於心窩（第十二胸椎），並且一邊吐氣，一邊想像滑動骨頭一般地慢慢往側面傾倒身體。

放鬆軀幹的伸展操
4

旋動

以胸椎為支點扭動上半身，藉此伸展側腹

旋動是一種固定下半身，只讓上半身左右旋動的伸展操。
只要腹部周圍的肌肉伸展，就可達到腰圍變小與變瘦的效果。
在提升扭動身體的運動效率上，其實重要的是將注意力放在背骨。

正確的旋動

維持
5秒!!
吐氣
POINT
維持背部曲線
POINT
下半身維持不動
NG

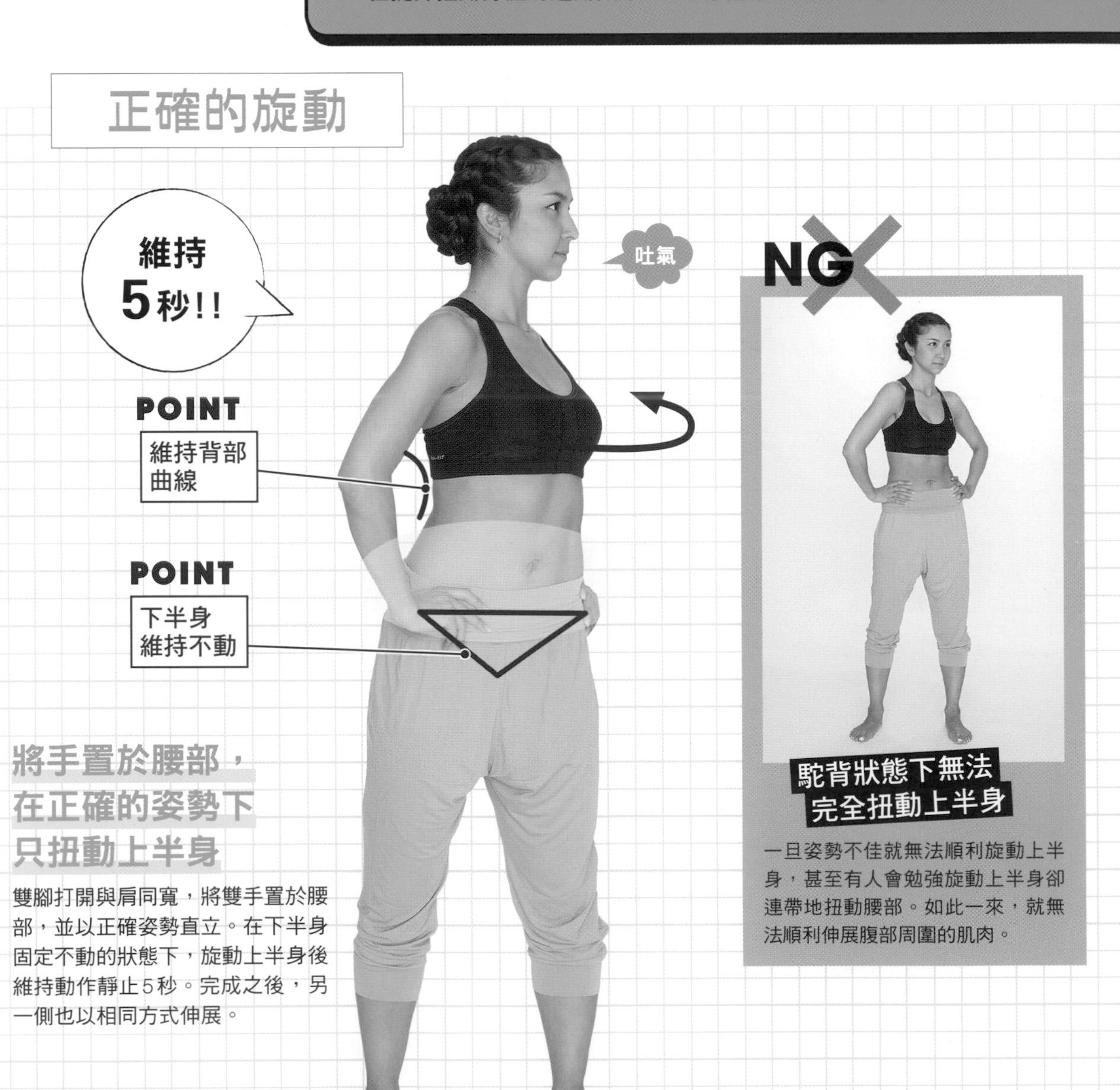

將手置於腰部，在正確的姿勢下只扭動上半身

雙腳打開與肩同寬，將雙手置於腰部，並以正確姿勢直立。在下半身固定不動的狀態下，旋動上半身後維持動作靜止5秒。完成之後，另一側也以相同方式伸展。

駝背狀態下無法完全扭動上半身

一旦姿勢不佳就無法順利旋動上半身，甚至有人會勉強旋動上半身卻連帶地扭動腰部。如此一來，就無法順利伸展腹部周圍的肌肉。

Q 為何身體會變得柔軟呢？

A. 只要伸展背肌，就可容易將注意力集中於扭動身體的支點

從骨骼的構造來看，只有第十二胸椎能幫助上半身扭動，且活動角度約為35度。只要將注意力放在支點上，上半身就會更容易旋動。人體腰椎並不具有扭動的功能。

只要這樣做，身體就會立即出現變化！ 旋動的訣竅

左右各1次

1

吸氣

POINT 將肩部往後拉

採正確姿勢站立將注意力集中於第十二胸椎

雙腳張開與肩同寬，並在挺胸姿勢下直立。接著把雙手置於上半身，並將注意力集中於旋動部位，同時輔助扭動上半身。

2

吐氣

POINT 想像著讓心窩往前突出

一邊吐氣同時只扭動上半身

只有心窩（第十二胸椎）以上的部位旋動。只要提醒自己讓心窩稍微往前突出，會比較容易扭動上半身。

NG

若從腰部扭動身體會連骨盆也隨之轉動

會不小心連骨盆也扭動的人，只要讓尾骨朝下，就可讓下半身固定不動。

放鬆軀幹的伸展操 5

抬臂

確實伸展肩部周圍～腹部肌肉

能夠伸展肩胛骨周圍肌肉的伸展操為抬臂動作。
只要確實伸展，不只能夠舒展肌肉，還能夠正確掌握身體的重心。
若是無法抬臂，通常是身體重心偏移所造成。

維持3秒!!

正確的抬臂

POINT
腹部往上拉直

微微打開雙腳，手臂往上打直，藉此伸展腹部肌肉

微微打開雙腳，使其間距略小於一個拳頭寬，同時伸展腹部肌肉並維持正確姿勢。接著將雙臂往上高舉，並貼於左右雙耳。

POINT
想像重心位於足部中心

NG

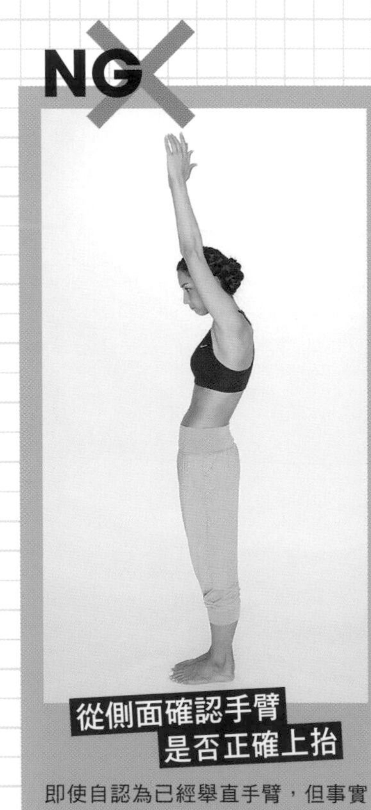

從側面確認手臂是否正確上抬

即使自認為已經舉直手臂，但事實上卻可能真的未打直手臂。若背部曲線呈圓弧狀，視線也會隨著下降，因此要特別注意。

Q 為何要使手臂高舉呢？

A. 由於重心平均分布於足底，因此手臂往上打直高舉

許多國人的身體重心位於腳跟，因此容易有下腹突出與駝背的問題。只要將重心稍微往前移動，丹田就能有足夠的力量維持身體平衡，並使手臂可往上打直並高舉。

只要這樣做，身體就會立即出現變化！ 抬臂的訣竅

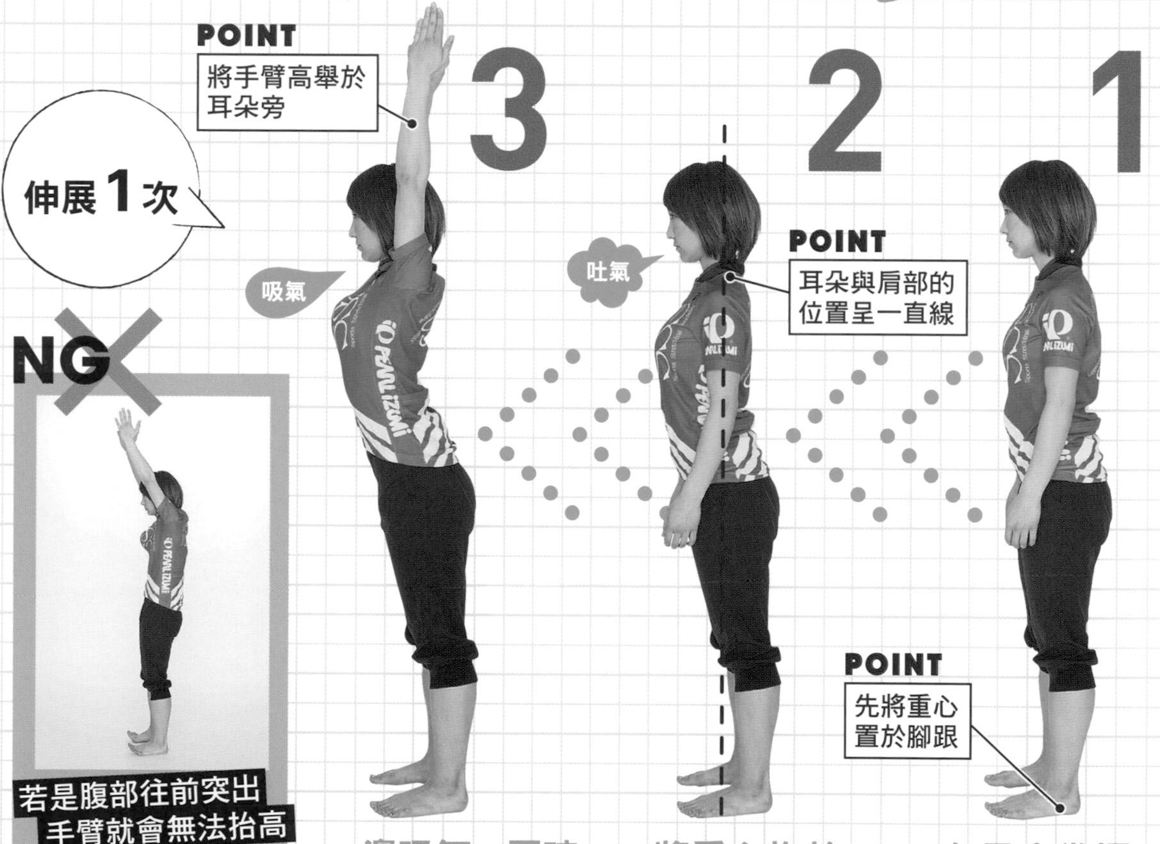

若是腹部往前突出 手臂就會無法抬高

從人體構造來看，當人體重心位於腳跟時，身體為維持平衡，會使腹部往前突出。若在此狀態下抬高手臂，則會使身體往後傾倒。

一邊吸氣，同時慢慢地抬高手臂

在拉高腹部的感覺下抬高手臂。此時，由於重心不偏斜的關係，因此從側面觀察時，可發現全身呈現筆直伸展的狀態。

將重心施於整個足底

伸展腹部肌肉，維持正確姿勢。此時，請確認體重是否平均分布於整個足底。

在足底掌握重心移動的感覺

先將重心移動至腳跟，接著讓重心從腳跟移動至腳尖，此動作反覆2～3次

放鬆軀幹的伸展操 6

抬腿

活用連結上半身與下半身的髂腰肌

若是只靠大腿與小腿的肌肉，抬腿的角度最多只能達到90度。
只要能夠巧妙運用連結背骨、腿部、骨盆以及腳掌的肌肉，就可減輕其他肌肉的負荷，進而使得雙腿變細。

正確的抬腿
POINT
背部挺直
維持
1秒!!
POINT
以髖關節為支點
抬高腿部
90°
NG
避免讓上半身
往後方傾倒

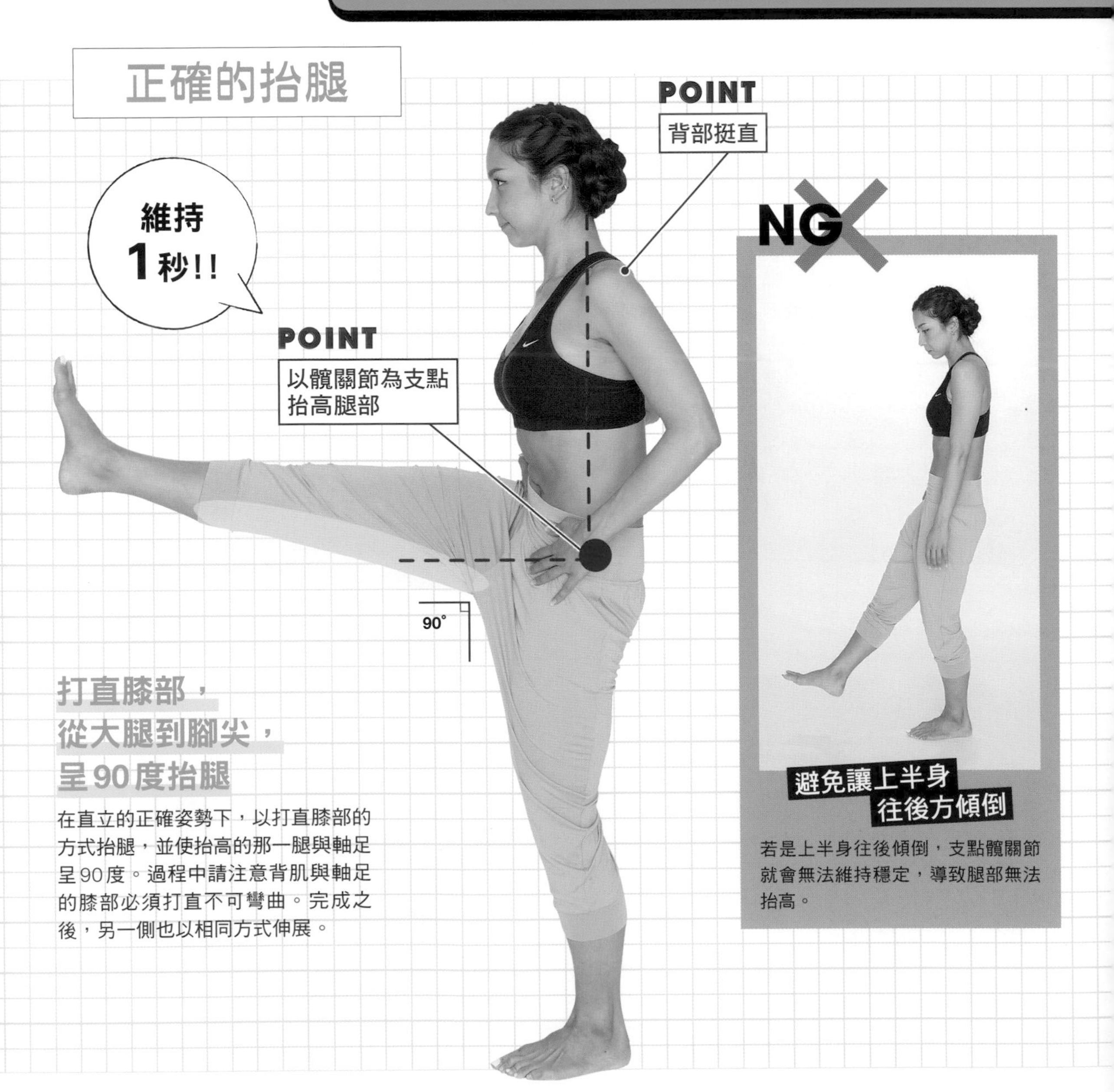

打直膝部，從大腿到腳尖，呈90度抬腿

在直立的正確姿勢下，以打直膝部的方式抬腿，並使抬高的那一腿與軸足呈90度。過程中請注意背肌與軸足的膝部必須打直不可彎曲。完成之後，另一側也以相同方式伸展。

若是上半身往後傾倒，支點髖關節就會無法維持穩定，導致腿部無法抬高。

Q 為何要抬高腿部呢？

A. 由於注意力全集中在能夠抬高腿部根部的髂腰肌

髂腰肌是連結背骨與大腿，以及骨盆與大腿的肌肉。只要透過吸氣入丹田，將力量施於下腹部就可簡單地集中注意力。只要巧妙地完成上述動作，就可輕鬆地抬高腿部。

（只要這樣做，身體就會立即出現變化！ 抬臂的訣竅）

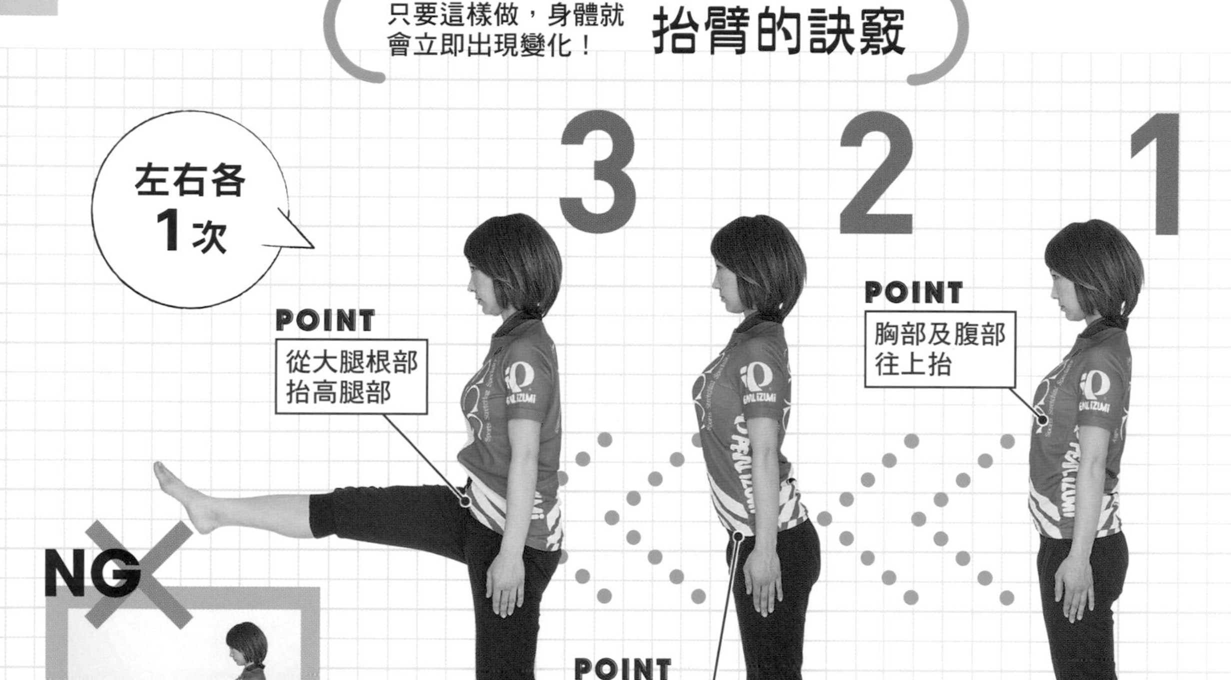

想抬高腳尖，卻一點也抬不高

集中注意力的部位是大腿根部。當軸足一彎曲，上半身就會隨之傾倒，因此要特別注意。

3 注意力集中於髖關節同時抬高腿部

上半身維持直立，站穩腳步並與軸足呈90度地抬高大腿。

2 將力量集中於肚臍下用力內縮腹部

將力氣集中於下腹及臀部兩側之後，就可讓後傾的骨盆回復到正常的位置，而支點髖關節也能趨於穩定。

1 維持正確姿勢站立做好準備動作

微微打開雙腳，打直背肌以正確的姿勢站立。

放鬆軀幹的伸展操 7

轉動頸部

確實伸展頸部前後的肌肉

為支撐頭部重量，頸部周圍的肌肉算是相當操勞的肌肉。旋動頸部的動作可有效伸展斜向分布於頸部的胸鎖乳突肌。而轉動頸部也是能讓肩胛骨回復到正確位置的訣竅，可讓肩胛骨的活動範圍回復到應有的狀態。

正確轉動頸部的方式

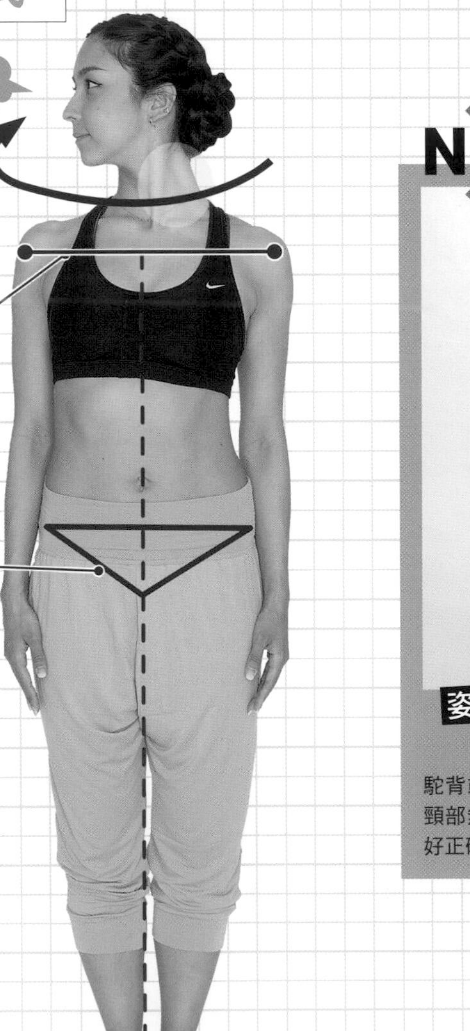

身體面向前方 慢慢地轉動頸部

收起下巴，採正確姿勢直立。接著在身體朝向正面的狀態下，慢慢地轉動頸部以上的部位，並在下巴接近肩部時靜止維持3秒。完成之後，另一側也以相同方式伸展。

NG

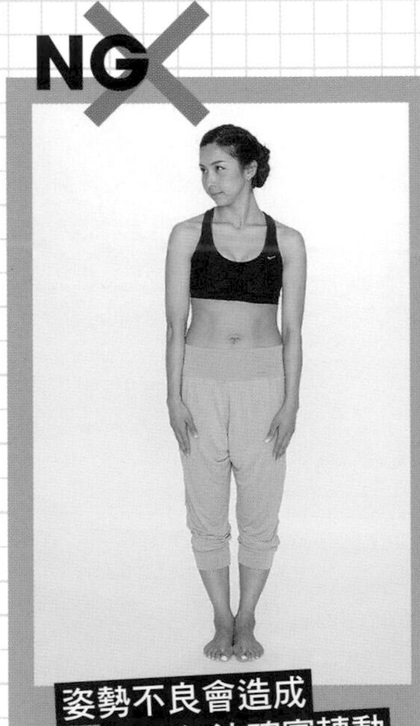

姿勢不良會造成頸部無法確實轉動

駝背或下巴突出等動作，都會使得頸部無法確實轉動，因此請在調整好正確的姿勢後再開始做伸展操。

Q 為何要使頸部轉動呢？

A. 當肩部與肩胛骨回復到正確位置，頸部也會變得容易活動

許多國人都有肩部往前突出的不良姿勢問題，導致頸部無法正常轉動，甚至造成頸部的活動範圍變小。只要肩部回復到正常位置，頸部就會變得容易活動。

只要這樣做，身體就會立即出現變化！ **轉動頸部的訣竅**

NG
手臂位置在身體前方便無法發揮伸展效果
就算將雙臂往身體前方展開，肩胛骨還是無法活動。請確實掌握住胸襟開闊的感覺。
1 手心朝外展開雙臂
採正確姿勢站立，並將雙臂往外展開，做出擴胸的動作。接著將肩部往後拉，使左右兩側的肩胛骨相互靠近。
POINT
雙臂朝向身體後方張開
POINT
掌心面向外側
POINT
只有肘部以下朝向內側
1次
2 放下手臂 手肘以下朝向身體內側
肩膀位置與站立姿勢不變，將肘部以下的部位轉回朝向內側，並將雙臂放下至身體兩側。

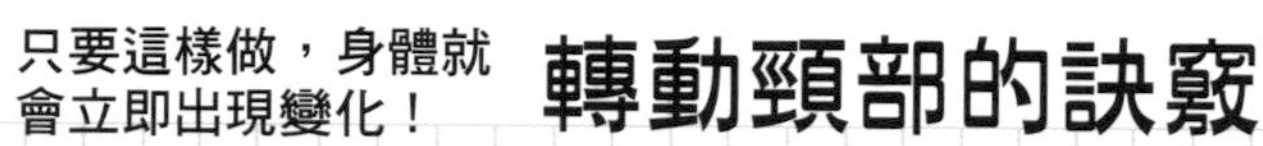

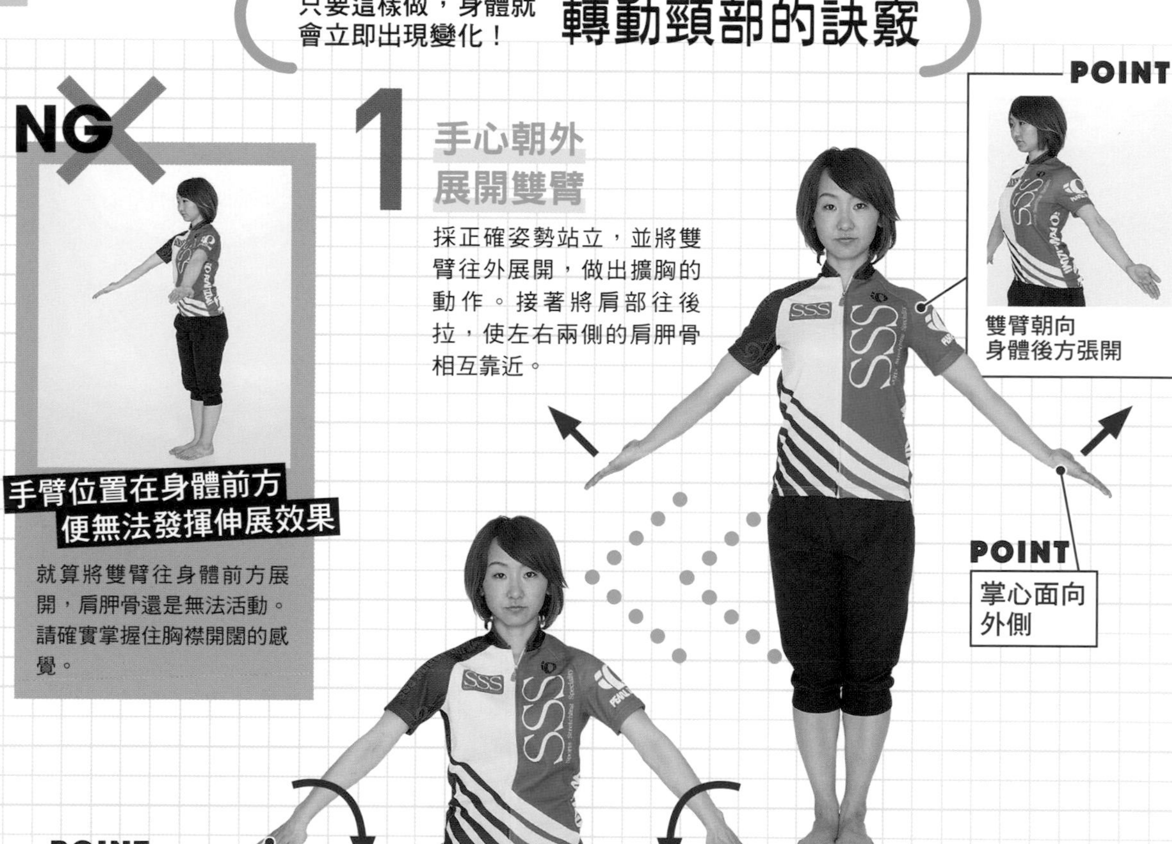

放鬆軀幹的伸展操
8

側屈頸部

可伸展頸部側面到肩部周圍的肌肉

這是一種傾斜頸部與頭部，放鬆頸部周圍與肩部肌肉的伸展操。只要肩頸一帶的肌肉恢復柔軟性，肩膀僵硬與頭痛的問題就能獲得改善。同時間，也能促進淋巴循環，使肢體不再水腫，甚至能帶來小臉的效果。

正確側屈頸部的方式

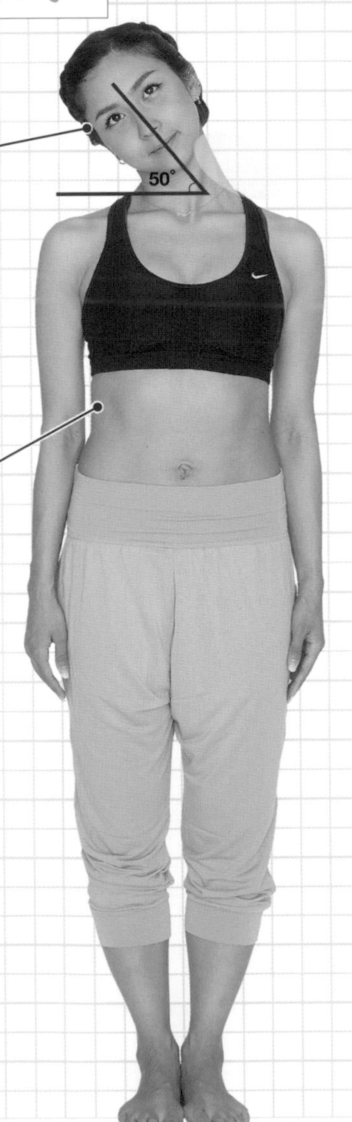

POINT
避免臉部往前方傾倒

維持5秒!!

POINT
在打直背肌的狀態下進行

雙肩的肩線維持水平 將頭部往側面傾倒

採正確姿勢直立，並慢慢地將頸部與頭部往側面傾倒。務必提醒自己維持直立，使雙肩的肩線與地面維持平行。完成之後，另一側也以相同方式伸展。

NG

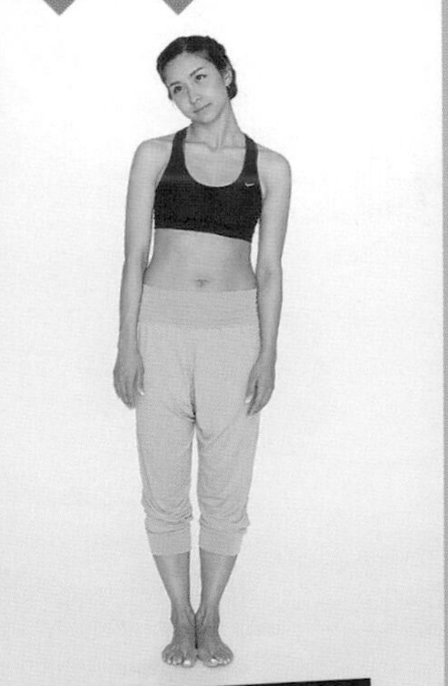

若雙肩高度不均 伸展效果就會減半

姿勢不良＝駝背及肩部往前突出的狀態，會使頸部無法往側面傾斜，因此周圍的肌肉也就會無法確實伸展。另外，也不能讓肩部太接近臉部。

Q 為何頸部肌肉會變軟？

A. 伸展頸部肌肉＝斜角肌放鬆

斜角肌能讓人體做出頭部往側面傾倒的動作。另外，斜角肌也能夠輔助拉提胸廓或肋骨的呼吸肌活動，因此深呼吸的動作也能有效深展斜角肌。

只要這樣做，身體就會立即出現變化！ 頸部側屈的技巧

3次

2

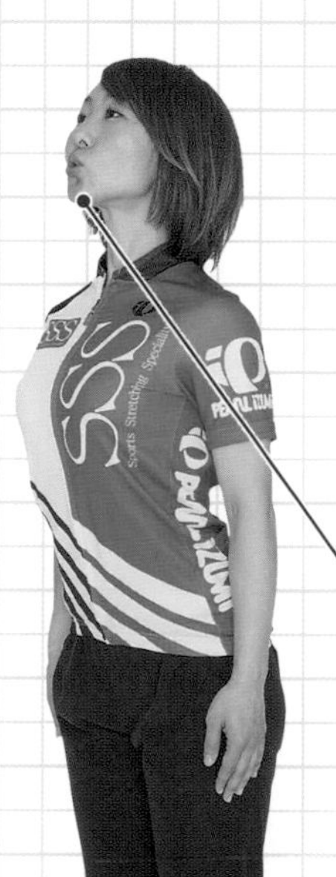

POINT
臉部朝向正面

1

POINT
胸部往上抬高

下巴往斜上方抬高並且吸氣

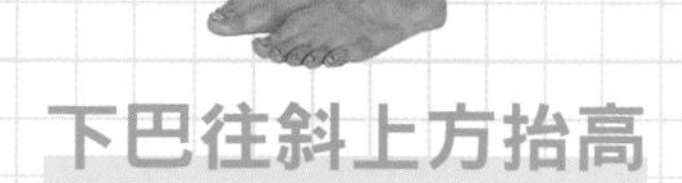

臉部朝向前方並抬高下巴。接著一邊伸展位於頸部的斜角肌，同時用嘴巴吸氣。這個動作請反覆進行3次。

挺胸並拉直腹部站立

輕輕收起下巴，維持標準的站姿。此時請挺胸將第12胸椎往上拉。此時，請想像著橫膈膜伸展的樣子。

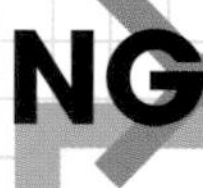

NG

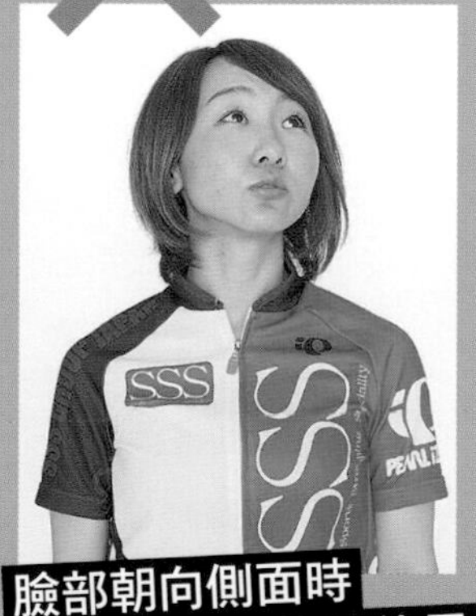

臉部朝向側面時肌肉就無法均等伸展

為了均等伸展位於喉結左右兩側的斜角肌，在伸展過程當中，臉部必須朝向正面。一旦臉部偏向其中一方，整體就會失去平衡。

打造 S曲線 1

1次

像是畫S字般地 伸展腹部

後軀曲線

從側面觀察時，可發現腰部恢復曲線

隨著姿勢持續惡化，背部到腰部的原有曲線，也就是腰椎的曲線（＝後軀曲線）便會消失。說到腰部曲線，許多人都會注意側腹的線條，但後腰形成曲線才能維持良好的姿勢。

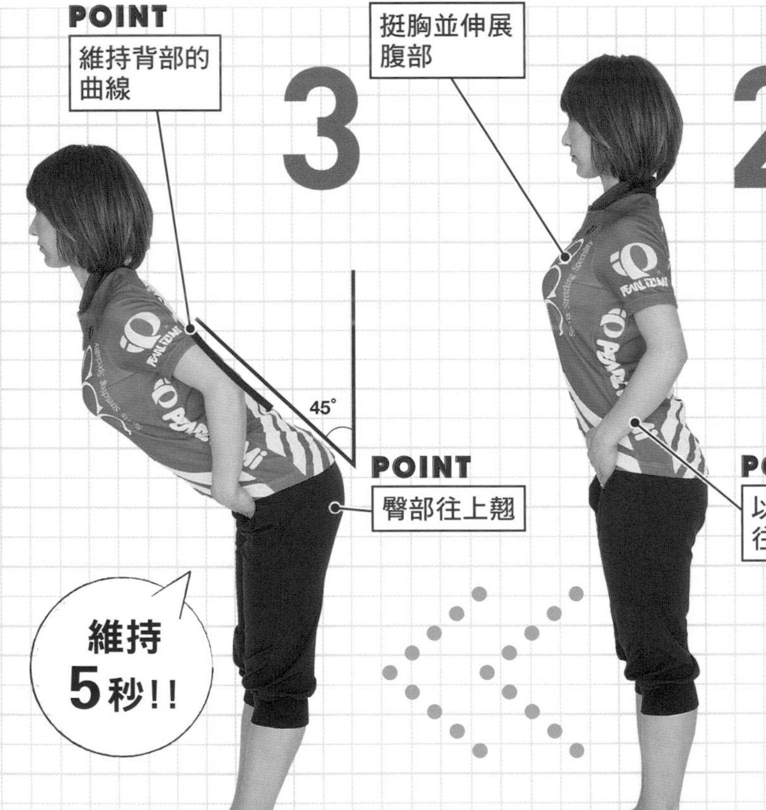

在伸展腹部的狀態下讓上半身往前傾倒45度

以髖關節為支點，讓上半身往前傾倒45度，並且靜止維持動作5秒。此時需翹高臀部，並在腹部伸展的狀態下慢慢傾倒上半身。

將肩部往後拉並伸展腹部

將肩部往後拉動，做為擴胸的動作。此時，腹部會連帶地伸展，並使身體維持良好的姿勢。

雙腳併攏站立雙手置於髖關節處

先將雙腳併攏直立，並把雙手置於髖關節。由於髖關節是人體的支點，因此將雙手置於該部位便可在集中注意力的狀態下做好準備。

NG
請勿在駝背狀態下
傾倒上半身

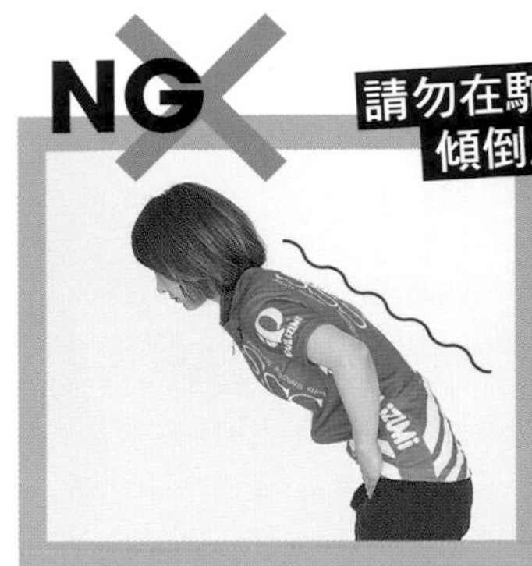

由於駝背會使背部曲線呈圓弧狀，且腹部也往內收縮，因此在這種姿勢下做伸展操，也無法讓身體形成曲線。

OK
臉部往上滑動般地
將上半身往上挺

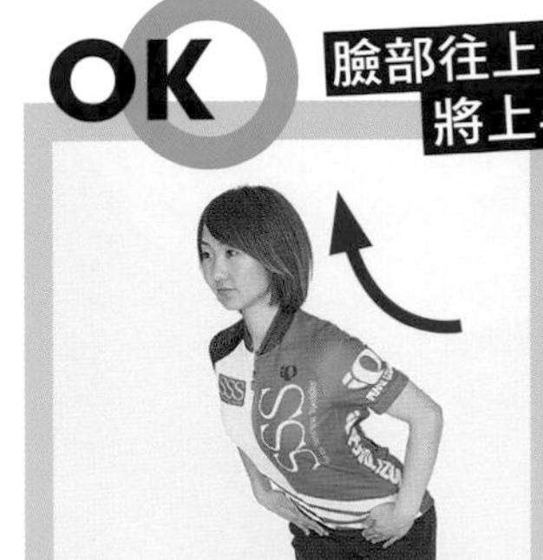

在將上半身往上挺時，若是讓臉部以往上滑動的方式抬高，就可容易打造出更為立體的曲線。

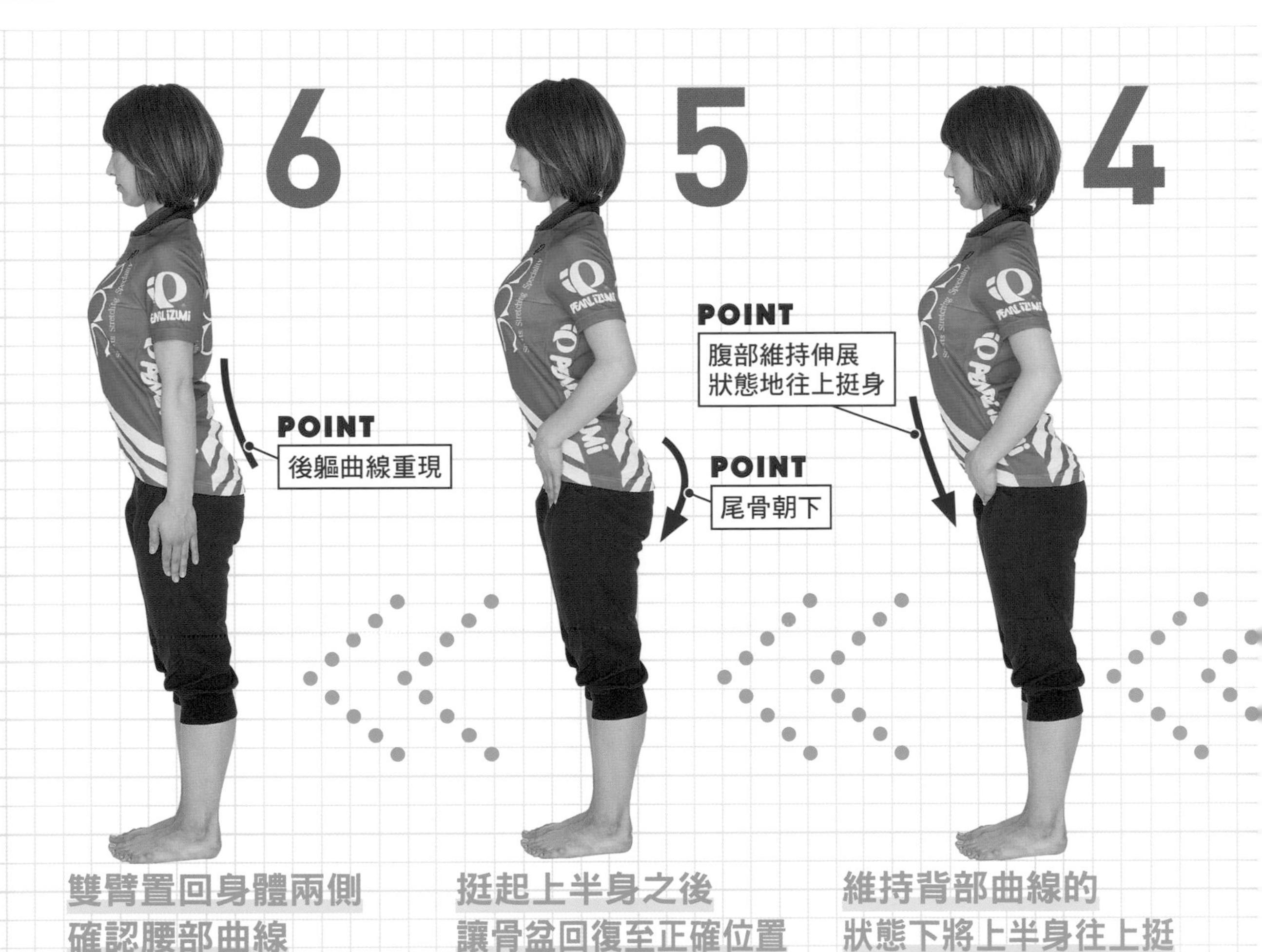

4 維持背部曲線的狀態下將上半身往上挺

在背部整體維持曲線且腹部伸展的狀態下，將上半身往上挺。

5 挺起上半身之後讓骨盆回復至正確位置

在維持背部曲線並挺起上半身之後，請讓尾骨朝下以防止腰部姿勢不良。如此一來，往前傾的骨盆就可回復到原來的位置。

6 雙臂置回身體兩側確認腰部曲線

只要腰部曲線重現，不只是側腹線條，無論從哪個角度觀察，都能看見曲線畢露。

打造
S曲線 2

1次

像是畫S字般地扭動 軀幹

轉動軀幹

將注意力集中於身體內側肌肉並扭動腹肌

轉動軀幹是一種扭動軀幹的伸展操。
在確實刺激人體中心的腹肌之後，就可使我們同時將注意力集中於身體內側的肌肉。如此一來，身體左右就可維持平衡並形成軸心。

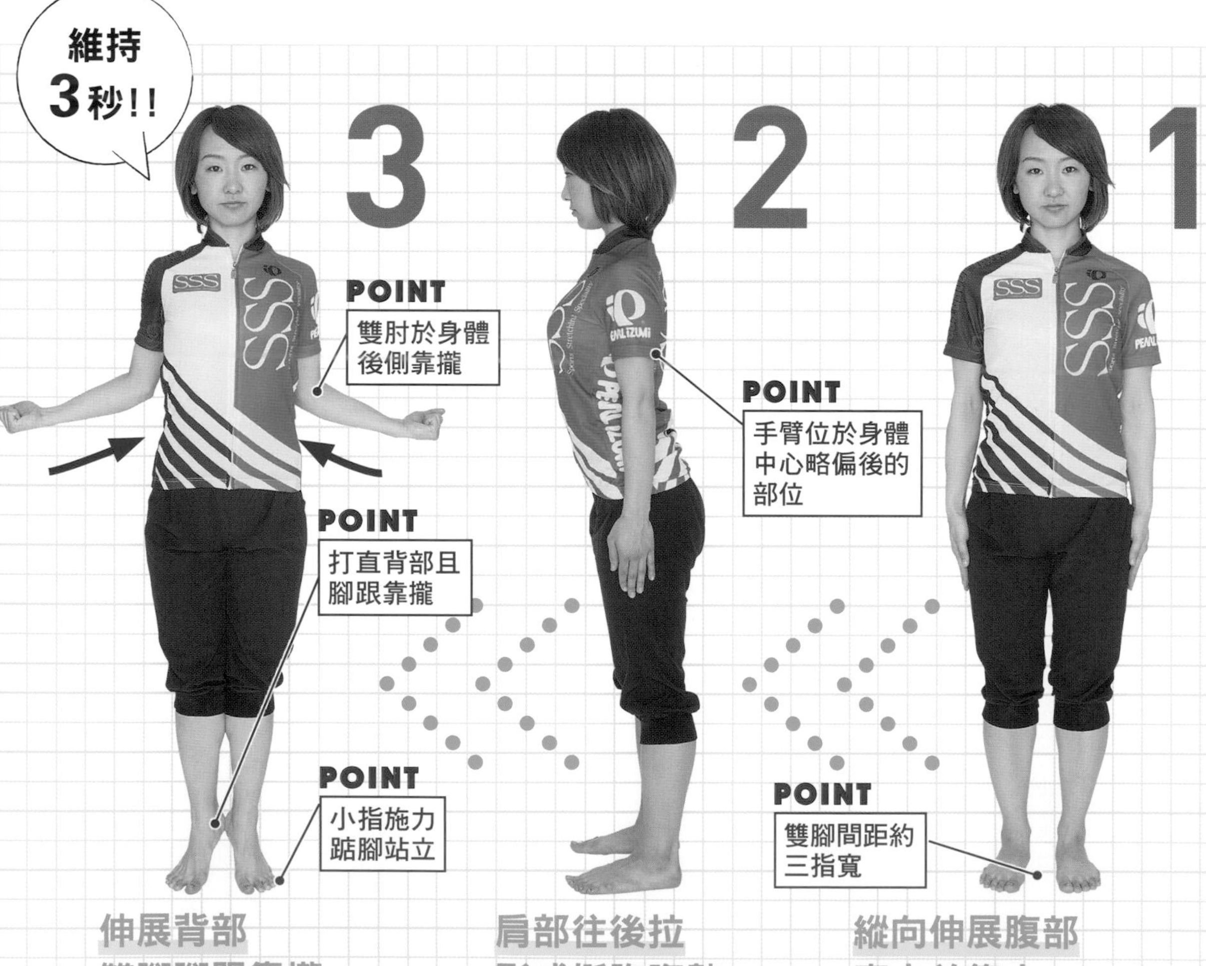

**伸展背部
雙腳腳跟靠攏**

雙腳的腳跟靠攏並施力緊縮臀部與大腿。同時輕輕彎曲肘部，並使雙肘在身體後側靠攏。

**肩部往後拉
形成挺胸姿勢**

從側面觀察時，可發現耳朵與肩部呈直線排列，這就是肩部的正確位置。

**縱向伸展腹部
直立並集中
注意力於腹肌**

雙腳微微張開，其間距略小於一個拳頭寬。接著伸展腹部直立。

NG

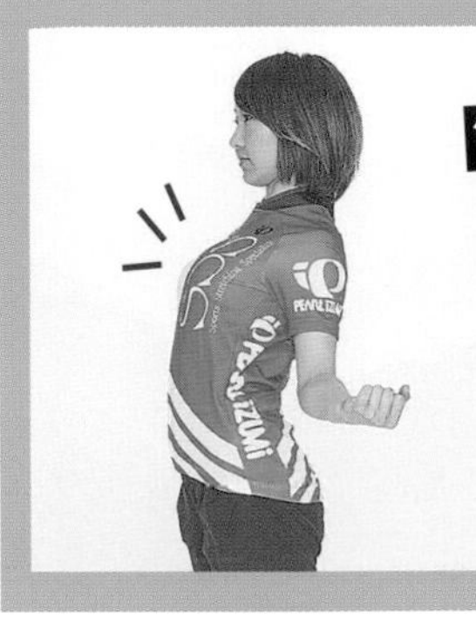

雙肘靠攏時 避免腹部向前突出

在身體後側靠攏雙肘時，應避免上半身活動。若是胸部或腹部往前方突出，腹肌往外扭動的效果就會減弱。

OK

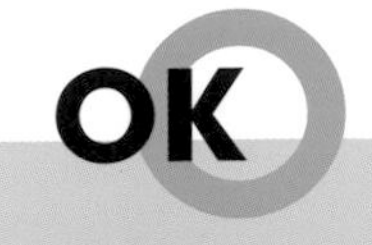

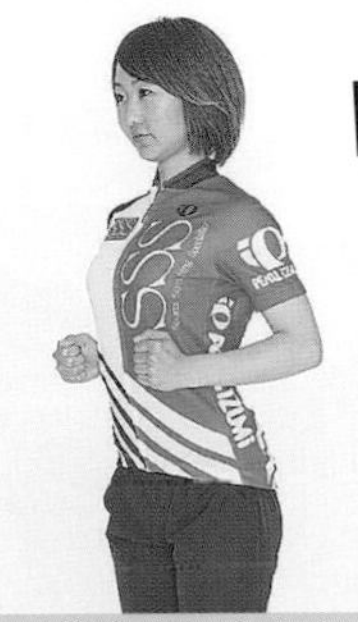

使手臂與地面 維持平行

將展開的手臂恢復至原來的位置時，若能盡量使肘部位置固定不動，就可以更容易地維持緊縮的效果。

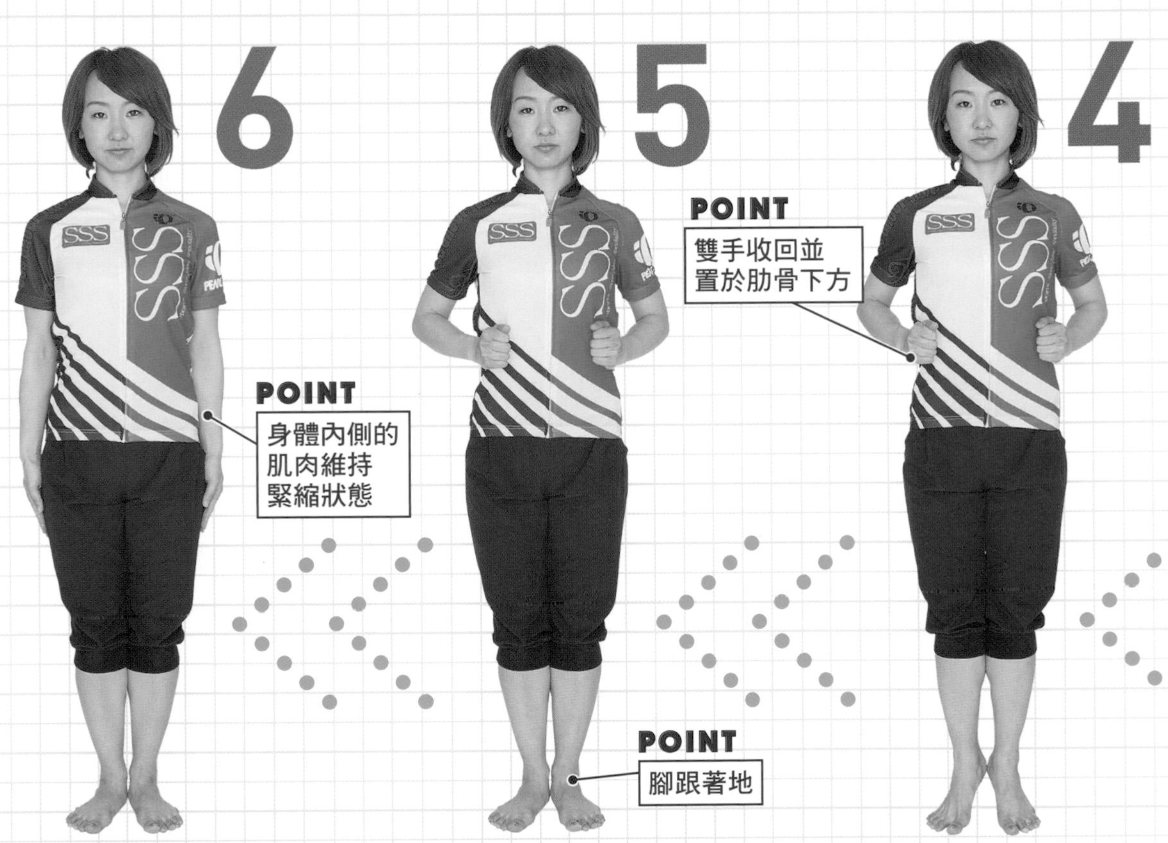

4 緊縮背部 將雙臂往內收回

在背部及臂部肌肉緊縮的狀態下，讓展開的雙臂回復到肋骨下的位置上。

5 下半身肌肉維持緊縮 並使腳跟著地

在大腿內側肌肉也維持緊縮的狀態下，讓踮高的腳跟著地。此時要讓雙腳的腳踝併攏。

6 完成身體內側肌肉 維持緊縮的姿勢

在背部、臂部及大腿都緊縮的狀態下，讓雙臂自然地往下擺。建議各位每天做一次，將注意力放在身體內側的肌肉◎。

打造
S曲線 3

1次

像是畫S字般地打造 頸部曲線

前軀曲線

確認活動頸部的支點，並使頸部恢復正確位置

頸椎曲線也是構成S字姿勢的要素。頸部若是因為駝背而往前突出，頸部後方的血液及淋巴就會停滯不動，這也是造成肩膀僵硬與水腫的成因之一。只要頸部回復到正確位置，頸椎曲線就可重現。

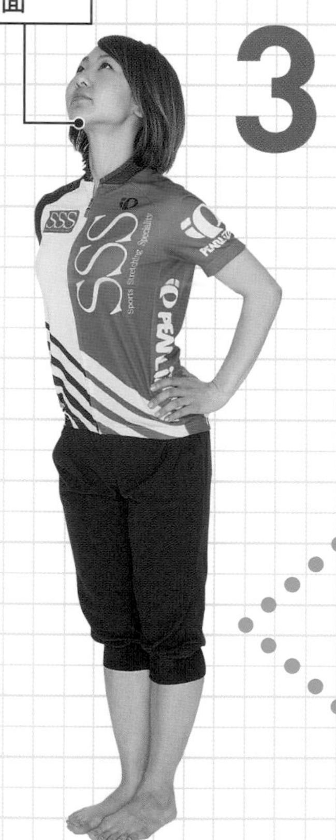

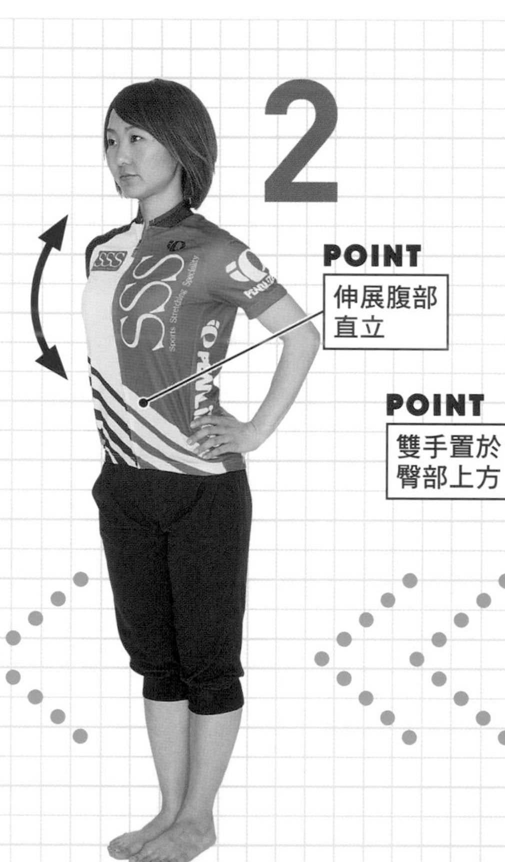

維持兩個姿勢下只讓下巴往上抬高

在臉部朝向前方的狀態下，以不活動頸部的方式抬高下巴。只將下巴抬高，頸部就會不容易亂動◎。

往上提高胸廓並使腹部維持伸展狀態

透過擴胸的動作，使心窩（第十二胸椎）往前突出。從側面觀察，可確認到胸部高挺且腹部內縮的狀態。

雙手置於臀部上方採取正確姿勢

雙腳併攏直立，並且收起下巴，同時把雙手置於臀部上方。

NG

只動指尖會難以集中注意力於支點

像是按摩淋巴那樣，只用手指輕輕靠著耳下，並無太大的意義。

OK

想像左右耳下有棒狀物穿透

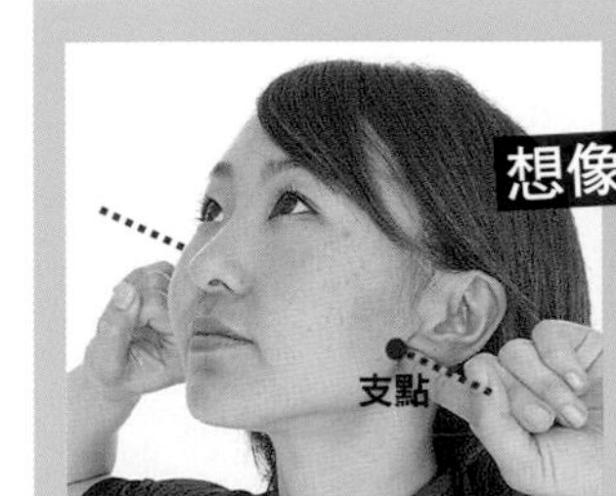

為幫助自己想像雙耳之間有棒狀物穿透，可用雙手的手指垂直按壓在耳下。

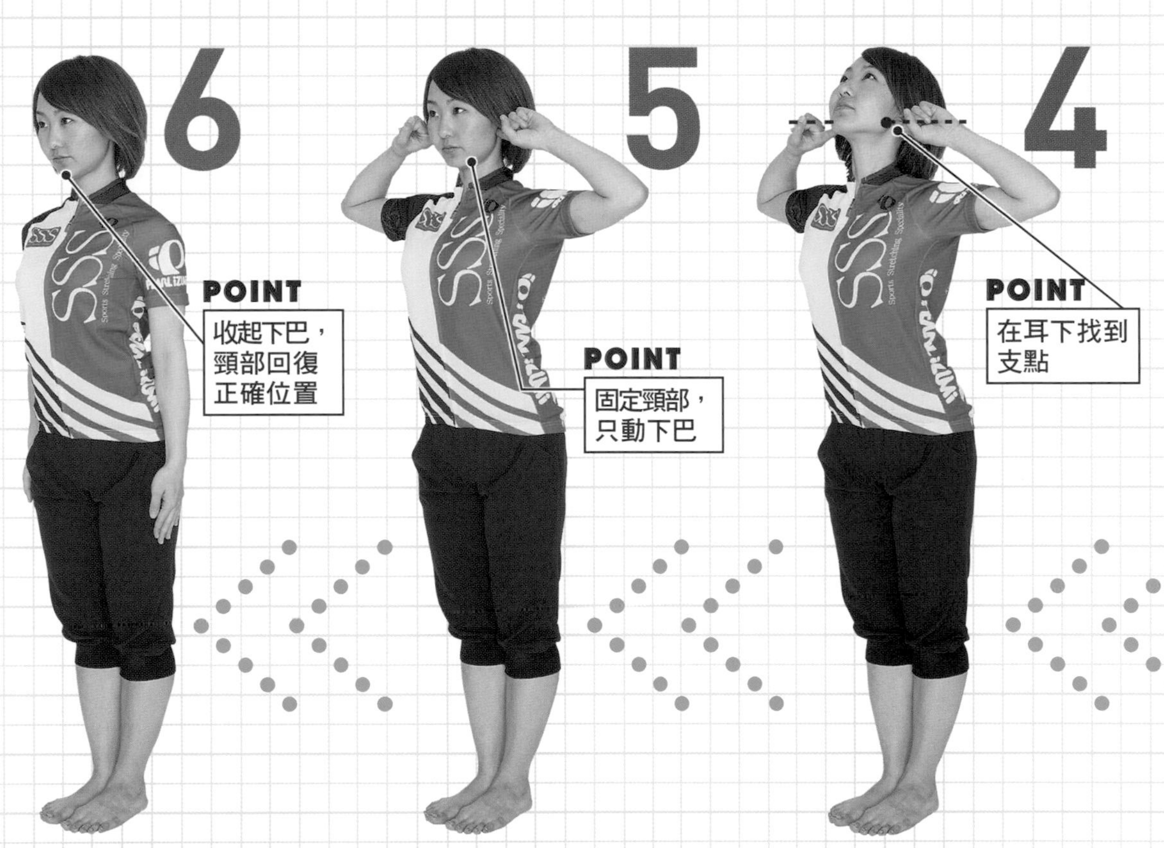

用手指按壓耳下的頸部支點

用食指按壓雙耳正下方（第二頸椎），並以此為支點地往上抬高下巴。如此一來，就可簡單地讓胸部輕輕地往前突出。

集中注意力於支點慢慢地放下下巴

將耳下作為支點，並慢慢地放低下巴高度。此時請感受伸展頸部後側的感覺。

讓下巴回復原位後頸部就可位於正確的位置

讓手指離開支點，雙臂自然下擺。從側面觀察時，若頸部位置比軀體中心略為往前突出就OK。

打造
S曲線 4

1次

像是畫S字般地拉高 鎖骨

前胸曲線

只要活動肩部，就可打造完美的胸部線條

此單元將介紹抬高並放低肩部的伸展操。由於胸部與鎖骨相連，因此鎖骨下垂後就會使得胸部位置偏低。換言之，只要活動肩部就可同時拉提鎖骨與胸部。

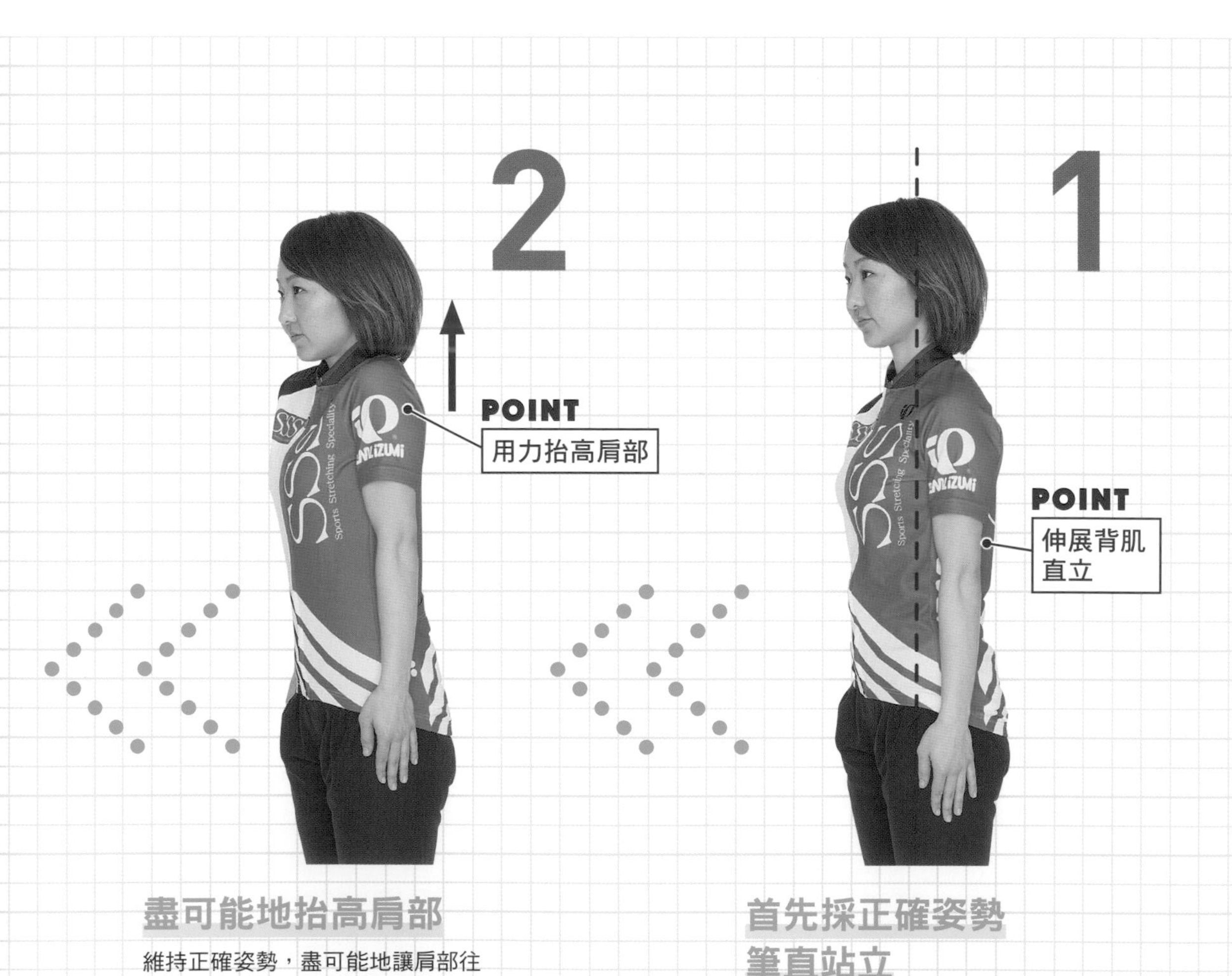

1 首先採正確姿勢筆直站立

想像自己的頭部往正上方抬高，同時縮起小腹，並完全伸展腹部與胸部。

2 盡可能地抬高肩部

維持正確姿勢，盡可能地讓肩部往正上方抬得更高。此動作的重點，在於盡可能地大幅度活動肩部。

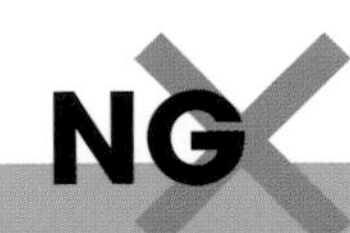

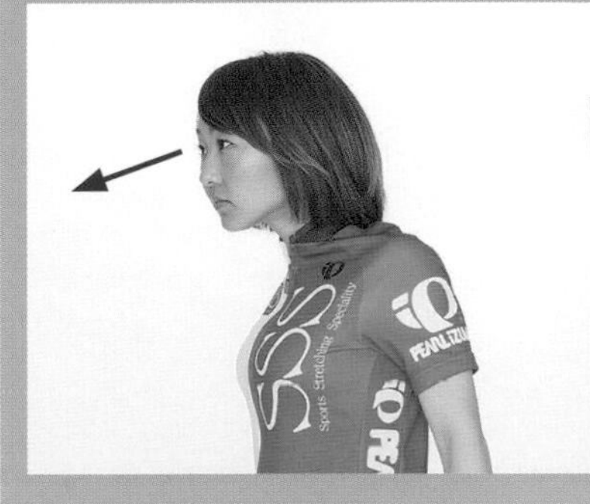

活動肩部時頸部與臉部不可向前突出

將肩部往後拉動時，反作用力會使頸部往前突出。如此一來，鎖骨就會感受到來自頸部的壓力，因此會無法回到正確的位置。

3

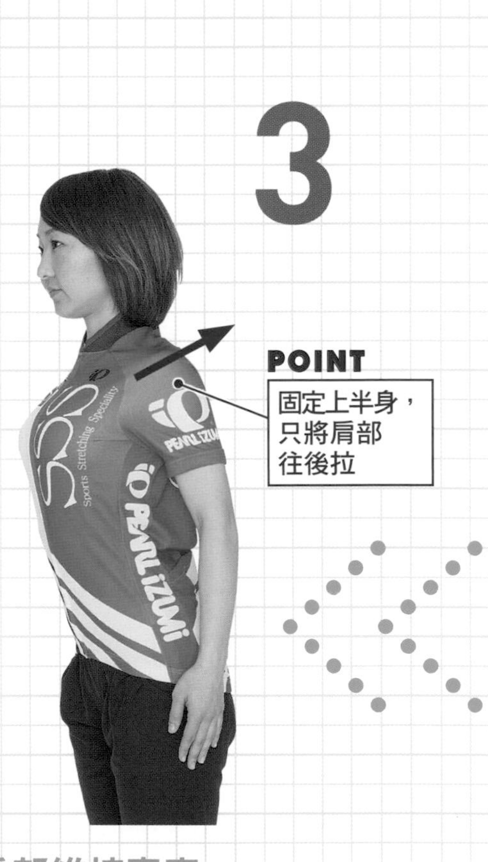

肩部維持高度同時盡力往後拉

當肩部達到最高點時，請停留在最高點並盡可能地往後拉動。

4

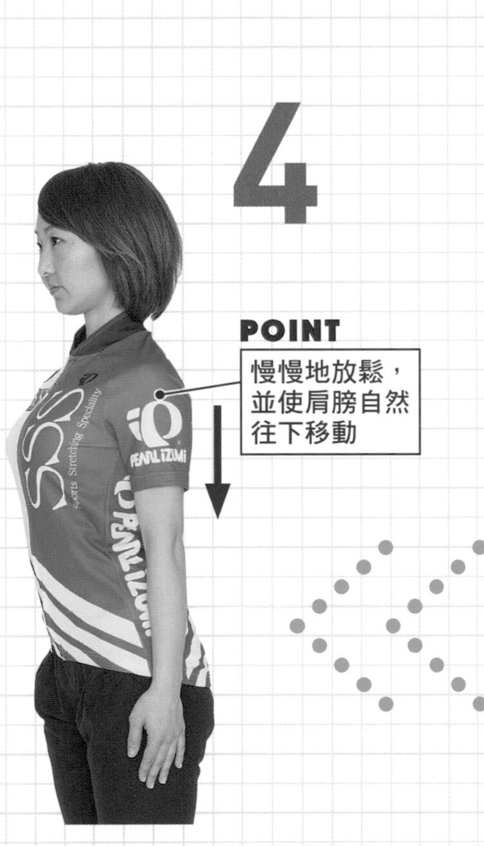

肩部與手臂回復原來的位置胸部高度提升

在肩部往後拉的狀態下，讓雙肩往下放回原來的位置。如此一來就能拉提鎖骨與胸廓，打造完美的胸部線條。

打造
S曲線 5

1次

像是畫S字般地矯正 手臂線條

雙臂曲線

將朝向內側扭動的上臂回復原位

駝背會使人的肩部往內側扭動，而上臂肱二頭肌周圍的肌肉也會隨著肩部扭動移位。上臂愈往內側扭動，就會愈顯健壯，因此可透過雙臂曲線的伸展操，來改善這種惡性循環。

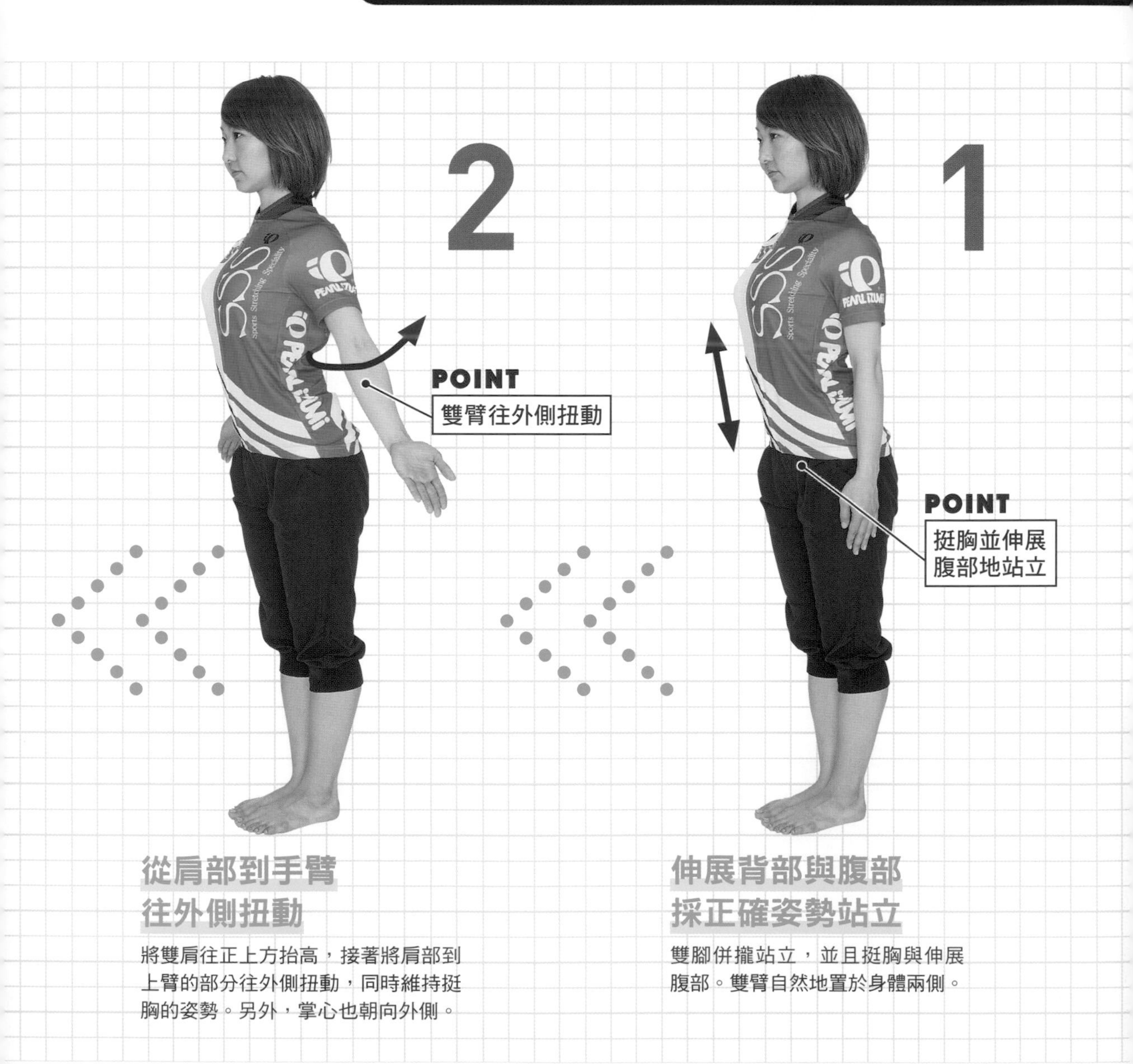

伸展背部與腹部 採正確姿勢站立

雙腳併攏站立，並且挺胸與伸展腹部。雙臂自然地置於身體兩側。

從肩部到手臂 往外側扭動

將雙肩往正上方抬高，接著將肩部到上臂的部分往外側扭動，同時維持挺胸的姿勢。另外，掌心也朝向外側。

NG

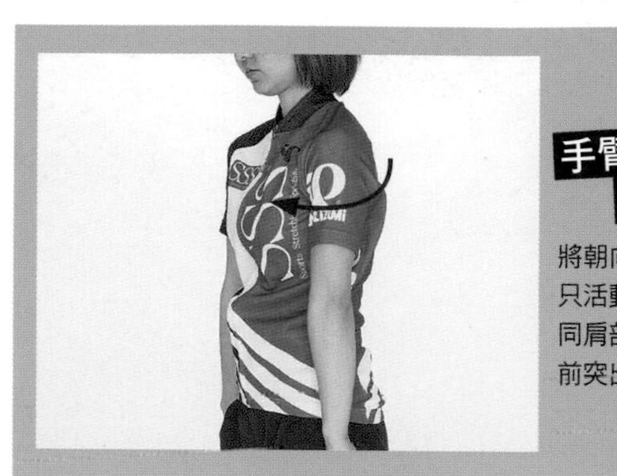

手臂收回內側時 不可讓肩部也內縮

將朝向外側的掌心收回內側時，只活動肘部以下的部分。若是連同肩部也收回內側，肩部就會往前突出。

3

POINT
只有手肘以下的部分收回內側

只讓掌心面向內側

手臂維持扭動狀態，只轉動肘關節，使手掌朝向內側。

4

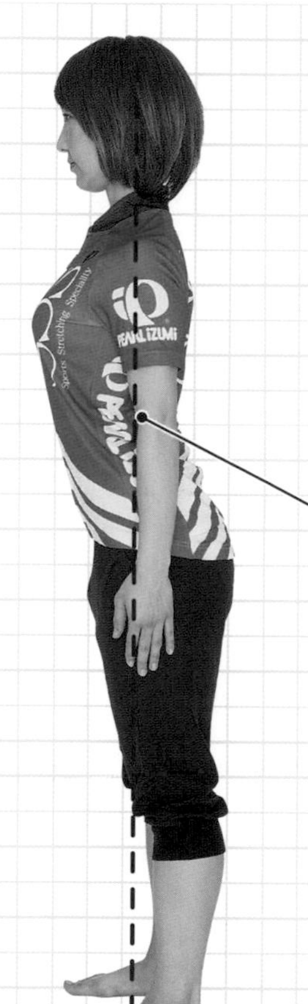

POINT
手臂位置在身體中央略偏後方

肩部到手臂都位於最佳的正確位置

讓雙臂慢慢地回復到身體側面，同時放鬆手臂的力量。當手臂回到身體中央略偏後側的位置上時，就可完成雙臂曲線。

打造
S曲線 6

1次

像是畫S字般地 伸展膝部～大腿後側

膝後曲線

將膝部往後推，向大腿內側施力

許多人自認為自己站得筆直，但膝部卻呈現彎曲。
只要隨時提醒自己將膝部往後推動，就可伸展大腿後側的膕繩肌。
平均使用下半身肌肉，可幫助人體維持姿勢穩定。

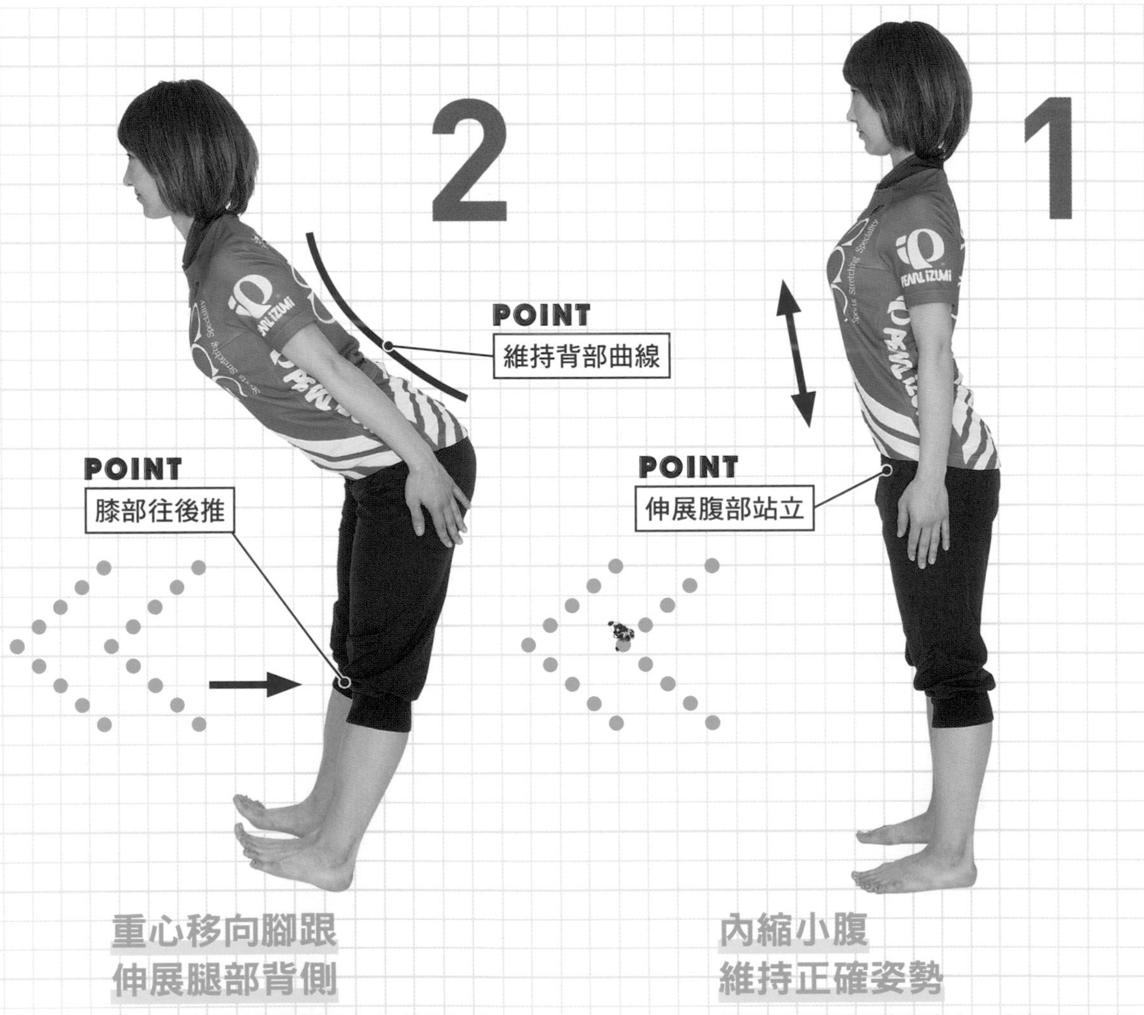

重心移向腳跟 伸展腿部背側

雙手持續置於身體兩側，並在重心置於腳跟的狀態下，施力將膝部往後推。此時請掌握住膕繩肌伸展的感覺。

內縮小腹 維持正確姿勢

雙腳打開與肩同寬並直立。確實伸展腹部與背部，藉此形成背部曲線。

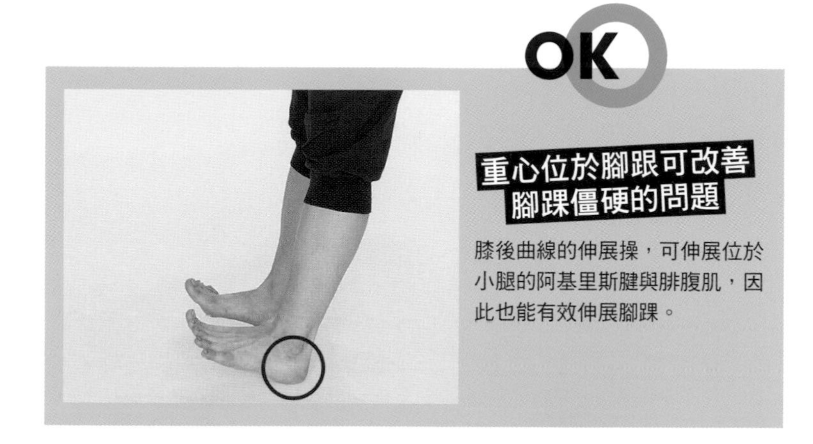

重心位於腳跟可改善腳踝僵硬的問題

膝後曲線的伸展操，可伸展位於小腿的阿基里斯腱與腓腹肌，因此也能有效伸展腳踝。

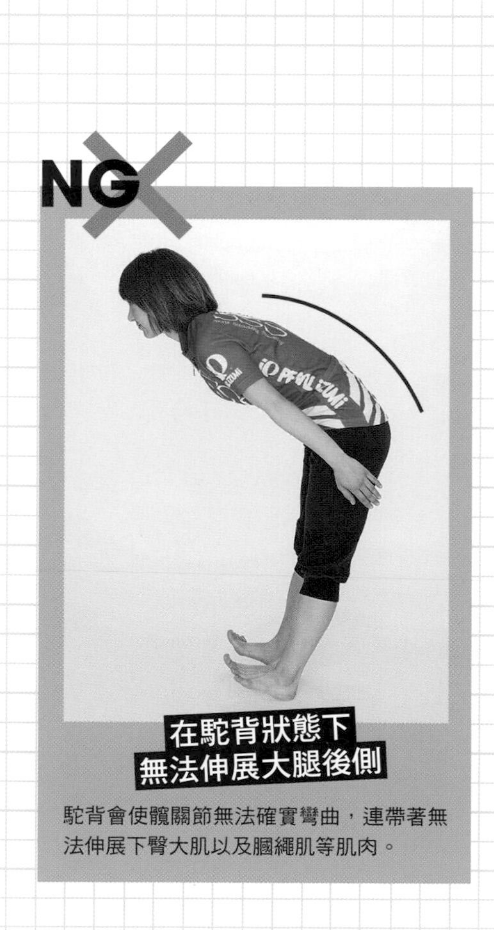

在駝背狀態下無法伸展大腿後側

駝背會使髖關節無法確實彎曲，連帶著無法伸展下臀大肌以及膕繩肌等肌肉。

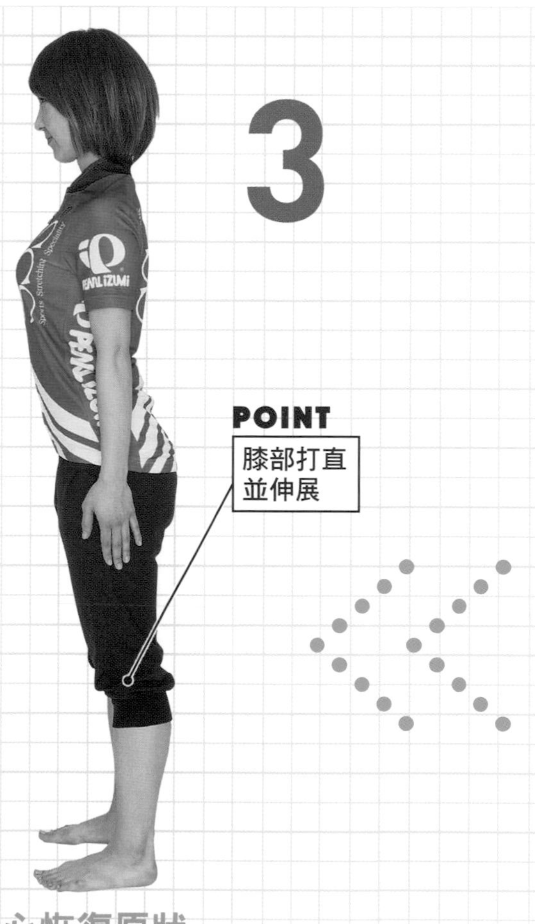

重心恢復原狀回到步驟1的姿勢

若是身體難以維持平衡，請在手掌扶著牆壁的狀態下嘗試。當腿部背側的肌肉受到伸展，臀部曲線就會往上拉提。

只要學會腹式呼吸，就可提升伸展操的效果

有效運用隸屬於深層肌肉的橫膈膜

我們每天都是在反覆的呼吸動作下，靠著吸入體內的空氣維生。或許這樣的動作過於習以為常，所以許多人在日常生活中都不會太注意，但若是能在注意呼吸的狀態下做伸展操，便能夠提升伸展操的效果。為提升呼吸的質量，第一步就是將注意力集中於橫膈膜。橫膈膜是位於胃部上方，區隔胸腔與腹腔的半月形膜狀肌肉。當人體呼吸時，橫膈膜會隨著變大與縮小的肺部上下移動。讓橫膈膜上下活動的呼吸方式稱為腹式呼吸，而腹式呼吸進行時所使用的肌力，則是來自於橫膈膜等腹部周圍的深層肌肉。雖然我們無法靠意志力去控制深層肌肉，但卻能透過呼吸來促使其伸縮。由於腹式呼吸可幫助人體吸取更多的氧氣，因此具有改善血液循環以及提升代謝力等效果。另外，國人的腹部肌肉特別容易變得僵硬，因此也能利用腹式呼吸來幫助腹部肌肉變得柔軟。

集中注意力下的腹式呼吸是伸展操的一種，也是打造易瘦體質的第一步。

第2章

依部位簡單解說

基礎伸展操

伸展操可伸展哪些肌肉，又可使哪些部位變得柔軟呢？

根據目的正確伸展肌肉的觀念相當重要。

不過，人體的柔軟性因人而異。

這一章將針對各部位解說基礎伸展操。

請各位在不勉強自己，且雙手左右平衡的狀態下進行。

1. 肩關節周圍

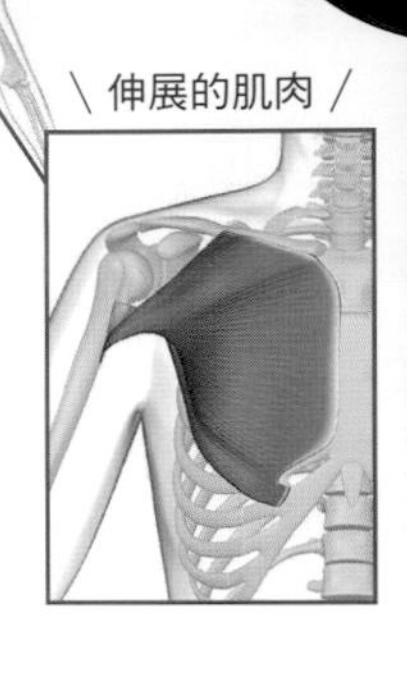

胸大肌

有效提升 胸圍 ！

胸部伸展操

伸展胸部正面的胸大肌

胸大肌是位於胸部正面的扇形大範圍肌肉，也就是俗稱的「胸肌」。
胸大肌的主要功能是讓手臂往前擺動。
由於胸大肌與活動方向多的肩關節相連，因此活動方向也相當多樣。

維持
3秒!!

1

收起下巴，將雙手交疊於後腦勺，並且維持直立狀態

將注意力集中於身體中線，並使背部呈S型似的以正確姿勢站立，同時將雙手交疊於後腦勺。

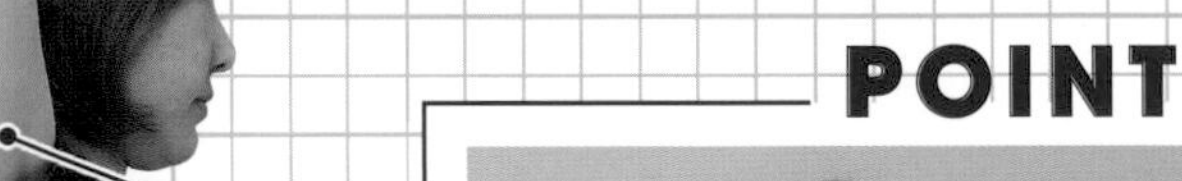

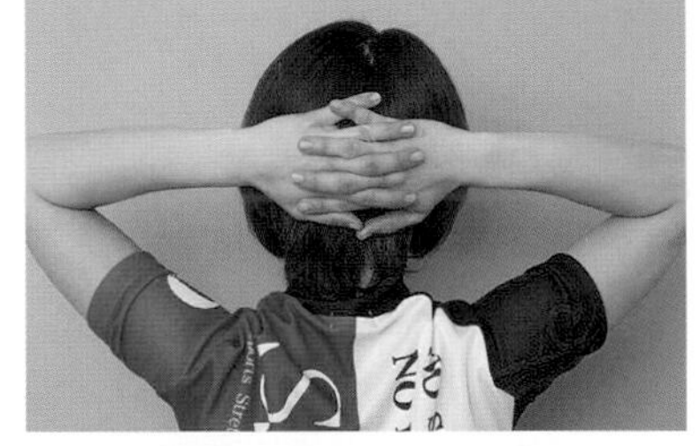

雙手確實交疊於後腦勺

在手臂呈一直線的高度，雙手於後腦勺交疊。接著在不抱住頭部的狀態下，確實展開雙肩。

NG

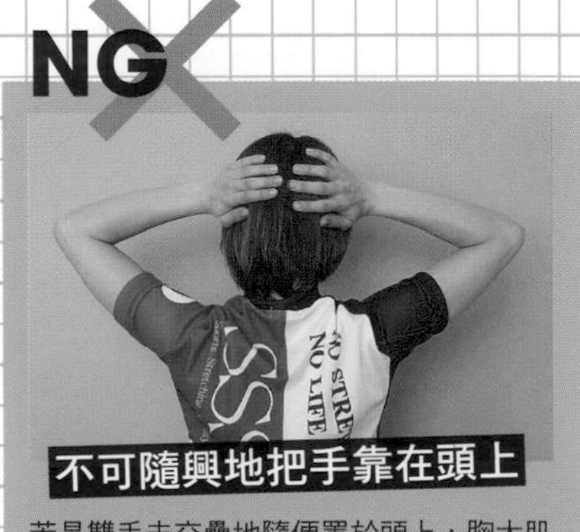

不可隨興地把手靠在頭上

若是雙手未交疊地隨便置於頭上，胸大肌就會無法確實伸展。切記要確實挺直背部並伸展雙肩。

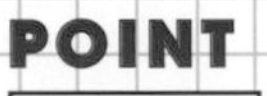

雙腳打開
與肩同寬

伸展的益處

胸大肌是手臂向前擺動時的主要活動肌肉，因此可幫助我們做出丟擲或拍打的動作。一旦胸大肌的柔軟性變高，大幅度擺動手臂的動作就會變得更順暢。

伸展目標

慢慢地反弓胸部，
並在完全反弓時靜止維持動作。
只要將上半身往後傾倒30度以上，
柔軟性就算高。

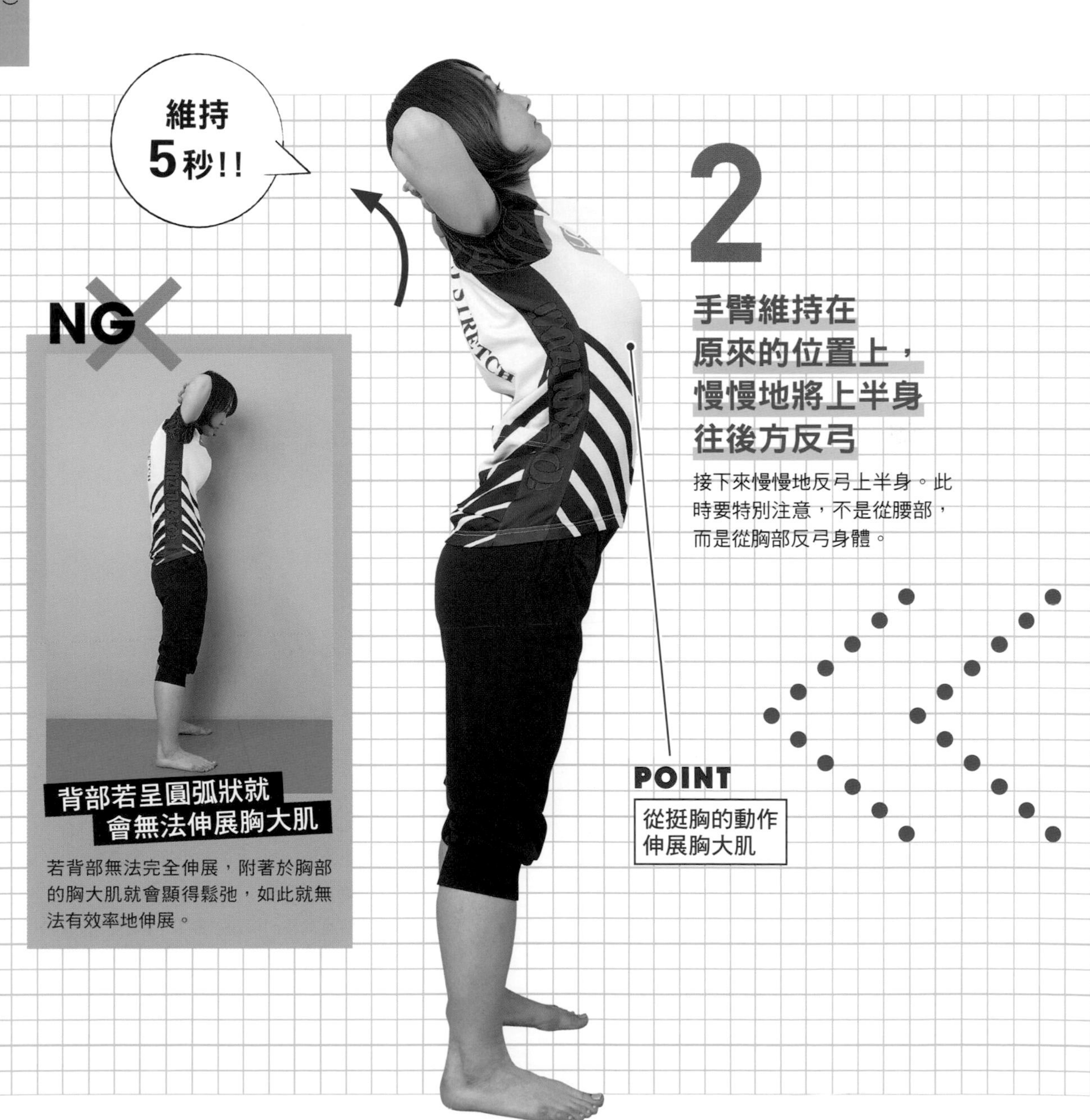

2

手臂維持在原來的位置上，慢慢地將上半身往後方反弓

接下來慢慢地反弓上半身。此時要特別注意，不是從腰部，而是從胸部反弓身體。

POINT

從挺胸的動作伸展胸大肌

背部若呈圓弧狀就會無法伸展胸大肌

若背部無法完全伸展，附著於胸部的胸大肌就會顯得鬆弛，如此就無法有效率地伸展。

上闊背肌

有效改善 肩膀僵硬 ！

上背部伸展操

\ 伸展的肌肉 /

伸展背部上的大面積肌肉

背部上的大範圍肌肉，主要能將手臂往後方與下方拉動。
由於上闊背肌的其中一端附著在背骨，
因此上背部伸展操的重點在於挺直肩部及背部。

維持3秒!!

1

雙腳打開與肩同寬 雙臂於胸前交疊 形成一個圓圈

抬高手臂與肩同高，並且稍微彎曲肘部地交疊雙手。感覺就像是輕輕抱著位於胸前的圓柱一般。

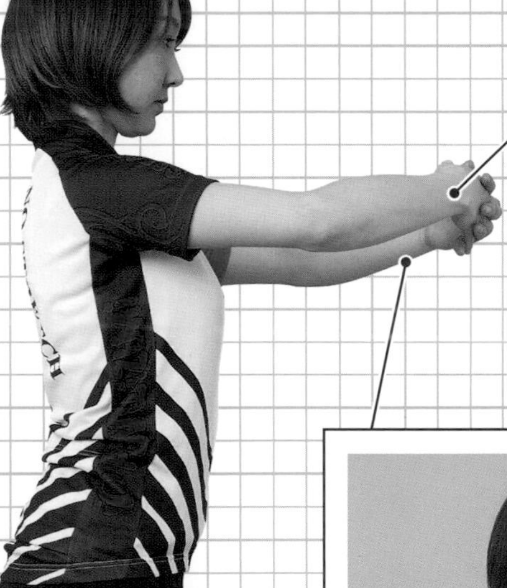

POINT

手掌朝向身體內側

POINT

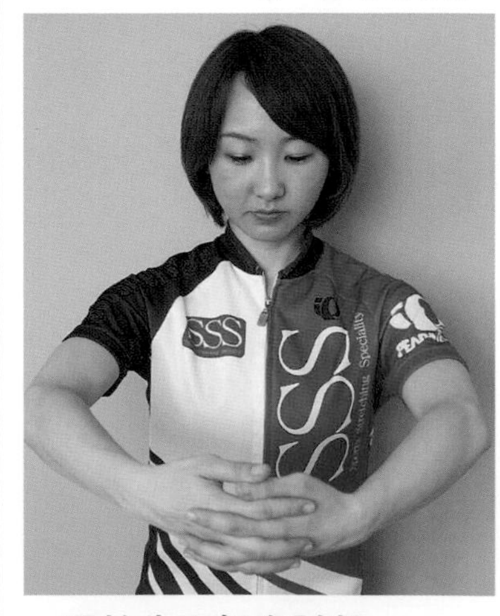

一開始先不打直肘部

在不完全打直肘部的狀態下，輕輕於胸前將雙手交疊。此時，請注意往前突出的手臂高度不可低於肩部。

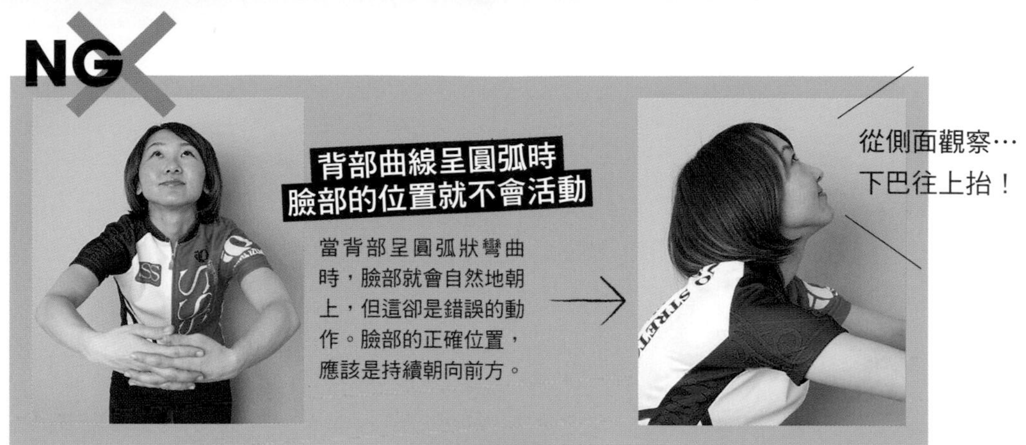

**背部曲線呈圓弧時
臉部的位置就不會活動**

當背部呈圓弧狀彎曲時，臉部就會自然地朝上，但這卻是錯誤的動作。臉部的正確位置，應該是持續朝向前方。

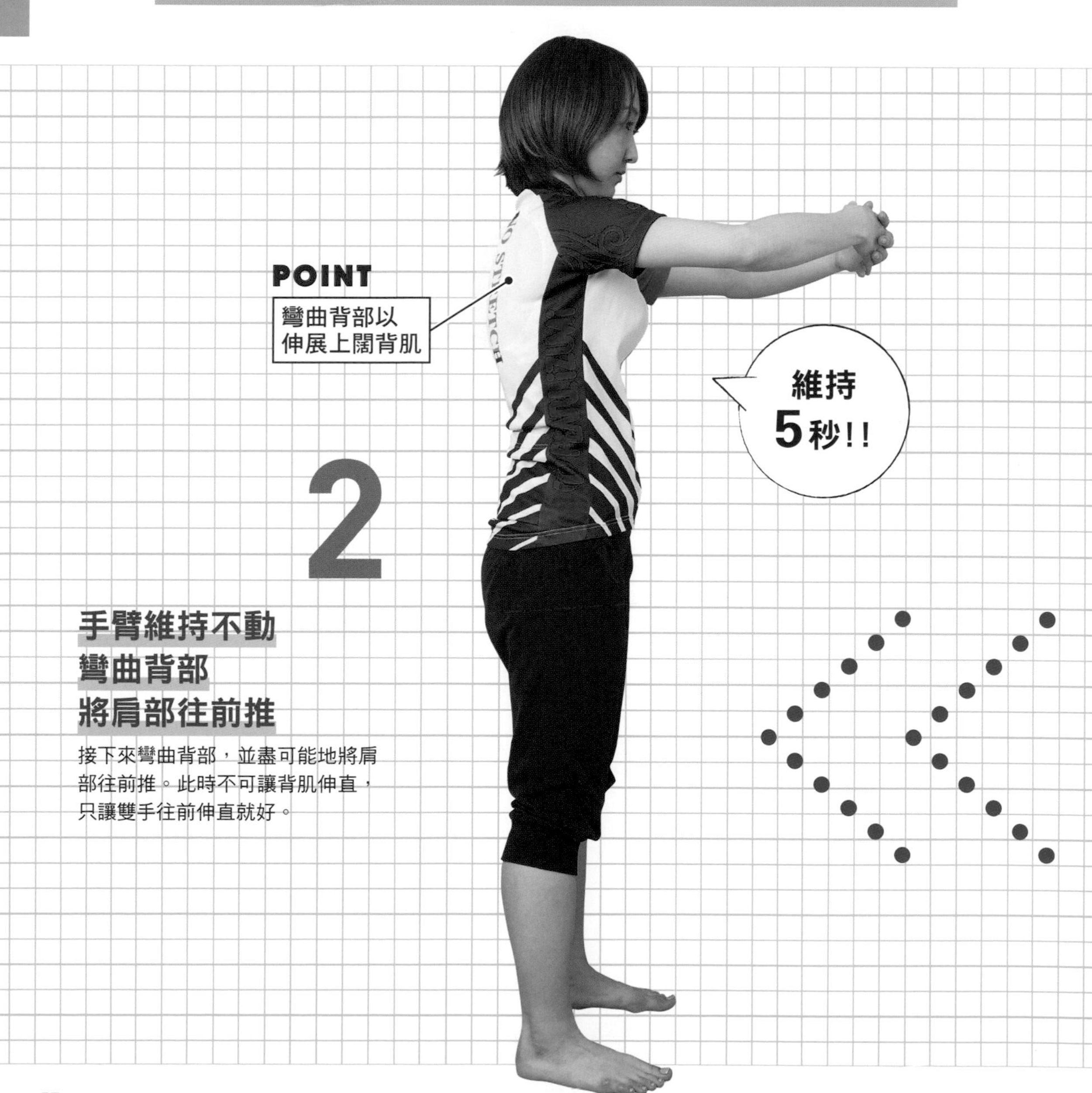

2

手臂維持不動
彎曲背部
將肩部往前推

接下來彎曲背部，並盡可能地將肩部往前推。此時不可讓背肌伸直，只讓雙手往前伸直就好。

\\ **重點建議** //

閣背肌的另一端與脊柱周圍相連結。因此只要讓背部肌肉彎曲，就可確實伸展位於軀幹背側的上闊背肌。

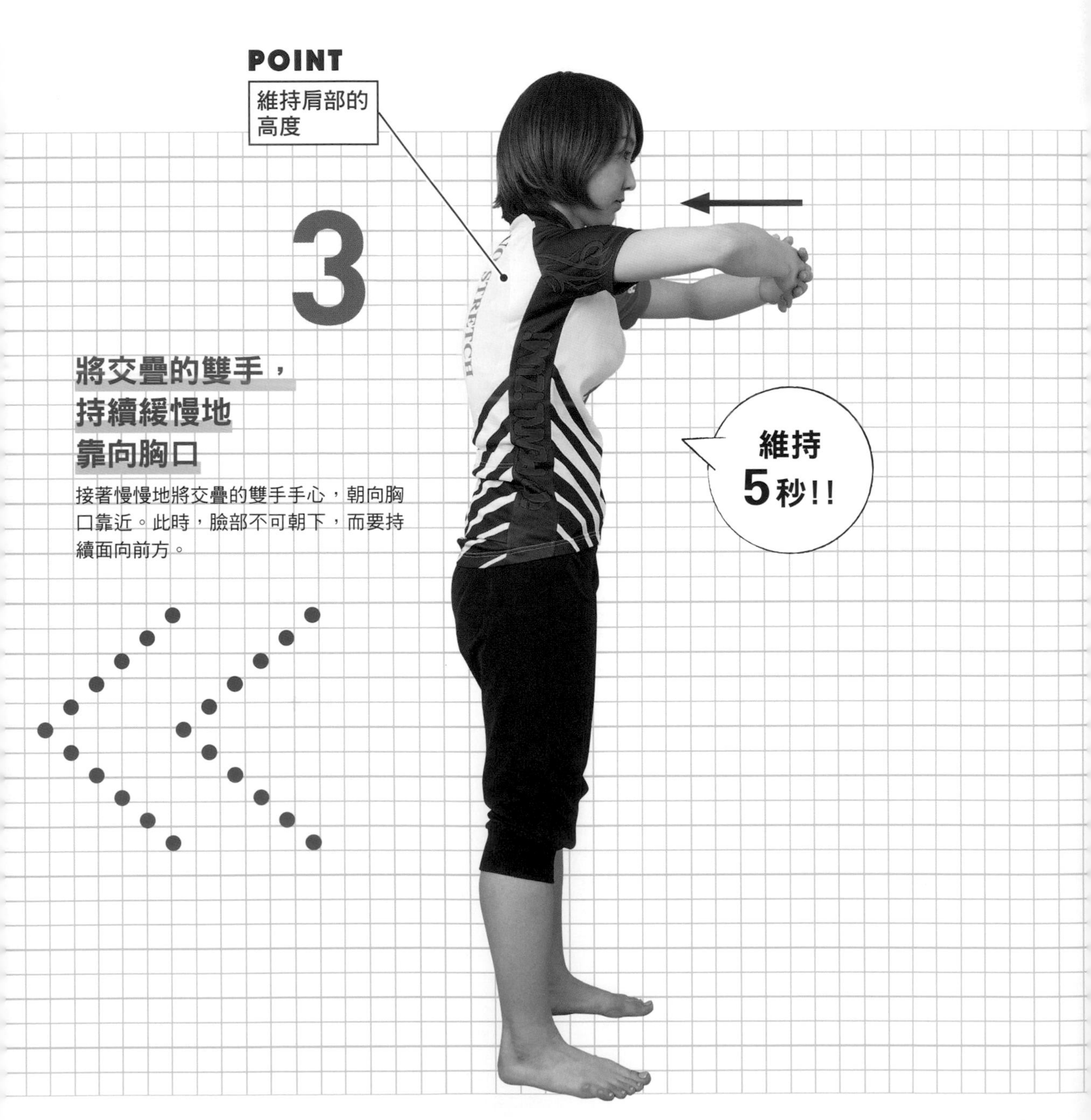

3

將交疊的雙手，持續緩慢地靠向胸口

接著慢慢地將交疊的雙手手心，朝向胸口靠近。此時，臉部不可朝下，而要持續面向前方。

伸展的益處

用力將手臂往後拉的運動，例如柔道及划船等動作，都會活動到闊背肌。只要提升該肌肉的柔軟性，就可讓手臂更順暢地做出轉動的動作。

伸展目標

建議的秒數只是個參考值，
請在感到確實伸展肌肉之後，
再開始倒數建議的秒數。
最佳強度則是感到些微疼痛的程度。

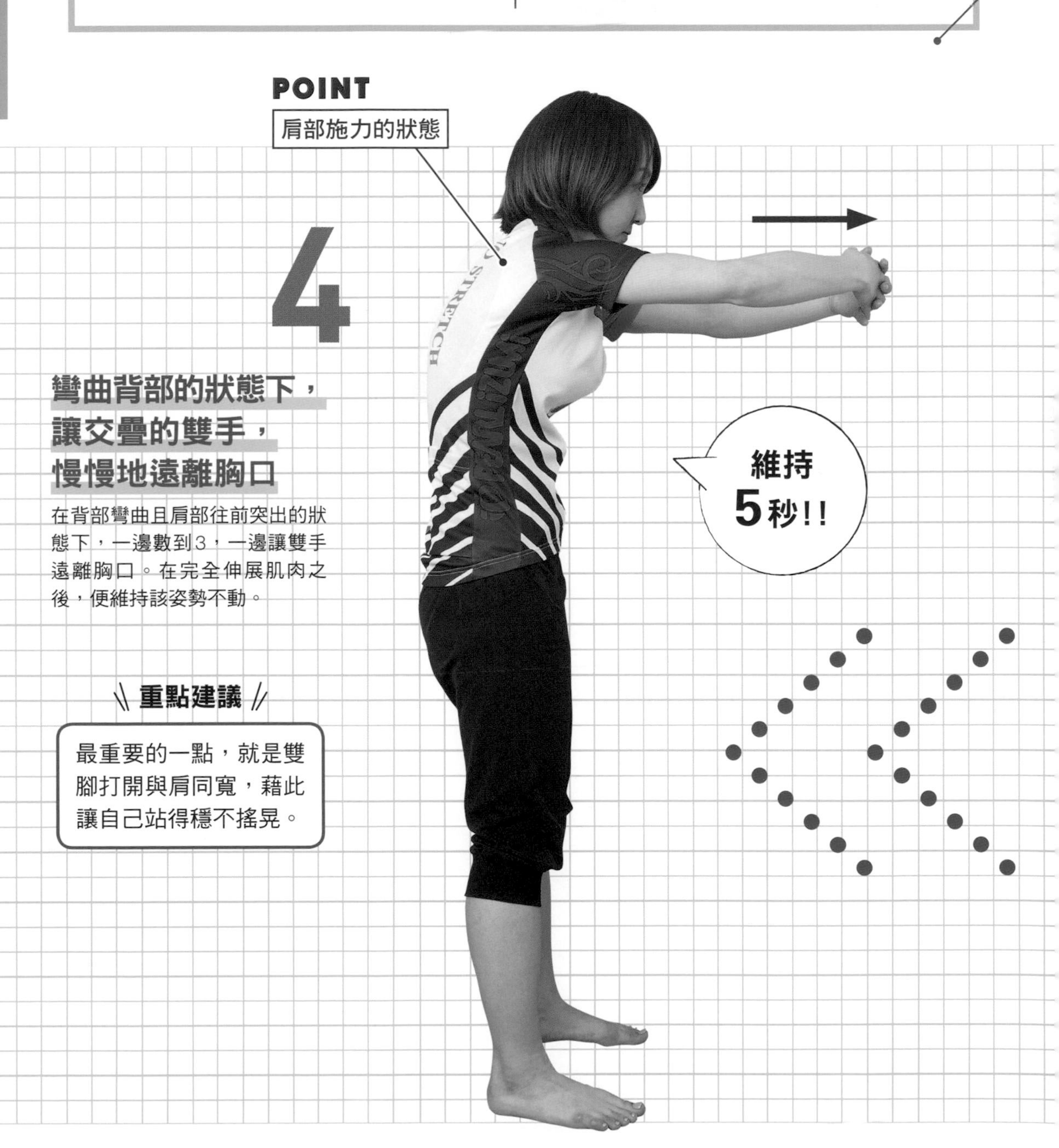

4

彎曲背部的狀態下，讓交疊的雙手，慢慢地遠離胸口

在背部彎曲且肩部往前突出的狀態下，一邊數到3，一邊讓雙手遠離胸口。在完全伸展肌肉之後，便維持該姿勢不動。

重點建議

最重要的一點，就是雙腳打開與肩同寬，藉此讓自己站得穩不搖晃。

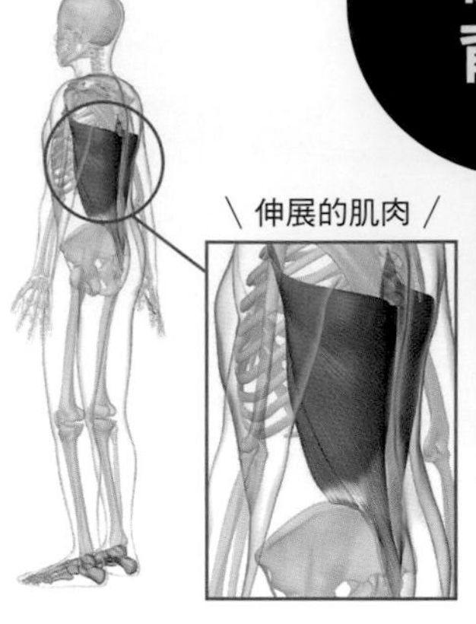

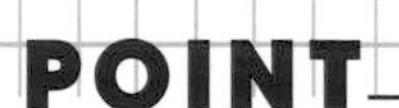

有效伸展 側腹！

背部～腋部伸展操

伸展腋下到側腹的肌肉

側闊背肌是位於背部側面的大面積肌肉，
可讓手臂做出往下及往後活動的動作。側闊背肌的部分附著部位是背骨，
因此在活動時要同時伸展肩部與背部。

POINT

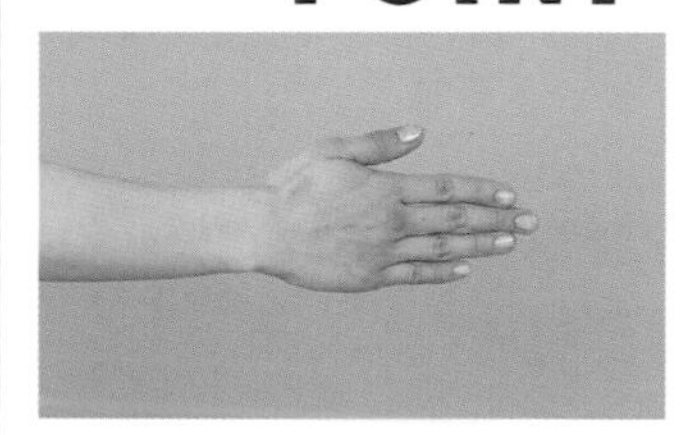

手掌朝向內側

往前伸直的左手，其掌心需朝向身體。此時，需注意手肘不可彎曲。

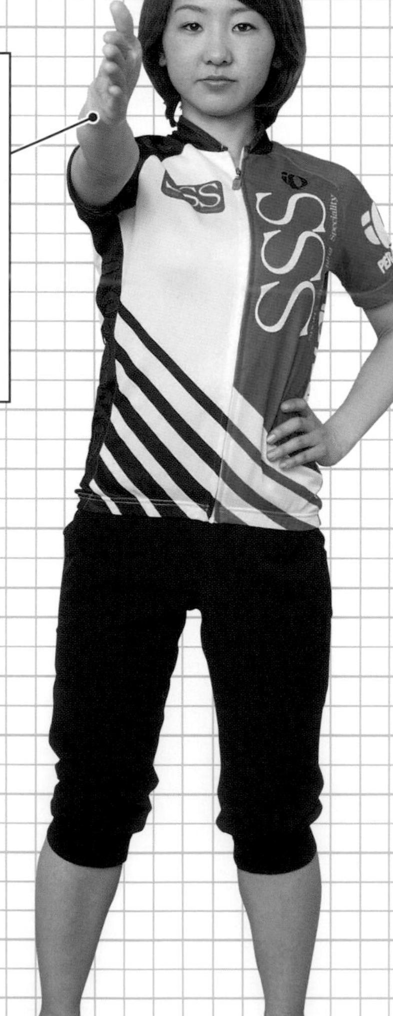

1

雙腳與肩同寬
左手置於腰部
右手往前打直

雙腳張開與肩同寬，採正確姿態站立之後將左手置於腰部，接著將右手往前伸直。

從側面觀察…

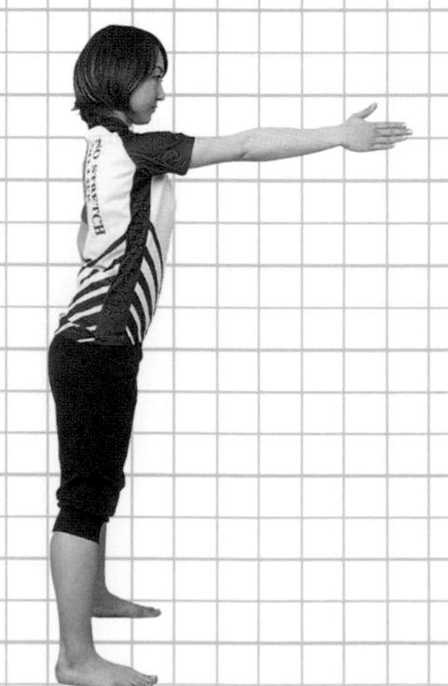

維持
3秒！！

伸展的益處

為維持正確的姿勢與步行方式，手臂平衡扮演著相當重要的角色。側闊背肌正是與手臂擺動有關的肌肉。只要確實伸展側闊背肌，就可讓手臂活動得更加順暢。

伸展目標

在感受到自己確實伸展背部到側腹的肌肉之後，請一邊想像自己將手臂伸得更長地用力拉直手臂。

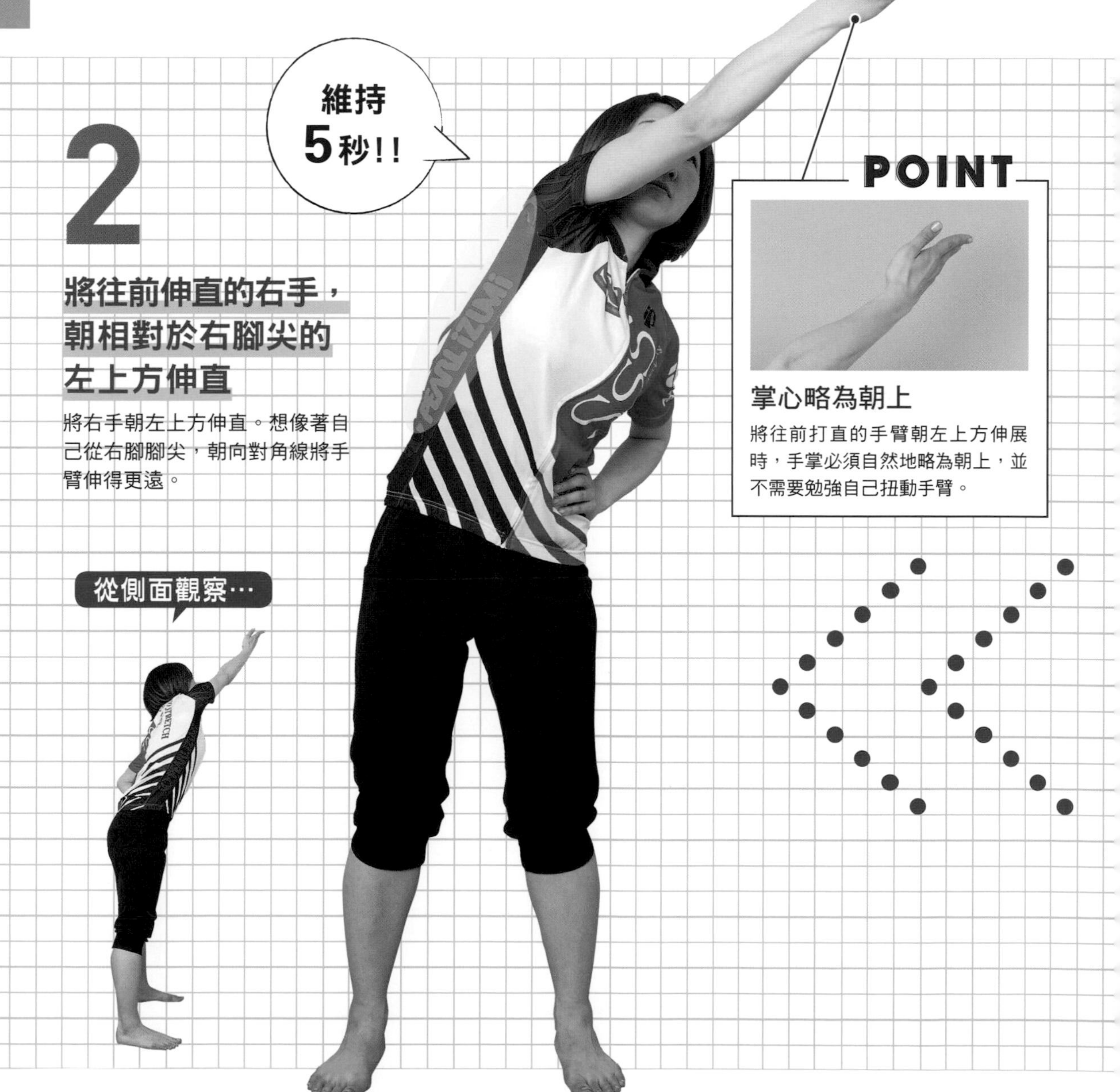

2

將往前伸直的右手，朝相對於右腳尖的左上方伸直

將右手朝左上方伸直。想像著自己從右腳腳尖，朝向對角線將手臂伸得更遠。

POINT

掌心略為朝上

將往前打直的手臂朝左上方伸展時，手掌必須自然地略為朝上，並不需要勉強自己扭動手臂。

POINT

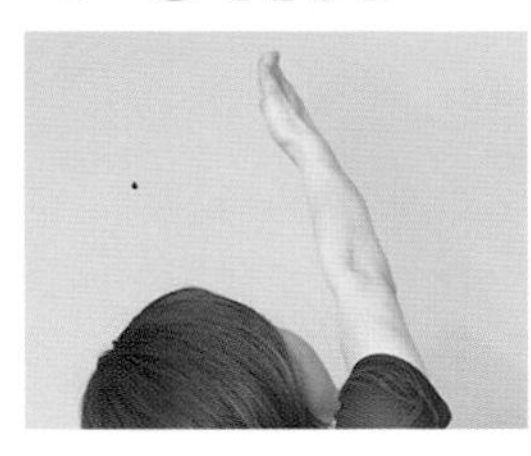

手掌朝向外側

若手掌不是朝向內側，而是朝向外側時，就代表側闊背肌順利伸展。

3

將往前伸的右手直接往身體後方伸展

右手直接朝向身體後方伸展。此時並非將腰部往後彎曲，而是將軀幹往上拉。

NG

不可從髖關節彎曲上半身

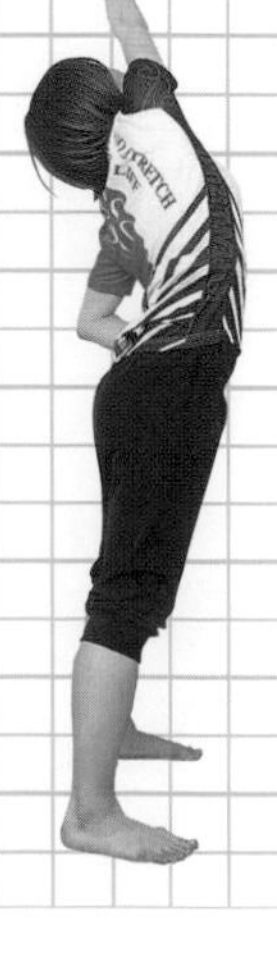

4

注意力集中於側腹將伸展的右臂朝右後方伸展

接下來將伸直的右手臂，朝向右後方伸展。此時不是彎曲腰部，而是以伸展側腹的感覺活動。

從側面觀察…

POINT

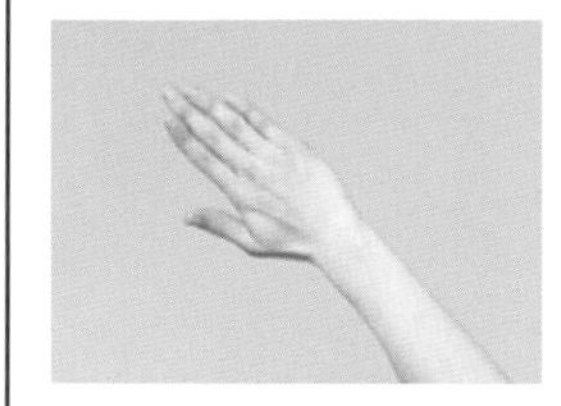

手掌略為朝上

手臂往身體後方伸展時，手掌應略為朝上，此時不可彎曲手腕。

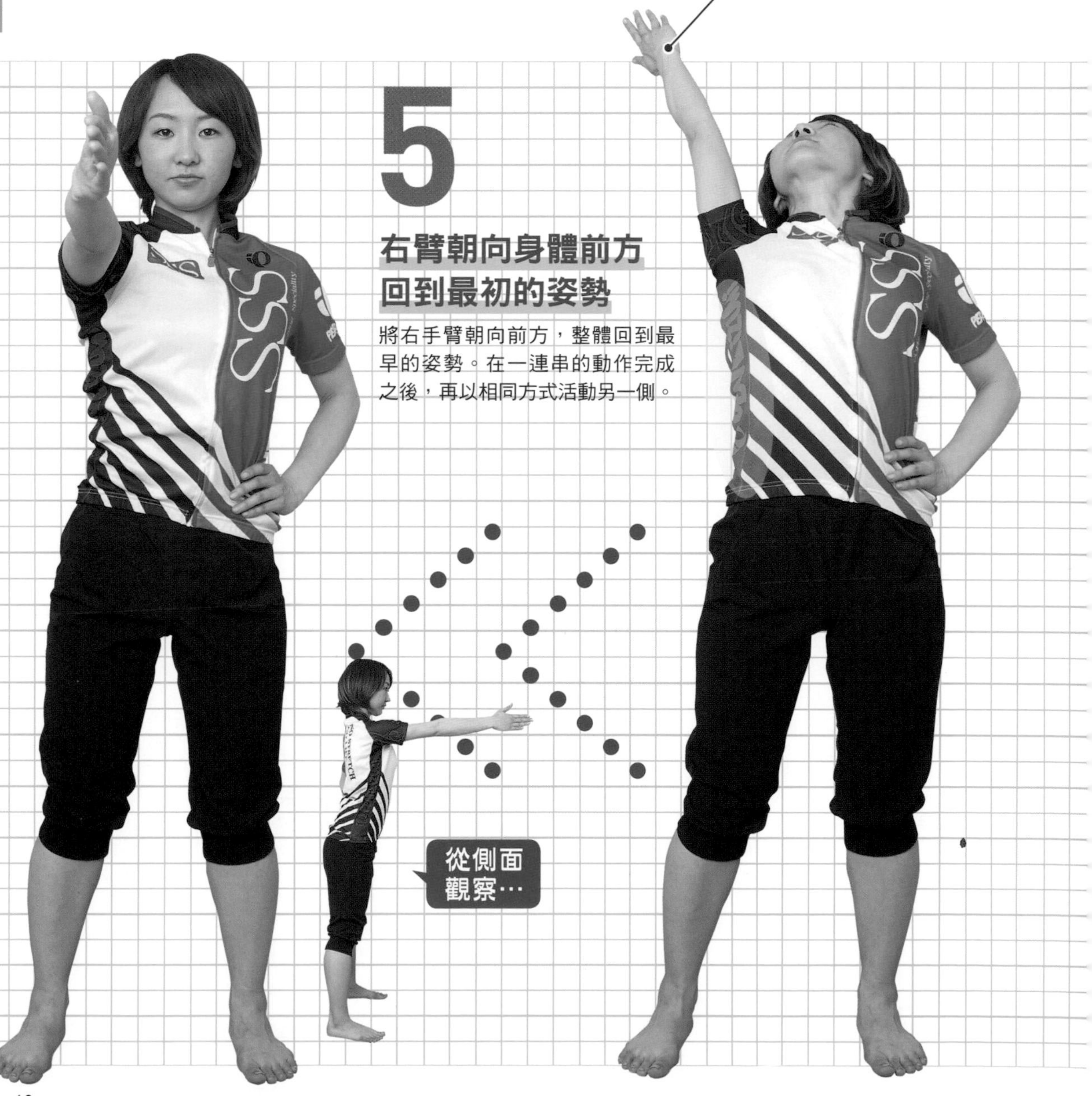

5

右臂朝向身體前方回到最初的姿勢

將右手臂朝向前方，整體回到最早的姿勢。在一連串的動作完成之後，再以相同方式活動另一側。

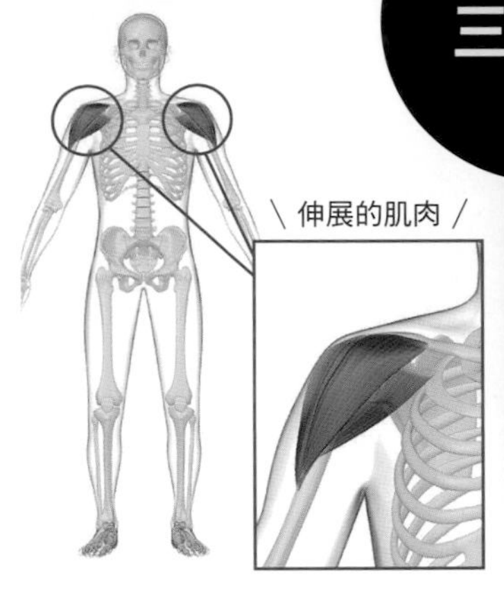

三角肌

有效改善 肩膀僵硬！

肩部伸展操

伸展包覆肩部的肌肉

包覆肩部的肌肉，其前端可讓手臂往前活動，
而後端則可讓手臂往後拉動。
只要提升三角肌的柔軟性，就能有助於手臂大範圍轉動。

維持
3秒！！

POINT
肩部維持
相同高度

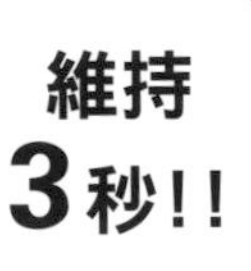

1 雙腳與肩同寬 直立站立後 將右手往前伸直

雙腳張開與肩同寬，採正確姿勢直立。接著將左手置於腰部，右手臂則是往前伸直。

POINT
雙腳距離
與肩同寬

從側面觀察…

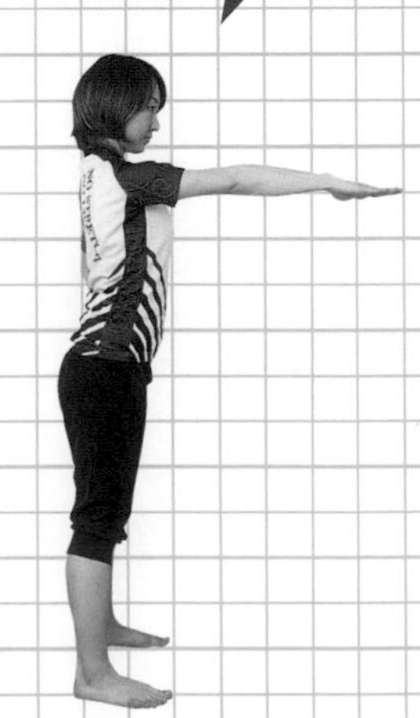

伸展的益處

三角肌可支撐從肩部往下垂的手臂，同時也是引發肩膀僵硬的常見部位，因此只要經常給予伸展，就可改善「肩膀僵硬」的問題。「肩膀僵硬」的問題獲得解決，駝背等不良姿勢也能恢復正常。

伸展目標

右臂朝下時，
盡量伸展肩部肌肉。
筋骨柔軟者，
確實將手背轉向內側。

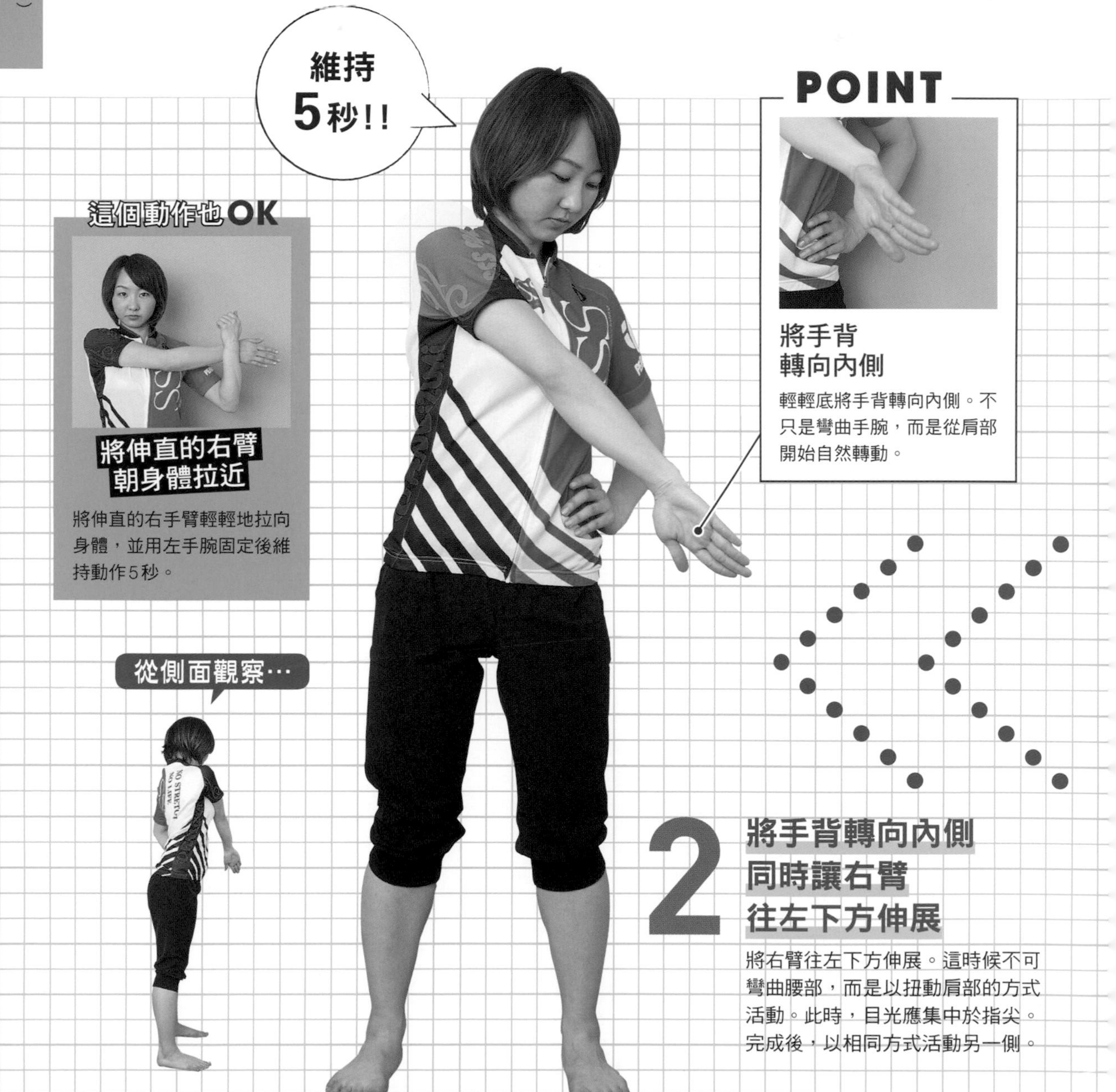

這個動作也OK

將伸直的右臂朝身體拉近

將伸直的右手臂輕輕地拉向身體，並用左手腕固定後維持動作5秒。

POINT

將手背轉向內側

輕輕底將手背轉向內側。不只是彎曲手腕，而是從肩部開始自然轉動。

2 將手背轉向內側同時讓右臂往左下方伸展

將右臂往左下方伸展。這時候不可彎曲腰部，而是以扭動肩部的方式活動。此時，目光應集中於指尖。完成後，以相同方式活動另一側。

斜方肌・斜角肌

有效改善**眼睛疲勞**！

頸部～肩部伸展操

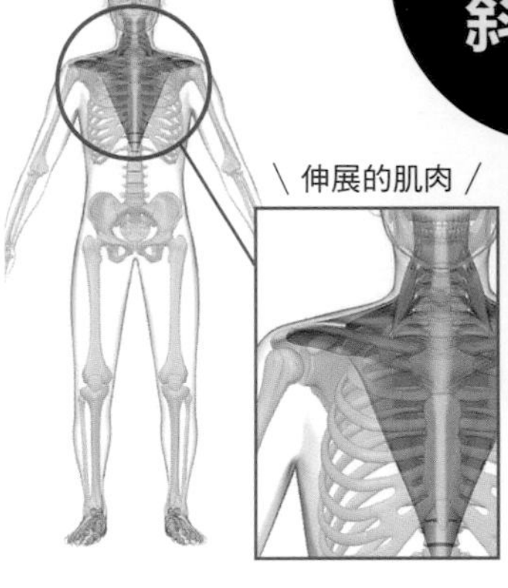

伸展分布於頸部後方的菱形肌肉

斜方肌・斜角肌是位於頸部後側的肌肉，其上端可拉提肩部，是將頸部往後反弓時所使用的肌肉。另外，其中、下端則能將肩部往後拉。一旦斜方肌・斜角肌變得僵硬，就會引發肩膀僵硬的問題。

1

右手繞到後腦勺 指尖貼在 左側耳後

雙腳張開與肩同寬，並用右手包住頭部。此時，指尖自然地貼在耳後即可，而左手臂則是自然地往下垂。

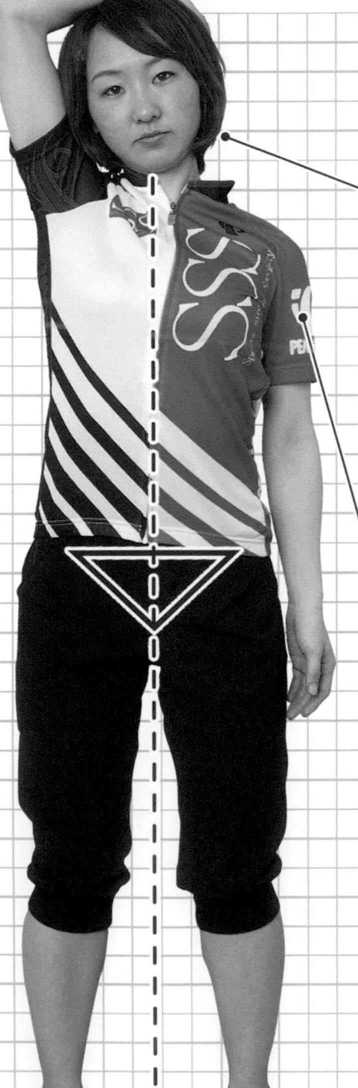

POINT

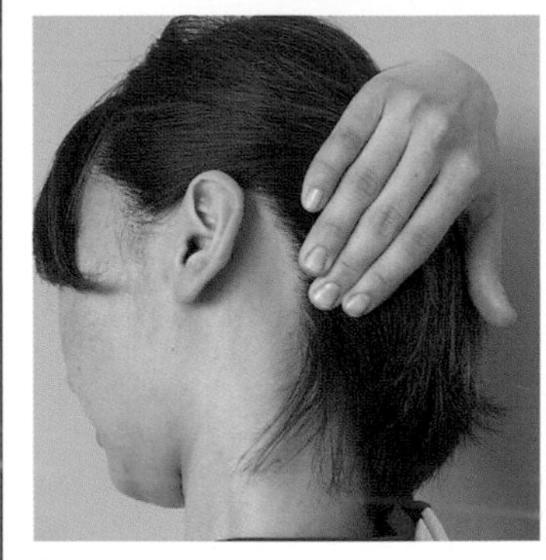

指尖置於耳後

右手不需抓住頸部，而是貼在耳後即可。若是筋骨僵硬無法碰觸到耳後，將右手置於頭頂也OK。

POINT

與頭部傾倒方向相反的肩部往下拉

維持3秒!!

NG

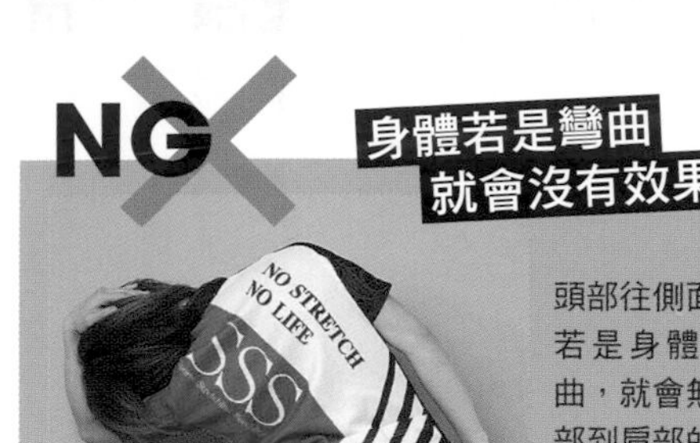

身體若是彎曲
就會沒有效果

頭部往側面傾倒時，若是身體也隨著彎曲，就會無法伸展頸部到肩部的肌肉。因此在過程當中，應使身體維持直立狀態。

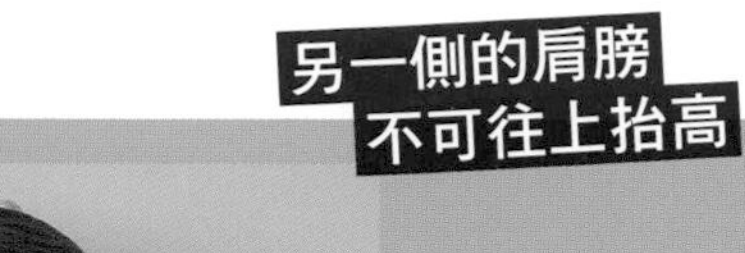

另一側的肩膀
不可往上抬高

在頭部向側面傾倒時，另一側的肩膀不可往上抬高。為達到伸展目的，應特別注意此問題。

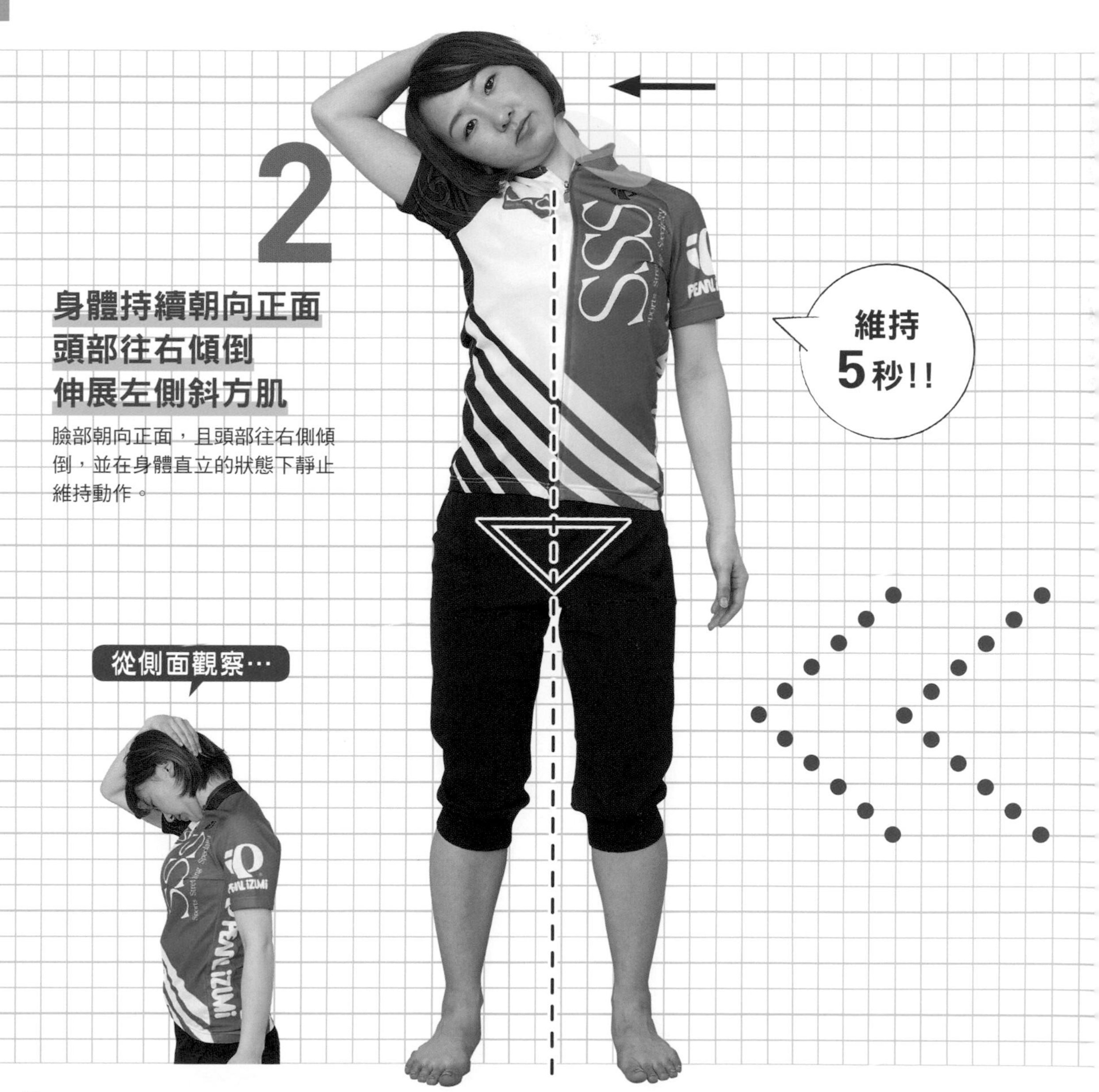

2

身體持續朝向正面
頭部往右傾倒
伸展左側斜方肌

臉部朝向正面，且頭部往右側傾倒，並在身體直立的狀態下靜止維持動作。

\ **重點建議** /

頸部到肩部有許多大大小小的肌肉聚集。在習慣伸展動作之後，可嘗試著挑戰各種不同的彎頸方式及角度。

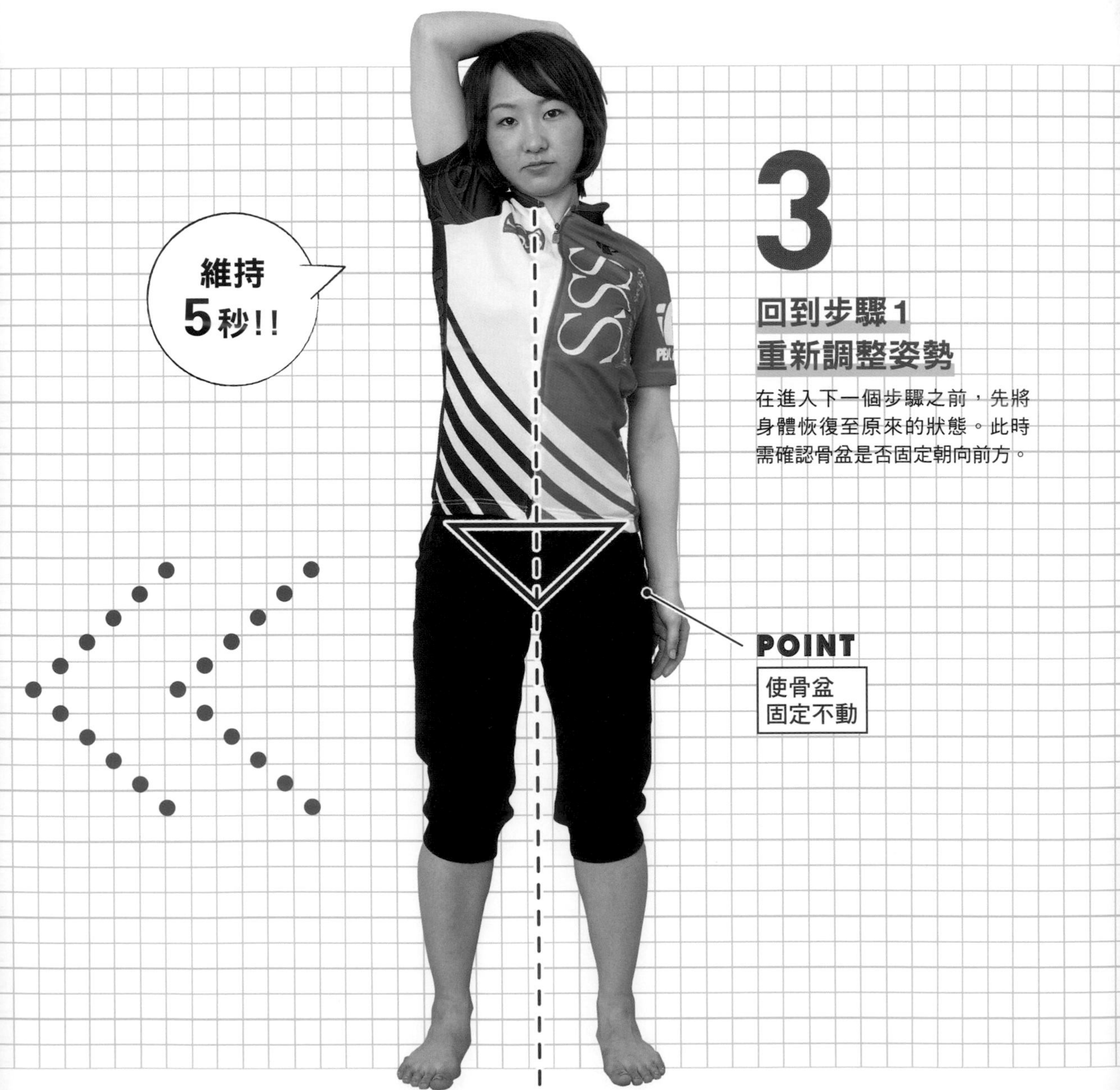

3

回到步驟1 重新調整姿勢

在進入下一個步驟之前，先將身體恢復至原來的狀態。此時需確認骨盆是否固定朝向前方。

POINT

使骨盆固定不動

伸展的益處

一旦斜方肌上部變得僵硬，就可能會引發肩膀僵硬的問題。若因為辦公室工作使身體長時間維持前傾姿勢，就很容易造成斜方肌的負荷，因此需要經常透過伸展操來給予照護。

伸展目標

在朝向側面傾斜頸部時，
請想像著自己的頭部貼向肩部。
頸部往前傾倒的目標角度
大約是45度左右！

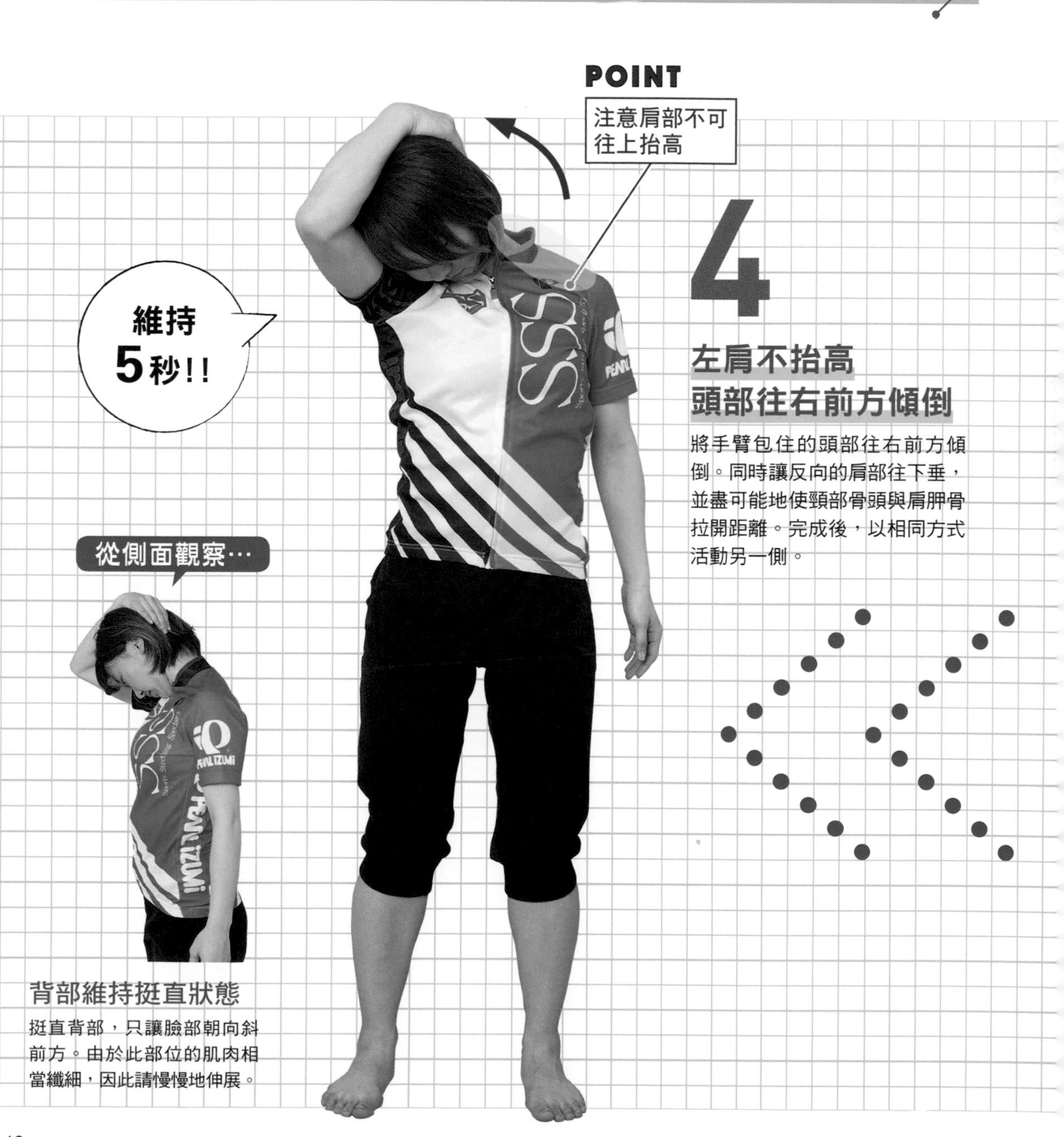

4

左肩不抬高 頭部往右前方傾倒

將手臂包住的頭部往右前方傾倒。同時讓反向的肩部往下垂，並盡可能地使頸部骨頭與肩胛骨拉開距離。完成後，以相同方式活動另一側。

背部維持挺直狀態

挺直背部，只讓臉部朝向斜前方。由於此部位的肌肉相當纖細，因此請慢慢地伸展。

胸鎖乳突肌

有效消除**臉部水腫**！

頸部伸展操

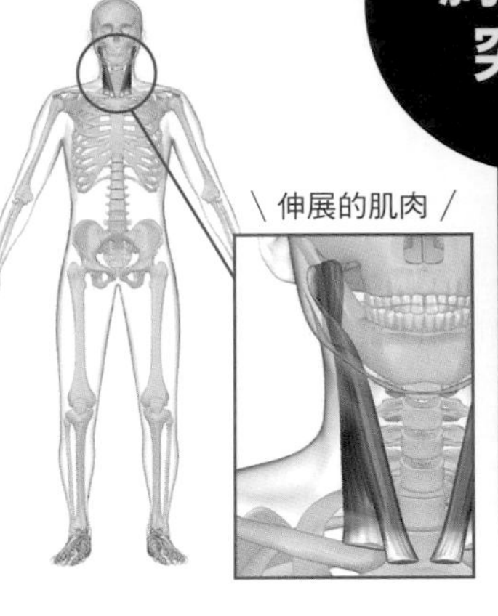

伸展從耳後連結鎖骨的肌肉

胸鎖乳突肌是能夠固定頸部、轉動頸部，以及活動下巴的肌肉。
當胸鎖乳突肌變得僵硬，就可能引發頭痛等問題。
另外，胸鎖乳突肌也是和駝背等有礙完美姿勢有關的肌肉。

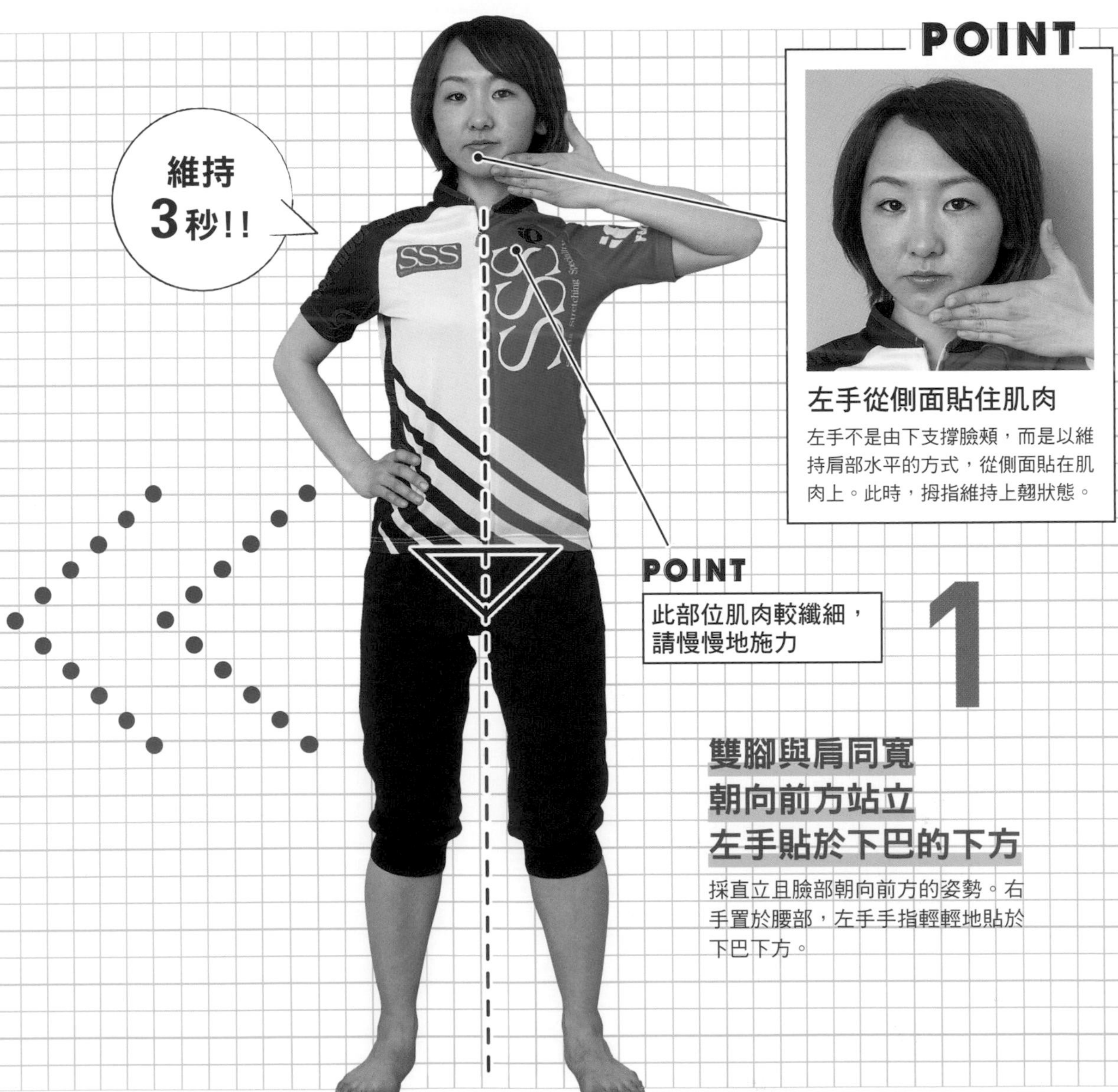

POINT

左手從側面貼住肌肉

左手不是由下支撐臉頰，而是以維持肩部水平的方式，從側面貼在肌肉上。此時，拇指維持上翹狀態。

POINT

此部位肌肉較纖細，請慢慢地施力

1

雙腳與肩同寬 朝向前方站立 左手貼於下巴的下方

採直立且臉部朝向前方的姿勢。右手置於腰部，左手手指輕輕地貼於下巴下方。

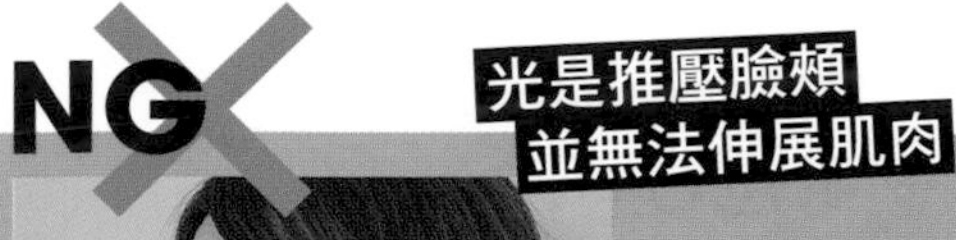

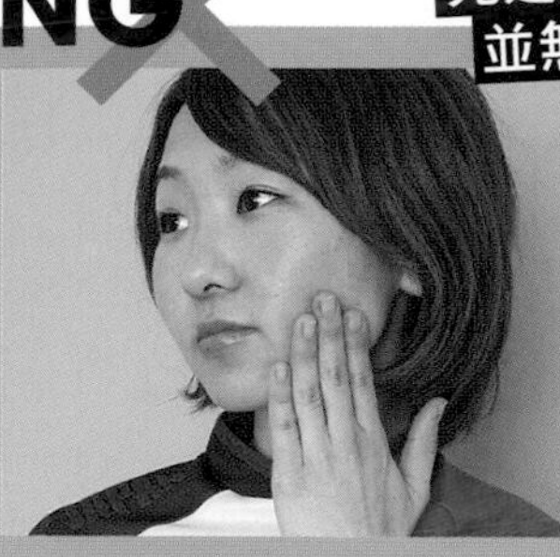

光是推壓臉頰並無法伸展肌肉

就算用手推壓臉頰，還是無法對胸鎖乳突肌正確施力。請由下巴下方到頸部，緩慢地推壓肌肉。

close-up

close-up

2

左手慢慢地推動下巴藉此施加力道

利用左手將下巴緩緩地推向右側。推壓目標為臉部完整朝向側面為止。

3

左手施力慢慢地將臉部完整轉向側面

接下來增強左手的力道，讓臉部完全朝向側面。此時，頭部的反方向不需施加力量。完成後，以相同方式活動另一側。

頸部肌肉僵硬者也OK

1 雙腳併攏直立 手臂往兩側展開

採正確姿勢站立，臉部朝向前方，雙手展開於身體兩側。此時注意肩膀不可下垂。

2 扭動雙手 使掌心朝向外側

將手臂轉動朝向外側，使掌心也面向外側。此時，身體也是維持直立並面向前方的姿勢。

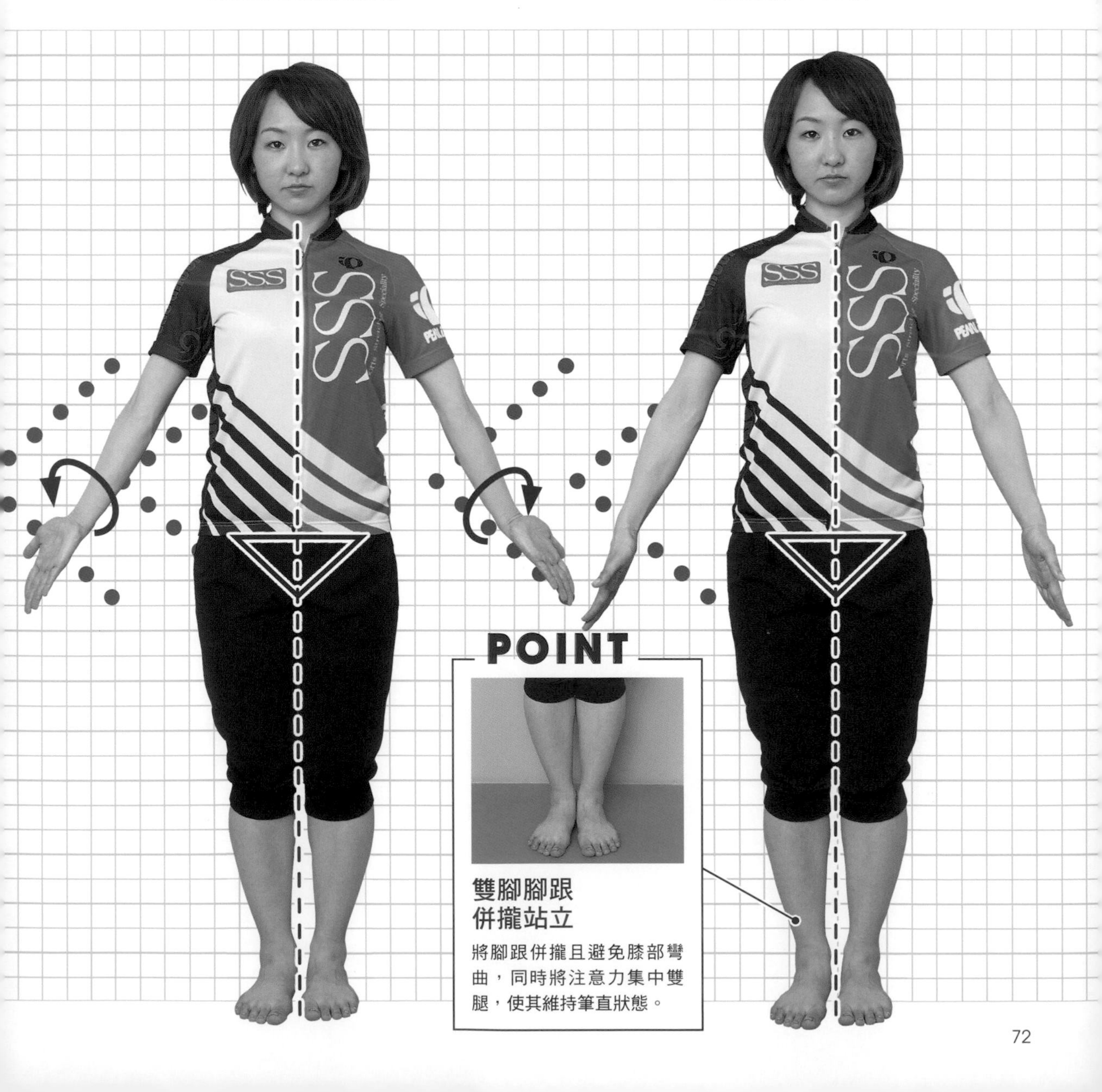

伸展的益處

胸鎖乳突肌與腦神經中的迷走神經有相當密切的關係，一旦胸鎖乳突肌變得僵硬，精神狀態就會受壓抑而變得情緒化。只要維持該肌肉保持柔軟，就可使人處於放鬆狀態。

伸展目標

盡可能地讓臉部朝向側面。由於此部位有許多纖細的肌肉，不要快速施力，以緩慢的方式，增強力道至出現些微疼痛感後再停留5秒。

3

手臂維持不動 臉部緩慢地 朝向右側

手臂維持扭動狀態，並將臉部轉向右側，之後再維持動作5秒。此時需特別注意，別讓頭部往前傾倒。完成後，以相同方式活動另一側。

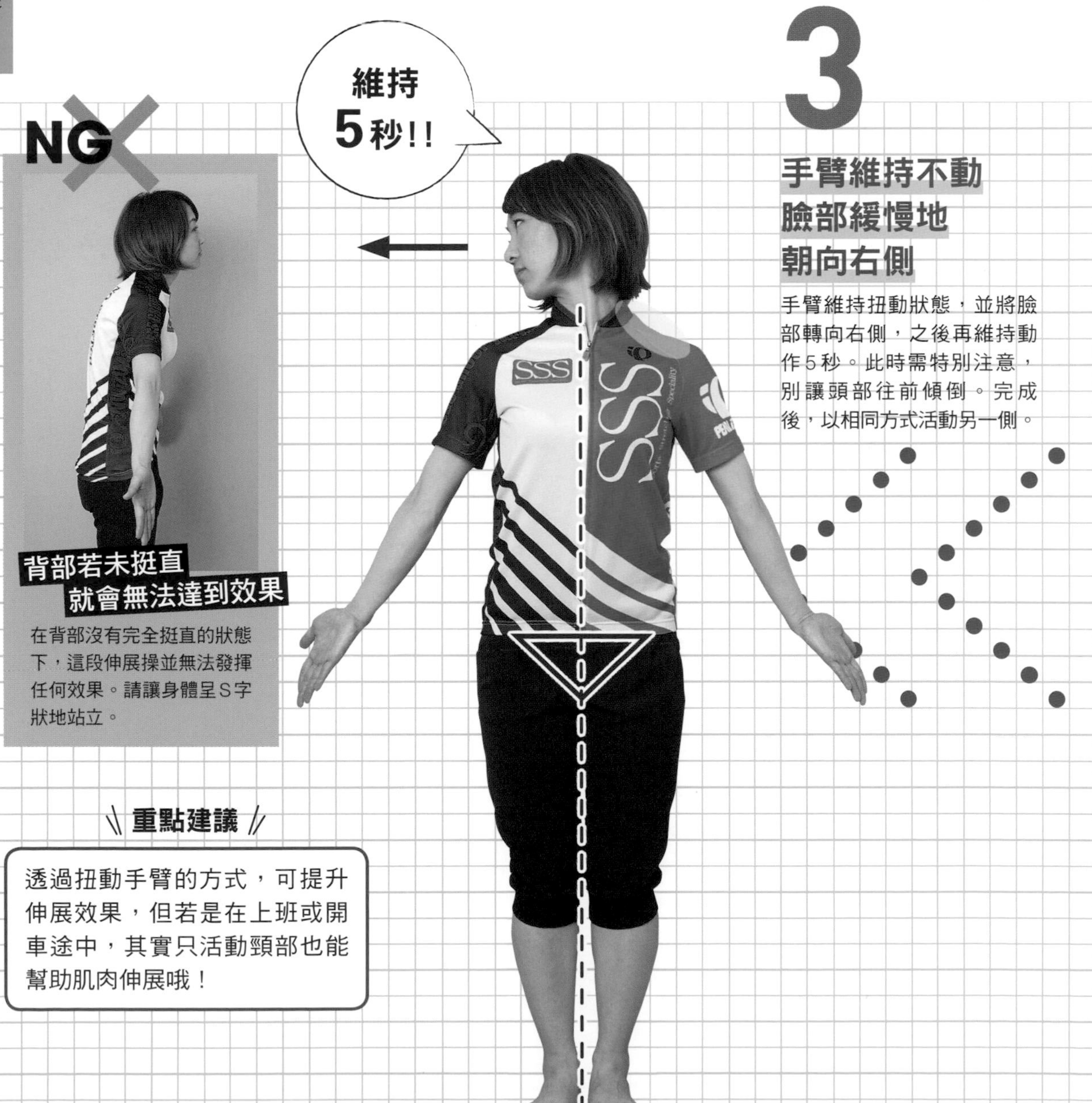

背部若未挺直 就會無法達到效果

在背部沒有完全挺直的狀態下，這段伸展操並無法發揮任何效果。請讓身體呈S字狀地站立。

重點建議

透過扭動手臂的方式，可提升伸展效果，但若是在上班或開車途中，其實只活動頸部也能幫助肌肉伸展哦！

Question & Answer

伸展操的疑問 1

Q 伸展操真的能讓身體變得不容易累嗎？

A 只要肌肉變得柔軟，消除疲勞的效果就會加速

乳酸堆積是造成疲勞感的主因之一，若是置之不理便會使人變得容易疲勞。只要肌肉變得柔軟，血液循環就會變好，而血中的乳酸也就容易排出體外。換句話說，只要抑制乳酸堆積，就可加速恢復體力的效果。

Q 哪個時段能讓伸展操的效果更好呢？

A 任何時間都能做伸展操，但最推薦的時段為早上！

基本上，任何時間都適合做伸展操，但若是在早上伸展肌肉，便可讓我們一整天維持正確的姿勢，因此建議各位可在早上做伸展操。另外，睡前做伸展操可讓睡姿變美，也能防止身體部位偏斜。

Q 什麼時候不適合做伸展操呢？

A 發炎或出血等受傷及身體不適時，建議別做伸展操

當身體受傷而發炎、出血時，以及覺得身體不舒服的時候，建議先別做伸展操。另外，剛起床或餐後的伸展操，建議減輕力道。除此之外，女性只要避免生理期就可以。

Q 在做伸展操之前，需要做哪些準備呢？

A 並不需要做任何準備。伸展操的優點，就是只要運用自己的身體就能進行。

伸展操並不需要特別的工具。在服裝方面，只要方便活動即可。在雙腳的部分，無論是赤腳或穿運動鞋也都可以。伸展操的優勢，就是隨時隨地都能進行。

2.
肘部・手部關節周圍

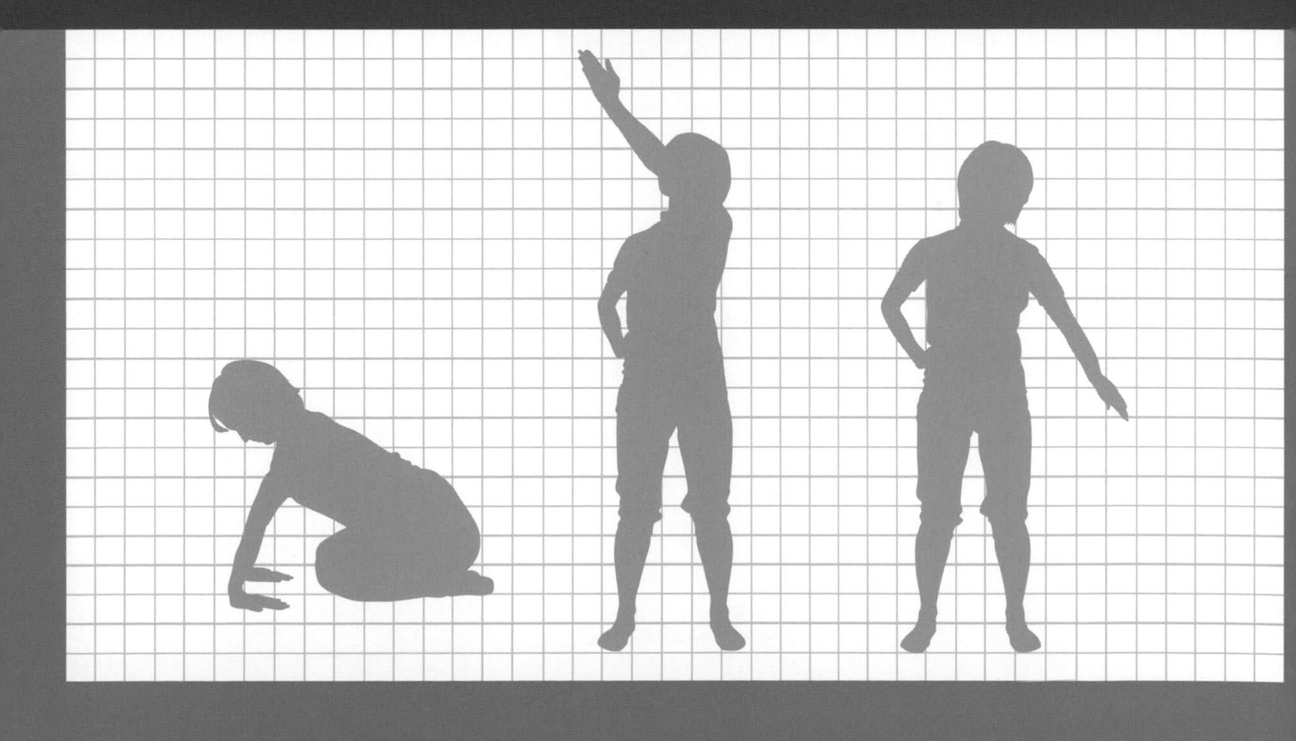

肱二頭肌

有效緊實 肱二頭肌 !

上臂內側伸展操

＼伸展的肌肉／

伸展上臂表層的肌肉

肱二頭肌主要的功能是彎曲肘部。另一方面，肱二頭肌是部分與肘關節及肩關節連結的雙關節肌。除了能讓手肘前方的部位往外側扭動外，也能使手臂從肩部往前擺動，可說是日常生活中經常使用的肌肉。

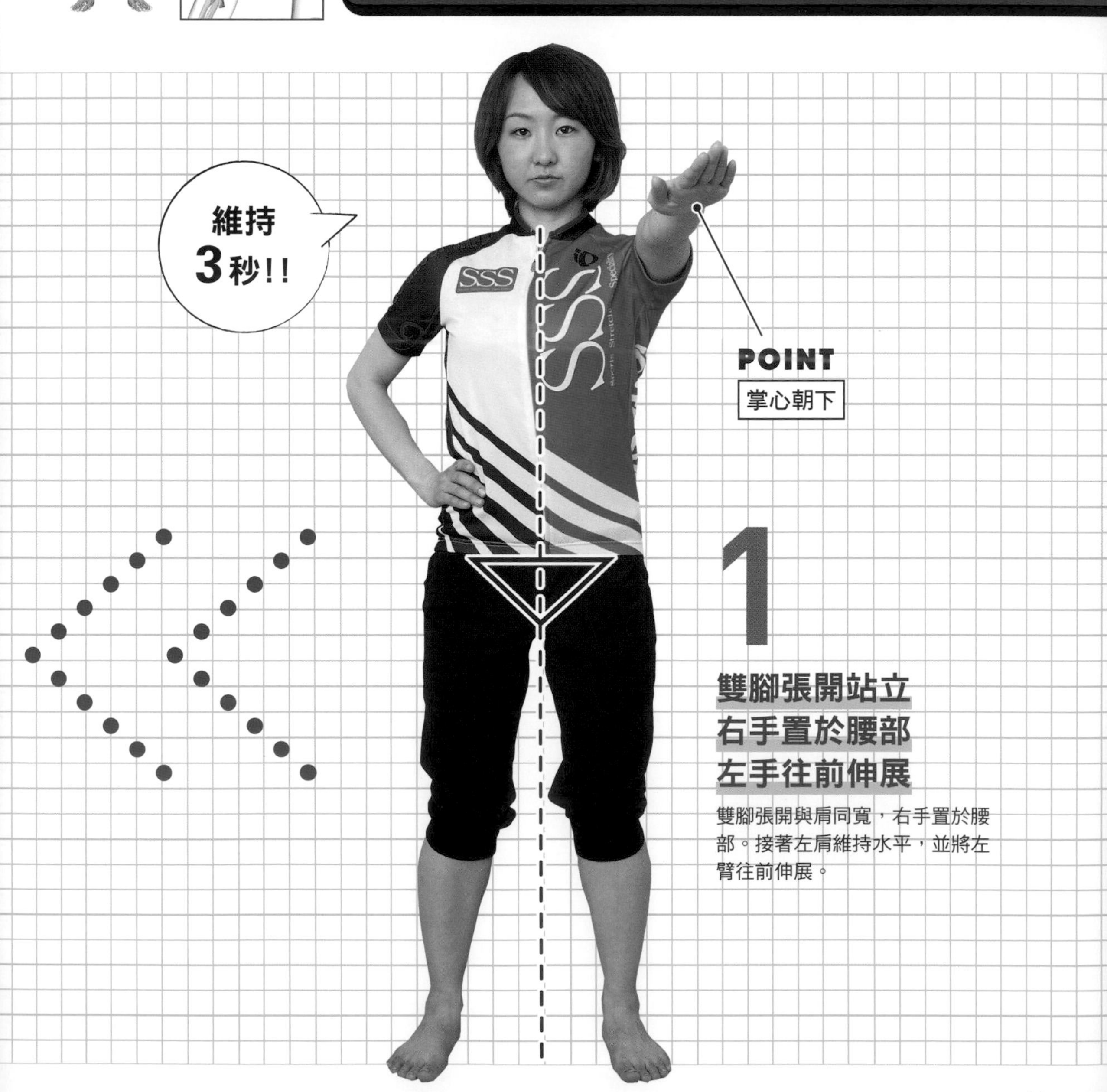

1

雙腳張開站立
右手置於腰部
左手往前伸展

雙腳張開與肩同寬，右手置於腰部。接著左肩維持水平，並將左臂往前伸展。

伸展的益處

肱二頭肌是日常生活中經常使用的肌肉。例如搬運物品、擦窗以及女性提包包時，都會活動到這條肌肉。正因為如此，肱二頭肌是相當容易疲勞的部位，所以必須經常伸展。

伸展目標

將手臂由上往下放時，
若掌心朝上的角度愈大，
就代表伸展的效果愈好。
但肌肉僵硬者不宜過度勉強。

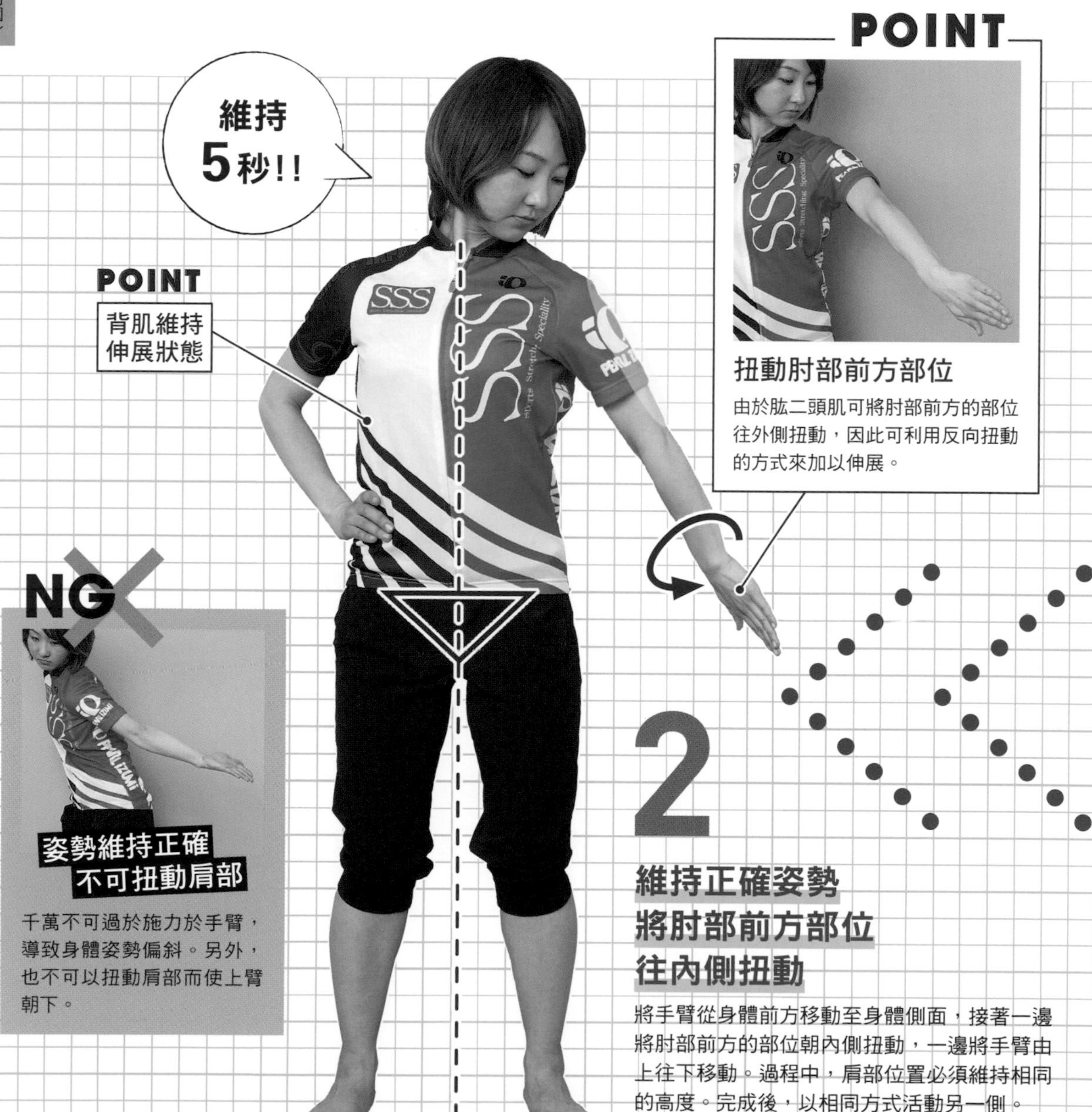

姿勢維持正確
不可扭動肩部

千萬不可過於施力於手臂，導致身體姿勢偏斜。另外，也不可以扭動肩部而使上臂朝下。

POINT

扭動肘部前方部位

由於肱二頭肌可將肘部前方的部位往外側扭動，因此可利用反向扭動的方式來加以伸展。

2

維持正確姿勢 將肘部前方部位 往內側扭動

將手臂從身體前方移動至身體側面，接著一邊將肘部前方的部位朝內側扭動，一邊將手臂由上往下移動。過程中，肩部位置必須維持相同的高度。完成後，以相同方式活動另一側。

肱三頭肌

有效消除蝴蝶袖！

上臂外側伸展操

伸展的肌肉

伸展上臂背側的肌肉

位於上臂背側的肌肉，主要可讓肘部伸展。雖然日常生活中不常活動到這條肌肉，但在打網球或棒球等活動手臂的運動，卻是經常使用的肌肉。

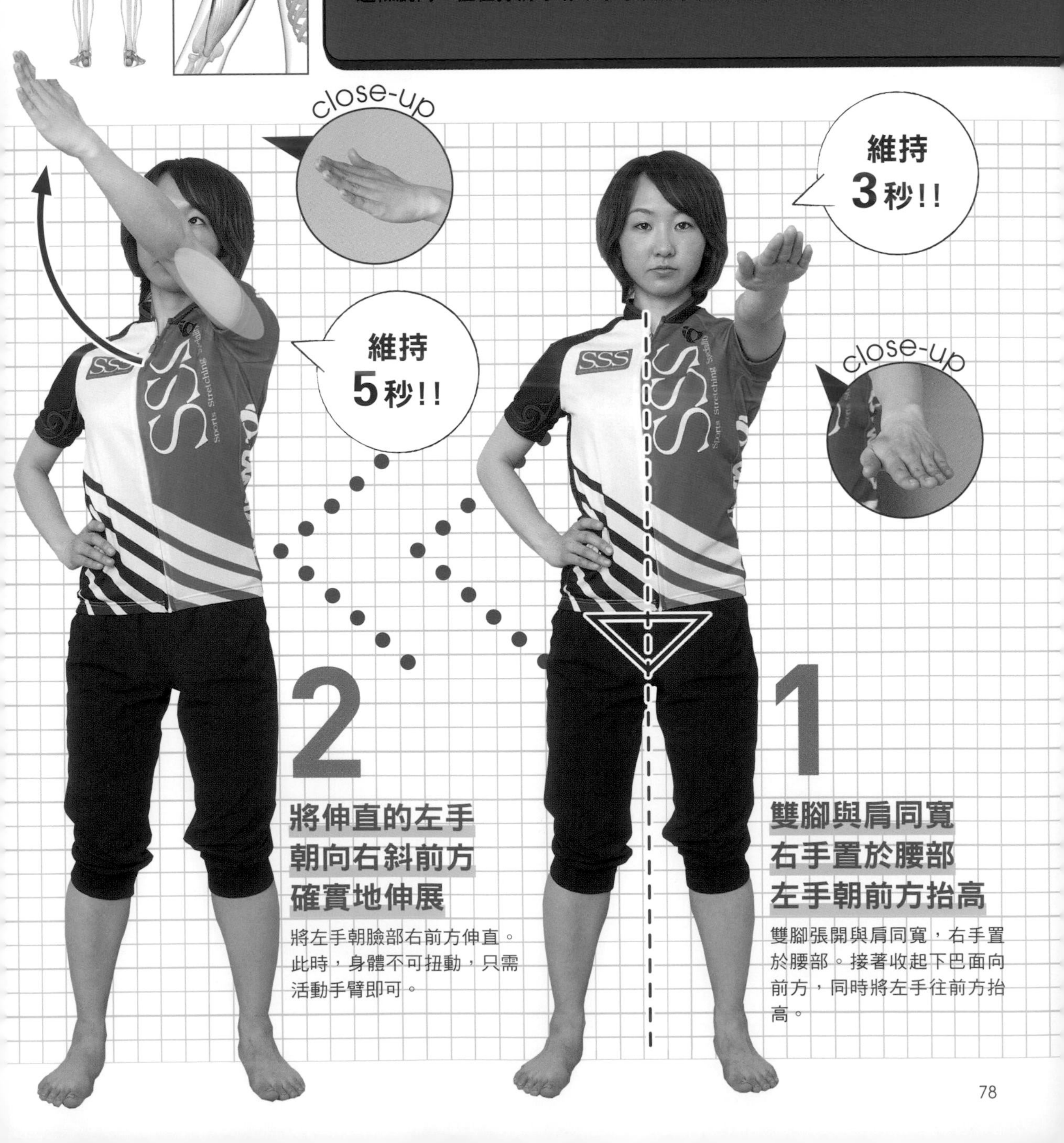

1

雙腳與肩同寬 右手置於腰部 左手朝前方抬高

雙腳張開與肩同寬，右手置於腰部。接著收起下巴面向前方，同時將左手往前方抬高。

2

將伸直的左手 朝向右斜前方 確實地伸展

將左手朝臉部右前方伸直。此時，身體不可扭動，只需活動手臂即可。

伸展的益處

雖然肱三頭肌是平時不常使用的肌肉，但在運用手臂進行的活動當中，卻是相當操勞的肌肉，所以要特別給予伸展。許多不常使用的肌肉，就是疏於照護才會在突然使用之後容易感到疲勞。

伸展目標

手臂伸直之後，
若手掌可扭動轉向正上方，
就代表肱三頭肌
確實受到伸展。

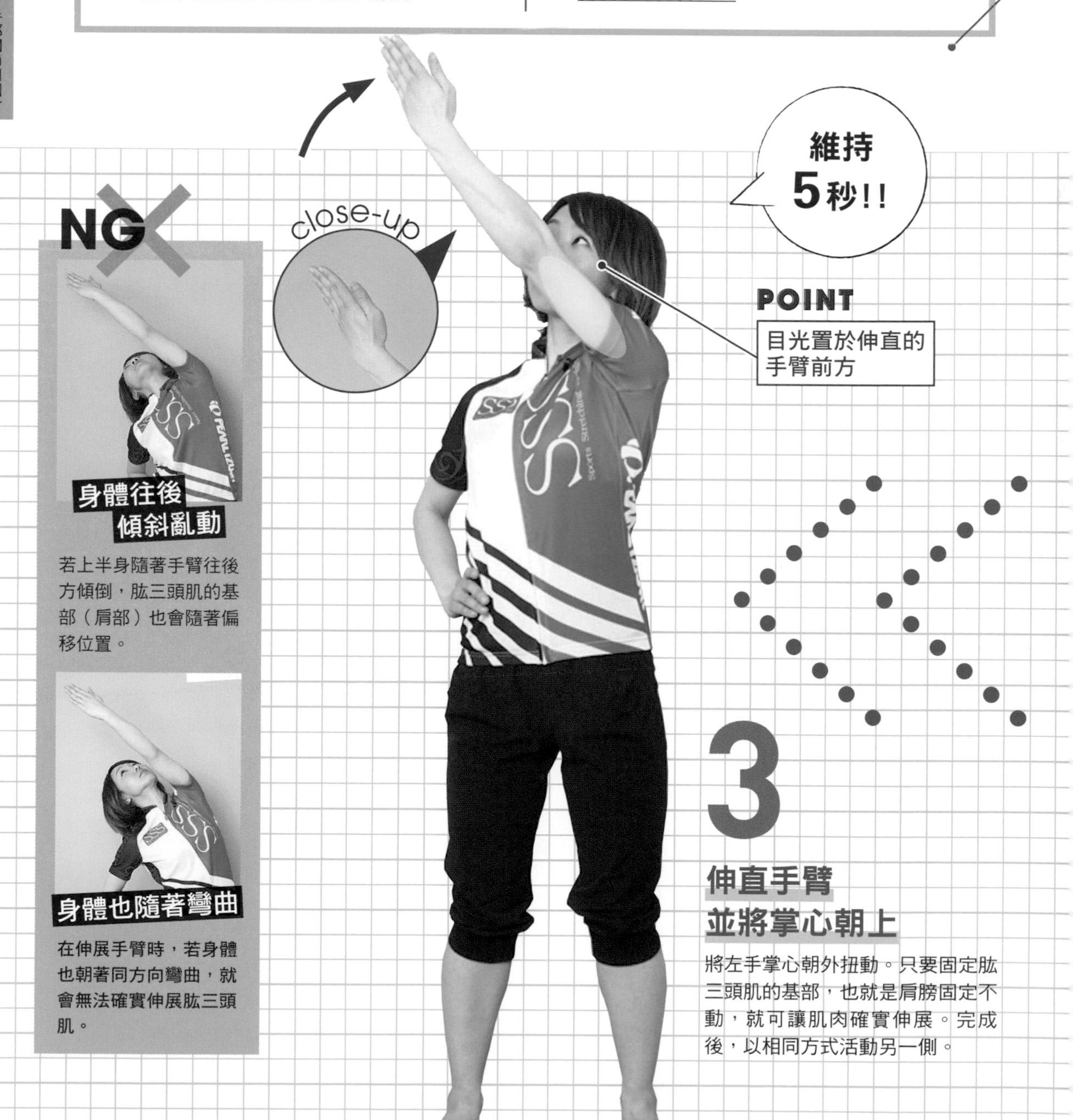

身體往後傾斜亂動

若上半身隨著手臂往後方傾倒，肱三頭肌的基部（肩部）也會隨著偏移位置。

身體也隨著彎曲

在伸展手臂時，若身體也朝著同方向彎曲，就會無法確實伸展肱三頭肌。

3

伸直手臂並將掌心朝上

將左手掌心朝外扭動。只要固定肱三頭肌的基部，也就是肩膀固定不動，就可讓肌肉確實伸展。完成後，以相同方式活動另一側。

前臂屈肌群
前臂伸肌群

有效消除 手臂水腫 ！

肘部～手指伸展操

伸展的肌肉

伸展附著於前臂掌側的肌肉與手背上的肌肉

前臂屈肌群與前臂伸肌群分別是手掌側與手背側的肌肉總稱。
這兩者都能讓手腕及手指彎曲。
請各位牢記這是相當容易變僵硬的部位，因此確實給予伸展。

維持
3秒!!

1 將手掌貼於地面，並使手指向內朝向身體

以爬行姿勢，將雙手的手掌貼於地面，並使手指往內朝向身體。此時，雙膝必須併攏。

POINT

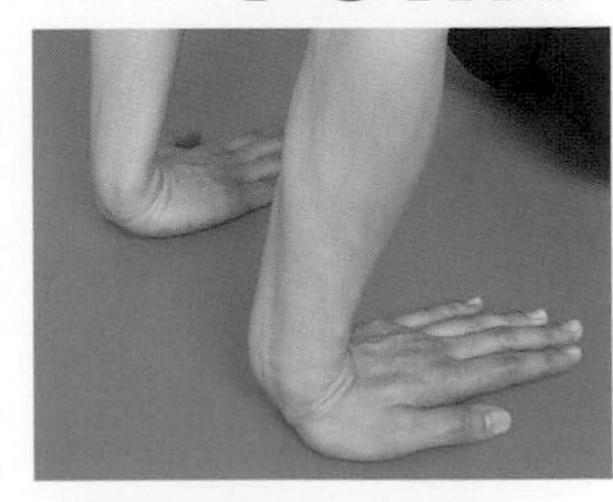

手腕角度為90度

將手指往內朝向身體，手腕則是彎曲90度。當手掌完全貼合地板時，靜止維持動作3秒。

重點建議

為提升伸展效果，最重要的是在一開始就採取正確姿勢。在這項伸展操當中，最重要的關鍵在於手腕的彎曲角度與手指的面向。

伸展的益處

由於這些肌肉可讓手腕與手指彎曲，因此長時間使用電腦或是工作經常使用手指的人，都會覺得這些肌肉容易疲勞。只要透過伸展操來放鬆肌肉，就可達到提升工作效率的效果。

伸展目標

手腕彎曲角度若能大於90度，就代表肌肉相當柔軟，但若是無法完成步驟1的動作，就先將目標訂在手腕彎曲90度。

2 手掌貼於地面 臀部高度往下降

降低臀部高度，以避免手掌離開地面。此時，臀部貼著腳跟也OK。

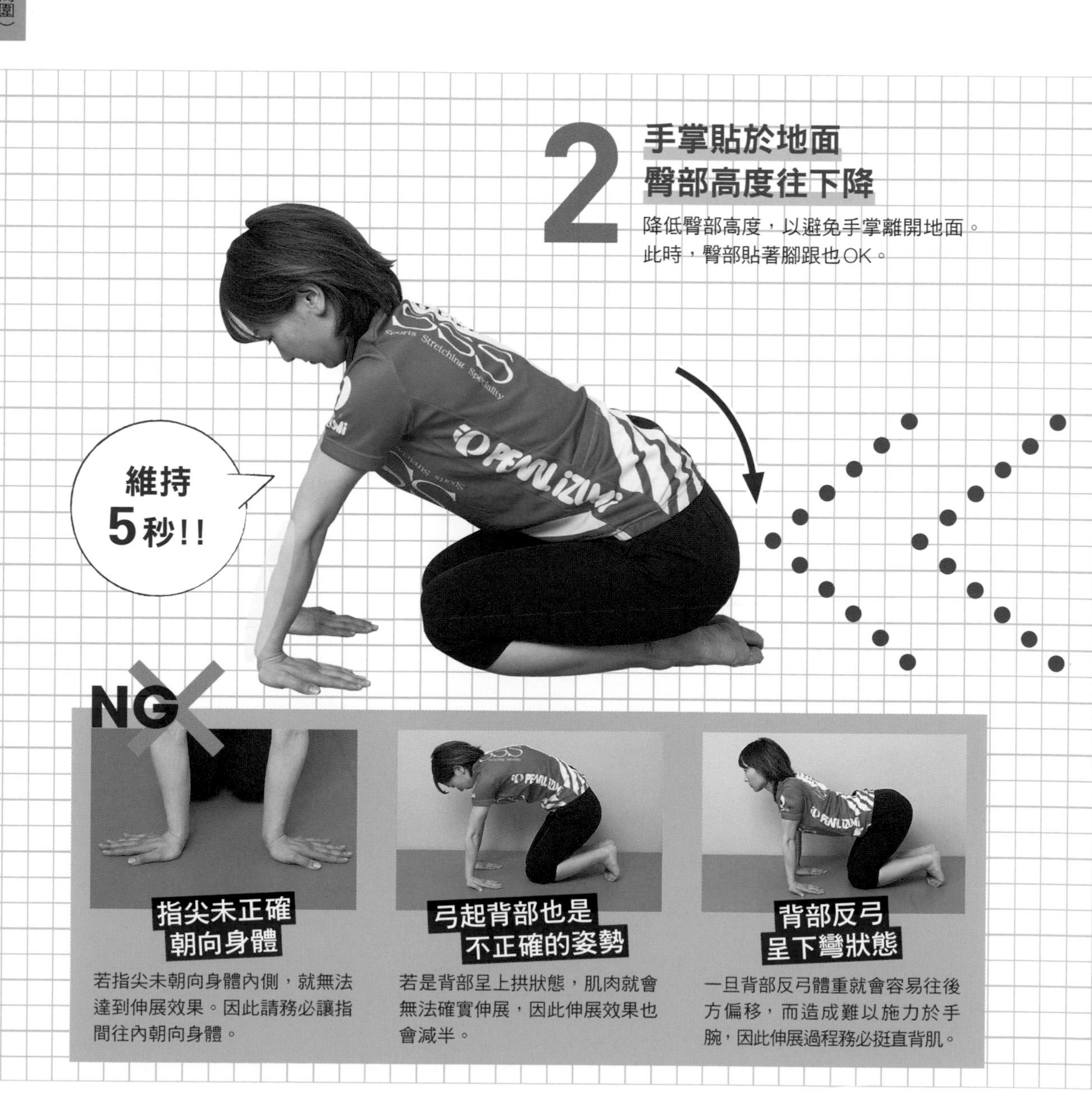

指尖未正確朝向身體

若指尖未朝向身體內側，就無法達到伸展效果。因此請務必讓指間往內朝向身體。

弓起背部也是不正確的姿勢

若是背部呈上拱狀態，肌肉就會無法確實伸展，因此伸展效果也會減半。

背部反弓呈下彎狀態

一旦背部反弓體重就會容易往後方偏移，而造成難以施力於手腕，因此伸展過程務必挺直背肌。

Question & Answer

伸展操的疑問 2

Q 伸展操要過多久才能看得見效果呢？

A **如果只是外觀改變，有些伸展操只需5秒就可展現效果**

伸展操的優勢，在於開始5秒之後就能讓姿勢變好。然而，若是想維持良好的狀態，最重要的是每天持之以恆地做伸展操。在一開始，請以連續做兩星期的伸展操為目的，讓自己養成做伸展操的習慣。

Q 身體原本僵硬的人，有可能變得柔軟嗎？

A **雖然需要一些時間，但一定能變得柔軟**

每個人的身體柔軟度都不同，但身體原本就僵硬的人，若是持之以恆地做伸展操，最後一定能讓筋骨變得柔軟。另外，就算身體柔軟，只要生活習慣或姿勢變差，身體也一樣又變得僵硬，所以要特別注意。

Q 伸展操的效果是否比有氧運動或重量訓練還差呢？

A **雖然動作很平淡，但效果卻非常驚人！**

由於伸展操的運動部位是深層肌肉，因此可幫助我們打造容易燃燒脂肪的易瘦體質。若是利用伸展操來調整姿勢，就可在日常生活中的「坐」與「站立」等動作之間，有效率地鍛鍊深層肌肉。

Q 是不是年紀愈大，身體就會愈無法變得柔軟？

A **這與年齡無關。無論從幾歲開始，伸展操都能帶來效果**

身體是否能變柔軟，其實跟年齡一點關係也沒有。即使到了50歲或60歲，筋骨還是可能變得柔軟。一般而言，女性的肌肉量比男性少，因此會相對容易變得柔軟。

3. 脊椎・骨盆周圍

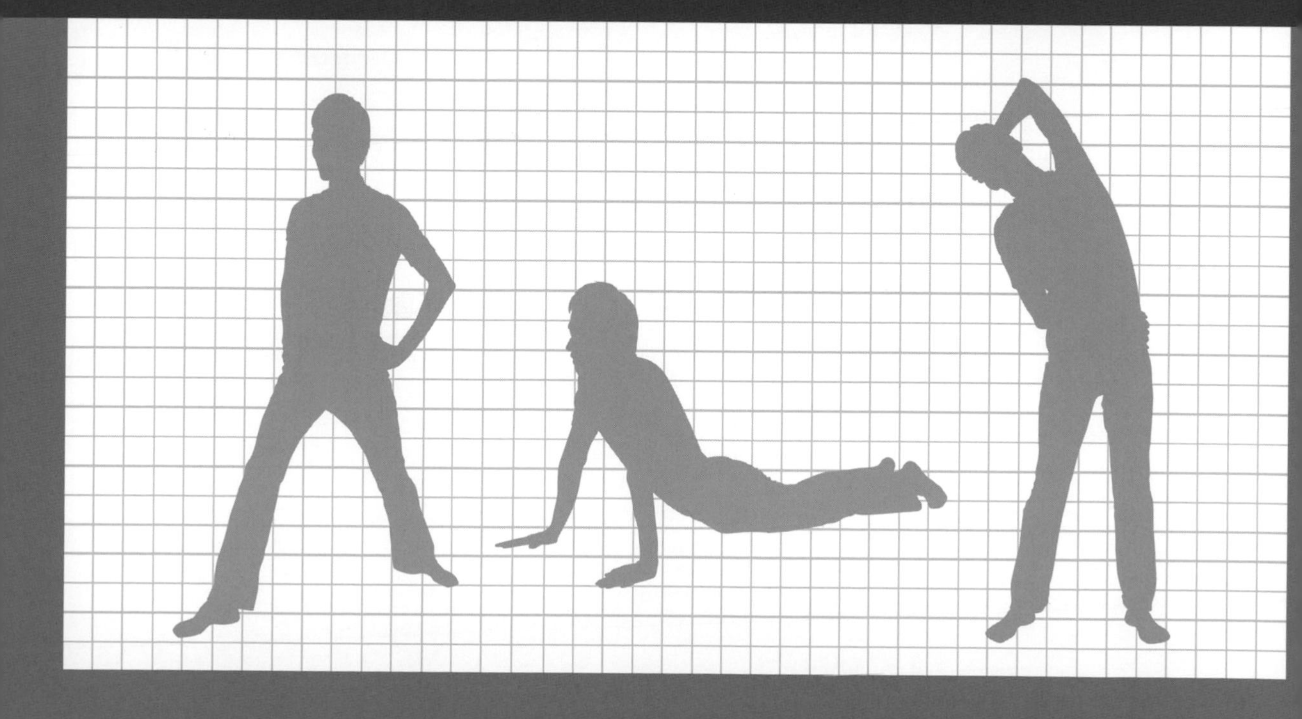

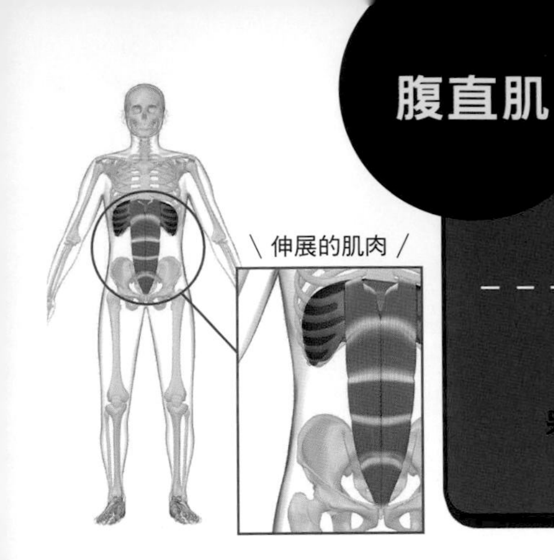

腹直肌

有效 預防腹痛

腹部伸展操

伸展位於腹部的大範圍肌肉

腹直肌的主要功能，就是弓起背部並使軀幹往前傾倒。
另外，腹直肌也會連同背部肌群，以前後合力的方式支撐背骨，
在維持完美姿勢上可說是相當重要的部分。

1 趴在地面上 臉部抬起 朝向前方

趴在地面上，同時以彎曲手肘的方式，將手掌置於胸旁的地面上。若是有腰痛問題，則建議改為爬行（手掌與膝部貼地）的姿勢開始。

POINT
兩側腋下夾緊

維持
3秒!!

重點建議

難以採取趴姿者，也可採行爬姿。

伸展的益處

腹直肌可維持上半身姿勢，是日常生活中經常使用的肌肉。因此光是每天的日常活動，就會使腹直肌感到疲勞。只要利用伸展操提升腹直肌的柔軟性，就可有效預防腰痛。

伸展目標

在確實反弓上半身之後，胸部需與地面垂直，也就是兩者角度需為90度。

維持5秒!!
2
打直肘部
背部反弓
但腰部不可抬高
以手撐地抬起上半身，讓背部維持反弓狀態。此時的動作重點，就是腰部不可離開地面。
NG
不可過度內縮下巴導致下巴朝下
過度內縮下巴時，會使目光落在地面上，如此一來就無法完全伸展背部。因此過程中應將臉部朝向前方。
雙腳併攏腳尖貼於地面
雙腳的腳尖距離不可過大。切記讓雙腳腳尖併攏，並使腳尖貼在地面上，藉此維持穩定的姿勢。

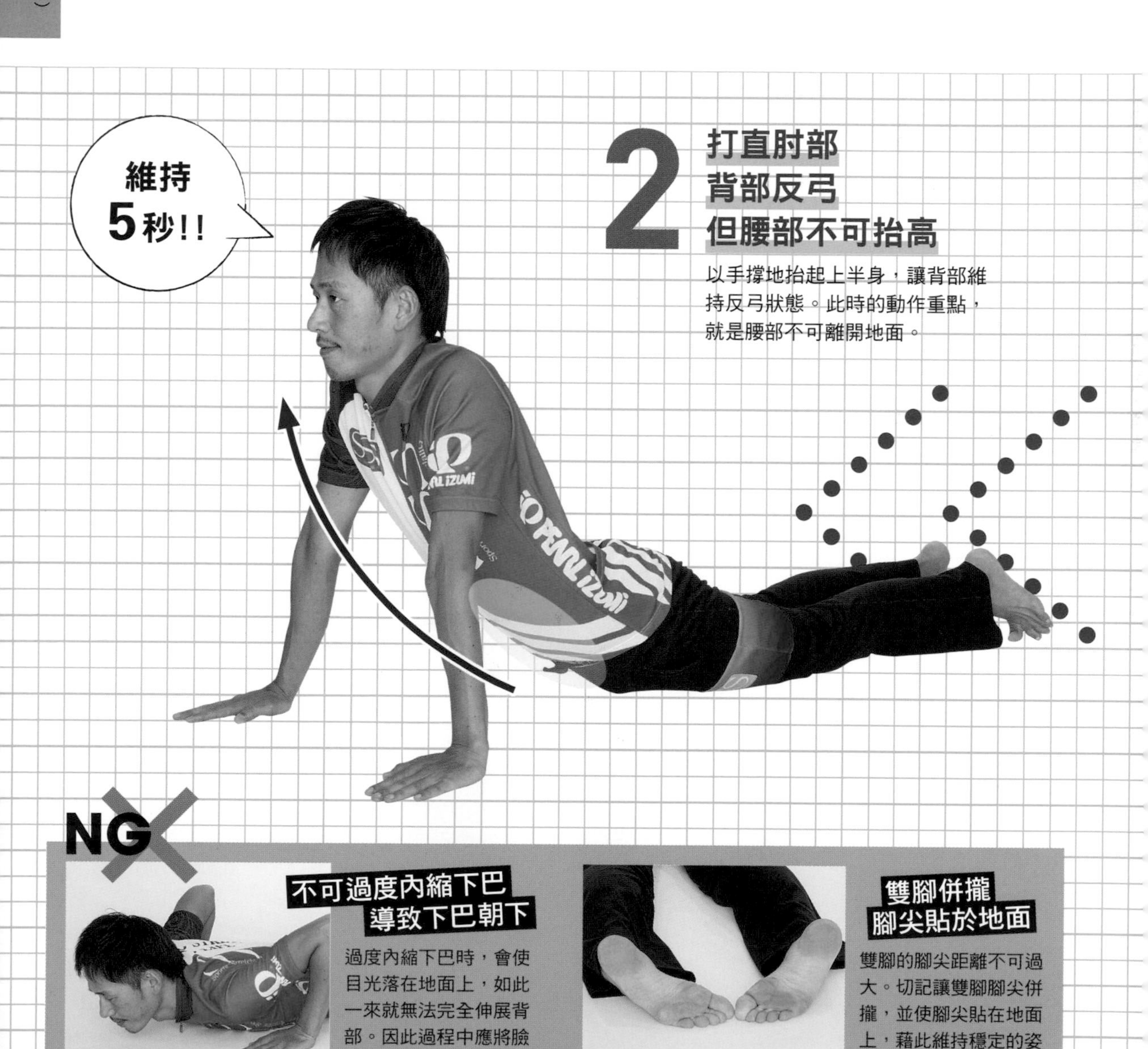

內・外腹斜肌

有效預防 腹痛及側腹下垂

側腹伸展操

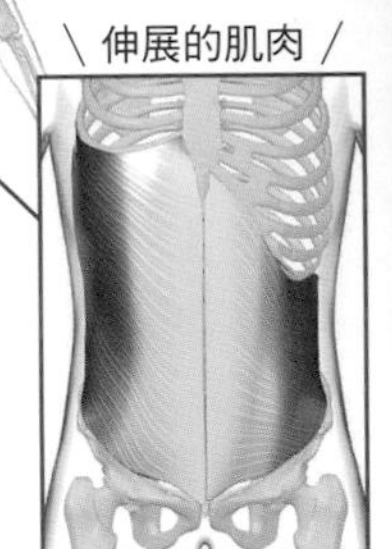

伸展位於側腹的肌肉

外腹斜肌是位於側腹表面的肌肉，主要可讓背部往側面彎曲，並使背部朝反向扭動。另一方面，內腹斜肌則是位於側腹深層的肌肉，可讓背部往側面彎曲，並使背部朝相同方向扭動。

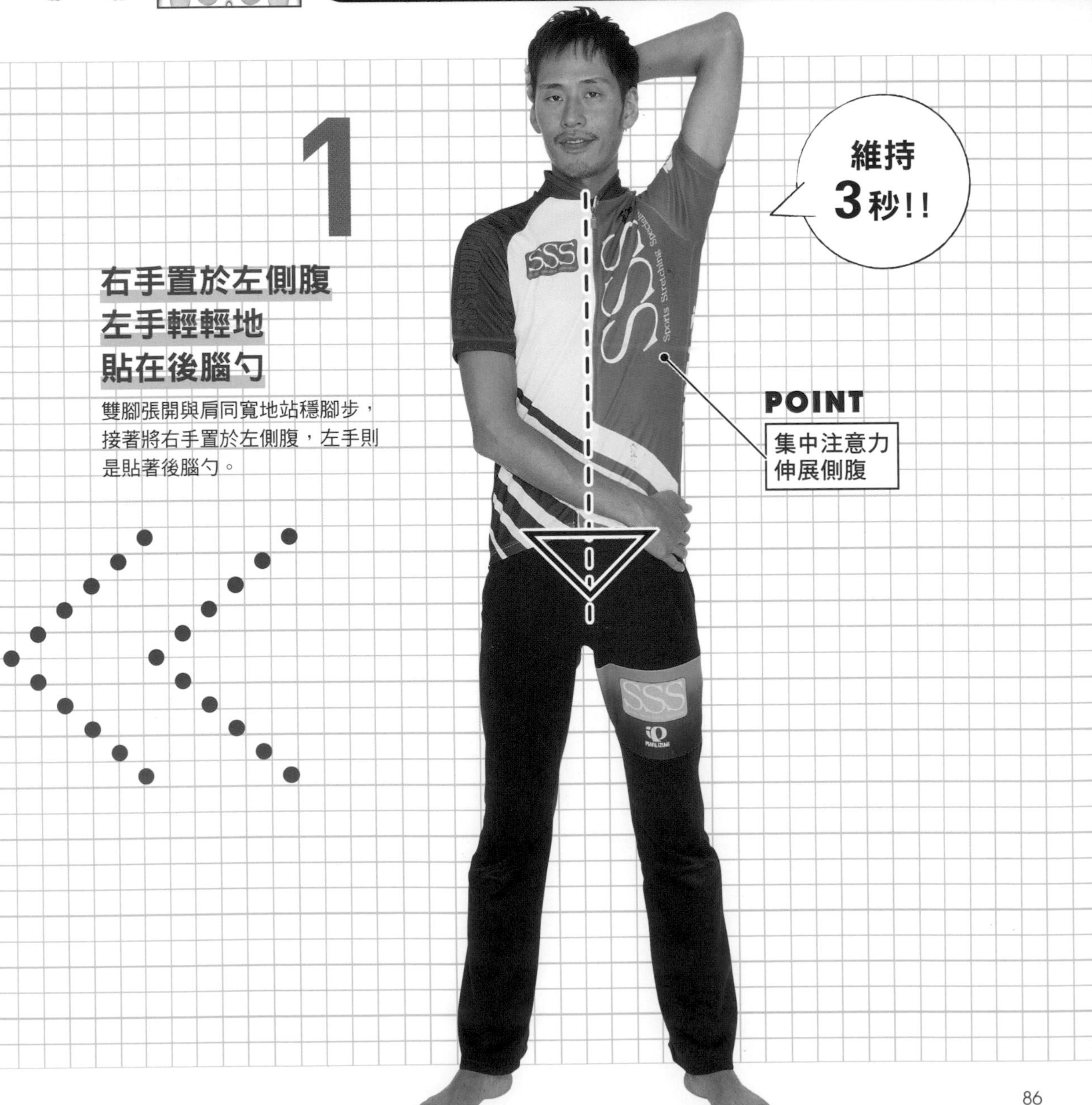

1

右手置於左側腹 左手輕輕地 貼在後腦勺

雙腳張開與肩同寬地站穩腳步，接著將右手置於左側腹，左手則是貼著後腦勺。

伸展的益處

由於平時沒什麼機會做大角度的側屈動作，因此我們可利用這種伸展操來打造柔軟的軀幹。對於需要丟擲或打擊等揮動手臂的運動而言，這些肌肉可說是不可或缺。

伸展目標

若肩部相對於地面的角度為45度，
就代表已經完全伸展肌肉。
利用平時的伸展訓練，
讓自己軀幹彎曲的角度能更大。

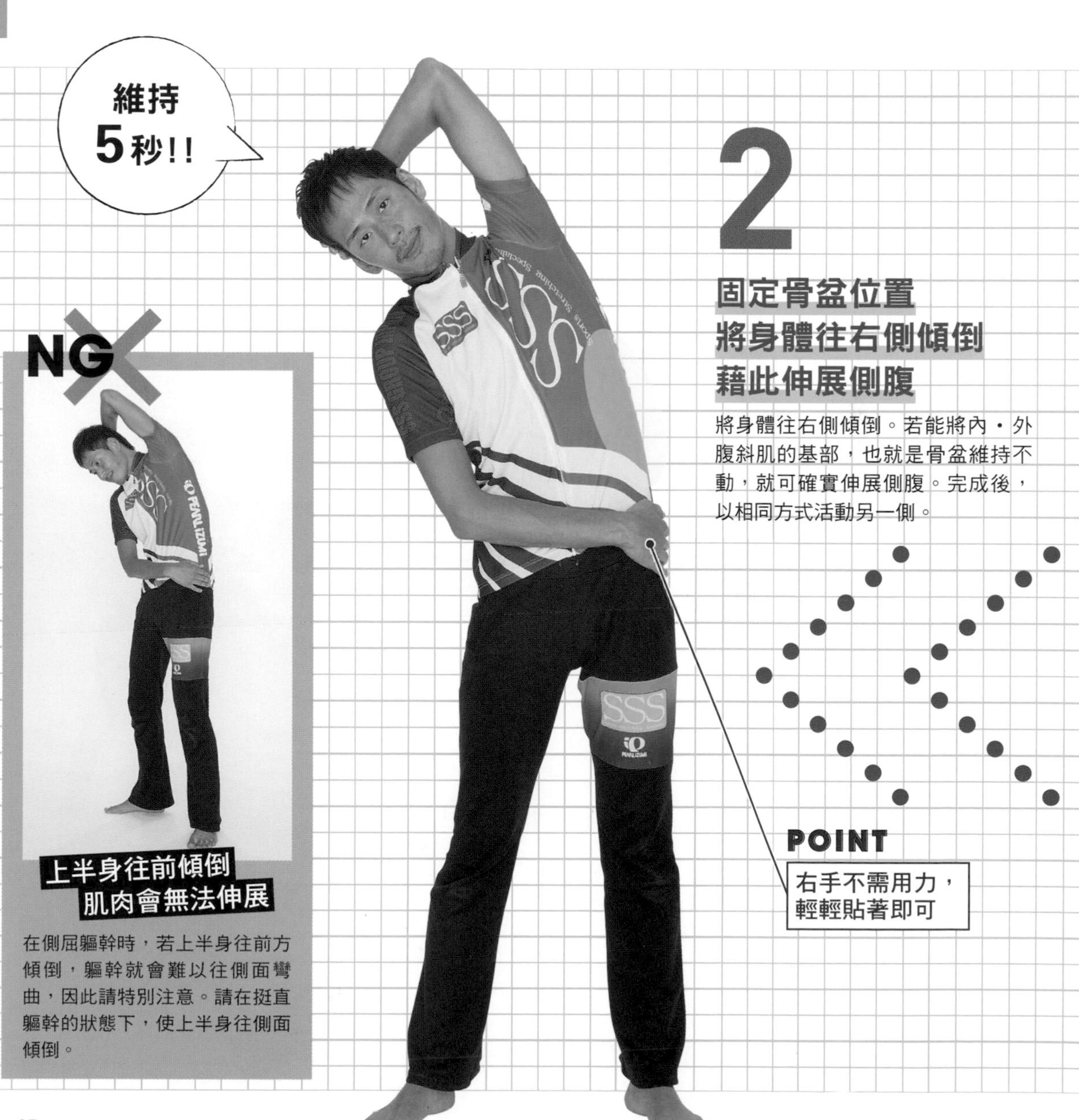

2

固定骨盆位置 將身體往右側傾倒 藉此伸展側腹

將身體往右側傾倒。若能將內・外腹斜肌的基部，也就是骨盆維持不動，就可確實伸展側腹。完成後，以相同方式活動另一側。

POINT

右手不需用力，輕輕貼著即可

NG

上半身往前傾倒 肌肉會無法伸展

在側屈軀幹時，若上半身往前方傾倒，軀幹就會難以往側面彎曲，因此請特別注意。請在挺直軀幹的狀態下，使上半身往側面傾倒。

腰方肌

有效 預防腰痛

側腹～腰部伸展操

\ 伸展的肌肉 /

伸展位於側腹深處的深層肌肉

腰方肌是位於側腹深層的深層肌肉。當上半身往側面彎曲時，腰方肌是主要的活動肌肉。另外，腰方肌可從深處支撐脊柱與骨盆，藉此發揮穩定軀幹的作用。

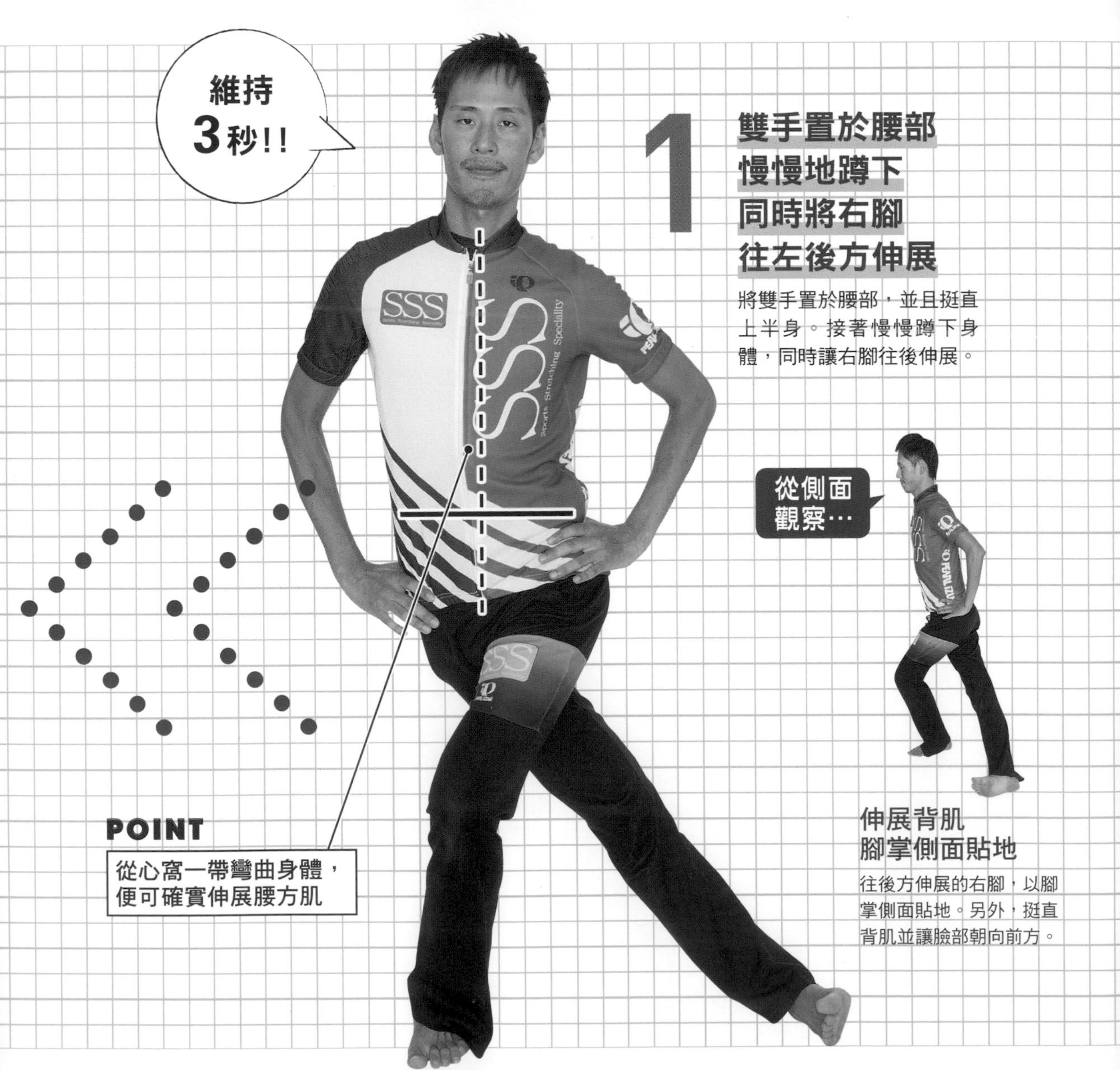

1 雙手置於腰部 慢慢地蹲下 同時將右腳 往左後方伸展

將雙手置於腰部，並且挺直上半身。接著慢慢蹲下身體，同時讓右腳往後伸展。

POINT

從心窩一帶彎曲身體，便可確實伸展腰方肌

伸展背肌 腳掌側面貼地

往後方伸展的右腳，以腳掌側面貼地。另外，挺直背肌並讓臉部朝向前方。

伸展的益處

腹肌肌群及背肌肌群都是固定軀幹，可打造身體軸心的肌肉之一，因此在許多運動當中都扮演著重要角色。只要利用伸展操加以伸展，就可發揮預防腰痛的效果。

伸展目標

身體往右扭動，與左腳呈相對狀地朝向側面，這就算是完美的伸展狀態。千萬不可讓身體往前傾倒，或者是因用力而反弓。

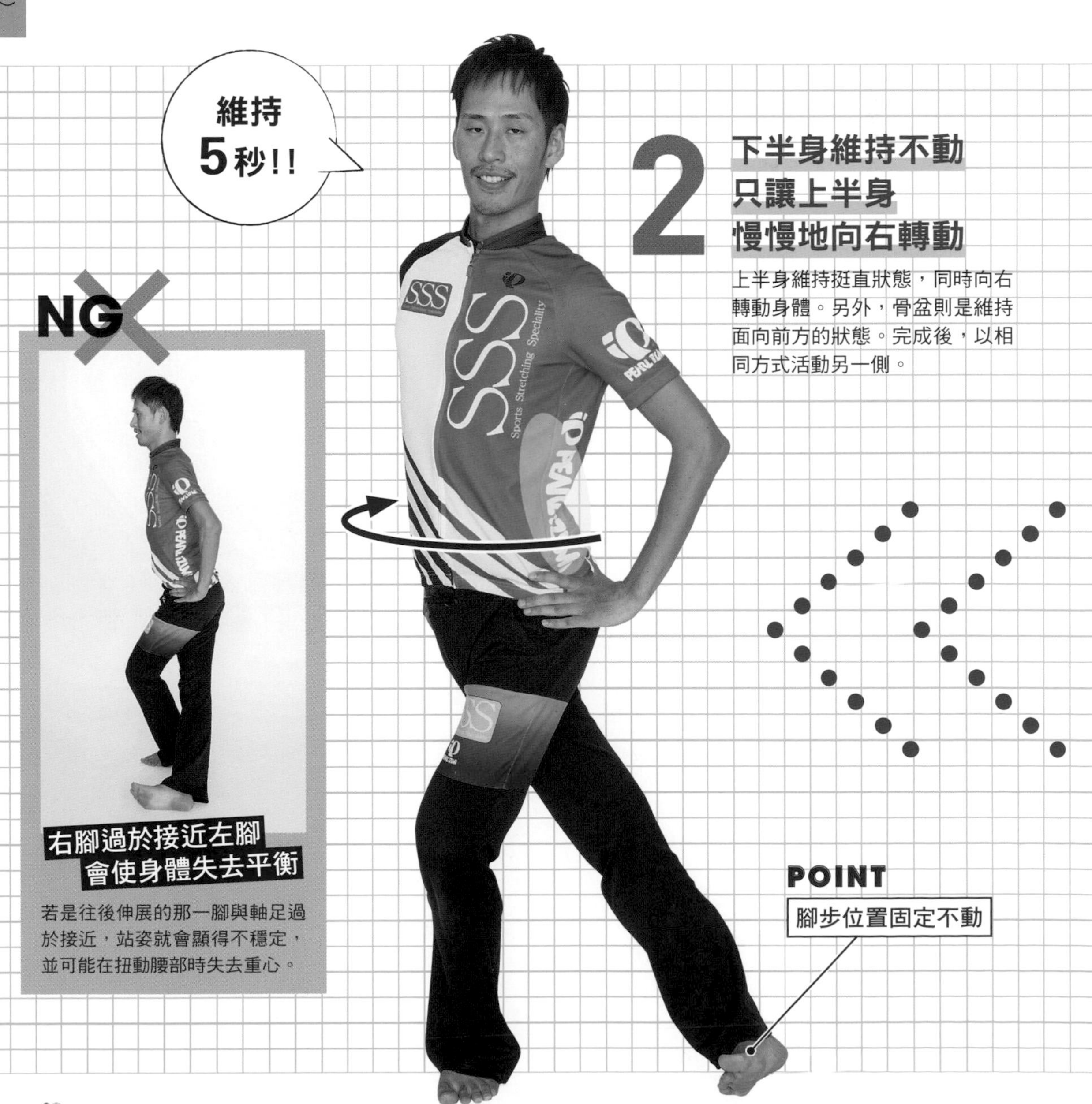

2 下半身維持不動 只讓上半身 慢慢地向右轉動

上半身維持挺直狀態，同時向右轉動身體。另外，骨盆則是維持面向前方的狀態。完成後，以相同方式活動另一側。

右腳過於接近左腳會使身體失去平衡

若是往後伸展的那一腳與軸足過於接近，站姿就會顯得不穩定，並可能在扭動腰部時失去重心。

豎脊肌

有效 維持正確姿勢

腰部～背部伸展操

\ 伸展的肌肉 /

伸展連結骨盆到頸部的脊柱整體肌肉

從骨盆延伸至頸部，連結整個脊柱的肌肉統稱為豎脊肌。
豎脊肌分布於脊柱兩側，主要功能就是讓背部反弓。另外，豎脊肌可從背面支撐脊柱，因此在維持正確姿勢上扮演著相當重要的角色。

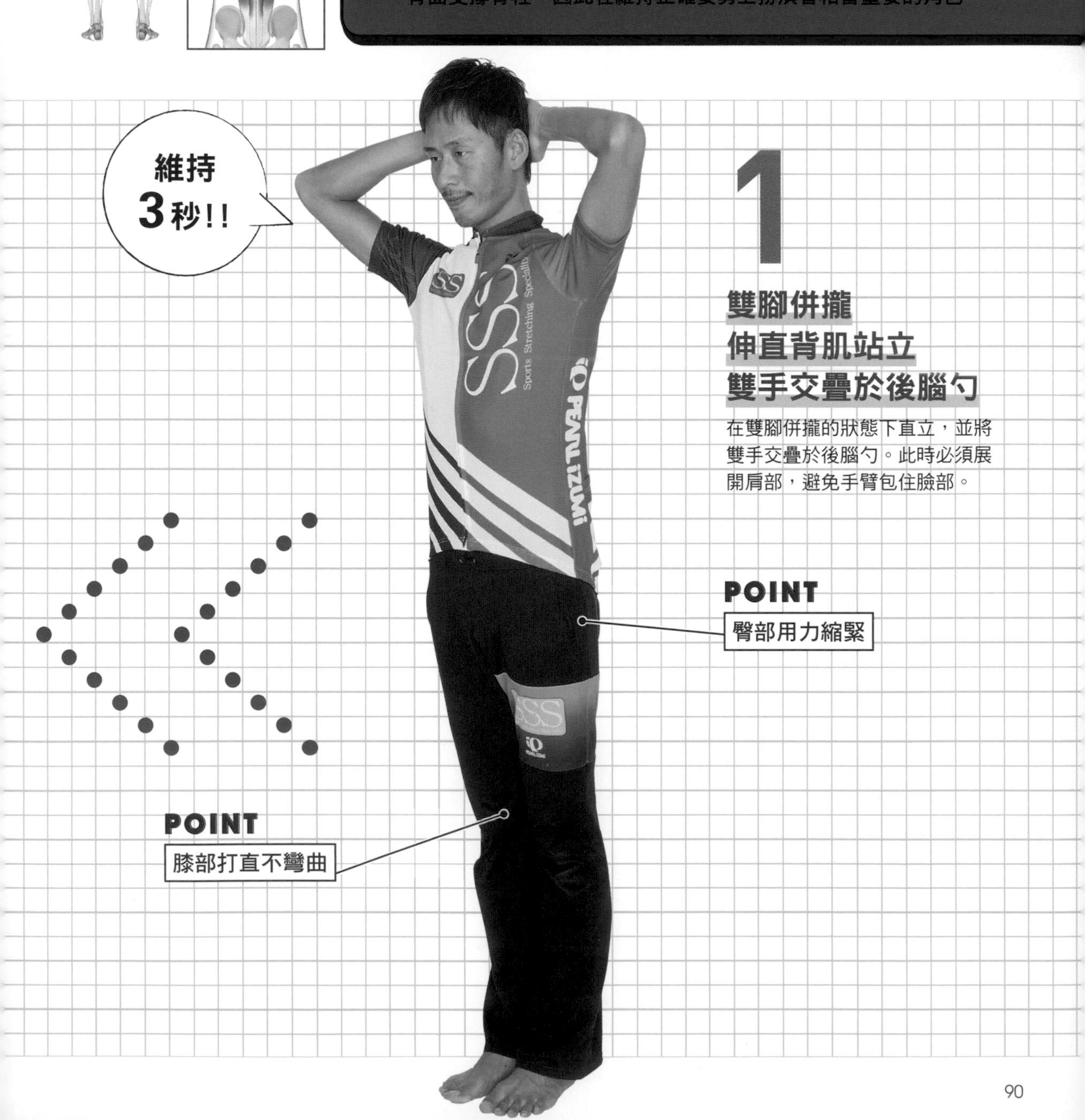

1

雙腳併攏 伸直背肌站立 雙手交疊於後腦勺

在雙腳併攏的狀態下直立，並將雙手交疊於後腦勺。此時必須展開肩部，避免手臂包住臉部。

伸展的益處

為維持上半身的姿勢優美，豎脊肌是我們經常活動的肌肉，因此也是相當容易疲勞的肌肉。尤其是背面肌肉比正面肌肉更常活動，因此別忘了每天伸展一下。

伸展目標

只要身體往前傾倒，
且頭部彎曲90度就OK。
但若是只有彎曲頸部，
就無法伸展下背部的肌肉。

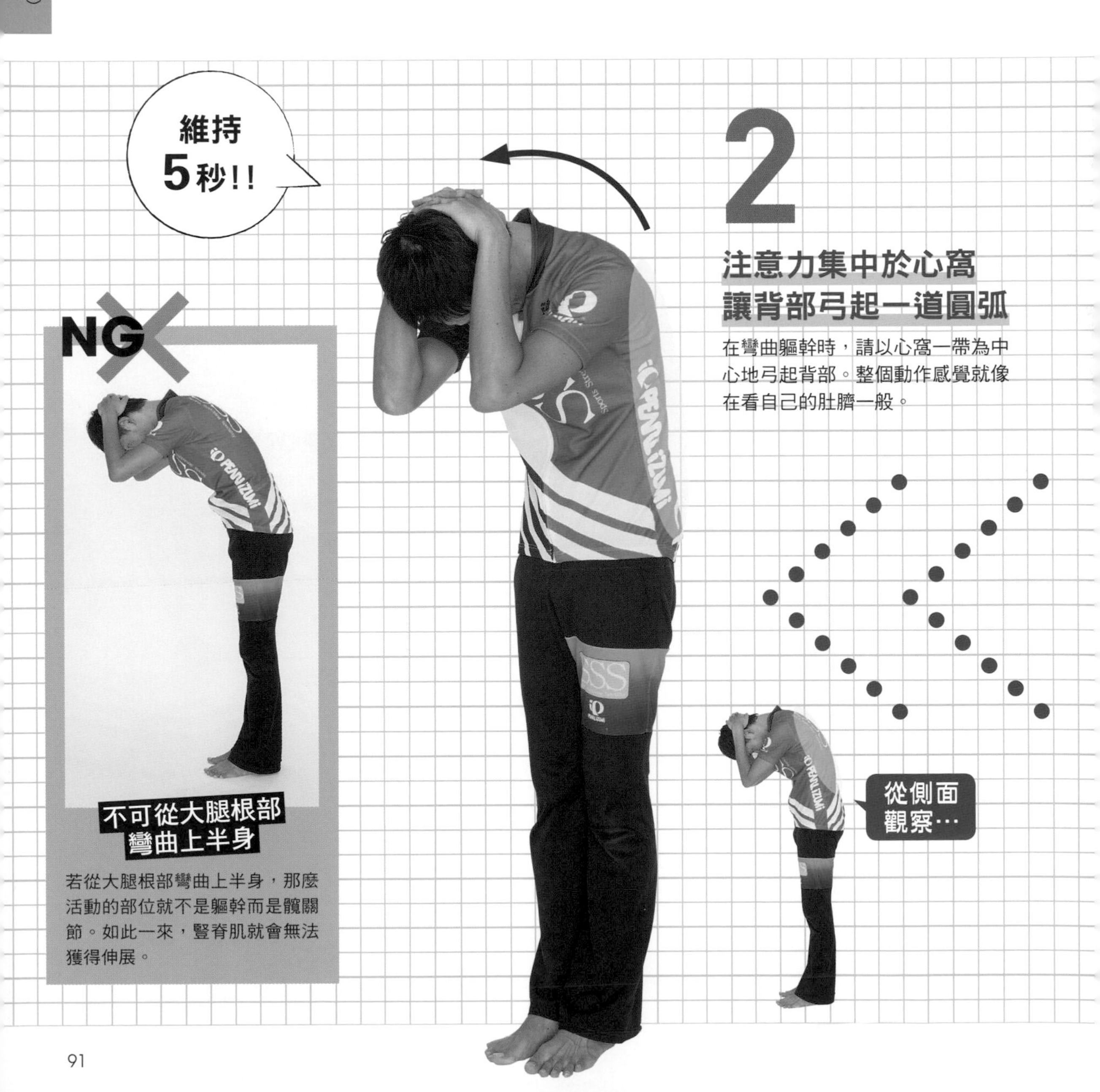

2

注意力集中於心窩讓背部弓起一道圓弧

在彎曲軀幹時，請以心窩一帶為中心地弓起背部。整個動作感覺就像在看自己的肚臍一般。

不可從大腿根部彎曲上半身

若從大腿根部彎曲上半身，那麼活動的部位就不是軀幹而是髖關節。如此一來，豎脊肌就會無法獲得伸展。

髂腰肌
（髂骨肌・腰大肌）

有效 調節骨盆的位置

下腹部深層伸展操

＼伸展的肌肉／

伸展位於下腹部深處的深層肌肉

髂骨肌與腰大肌等位於下腹部深處的深層肌肉，一般合稱為髂腰肌。主要功能是讓腿部往前擺動，也就是步行或跑步時所活動的肌肉。另外，也能讓骨盆前傾，以維持良好的姿勢。

維持
3秒!!
POINT
注意力集中於
髖關節地站立
從側面觀察…

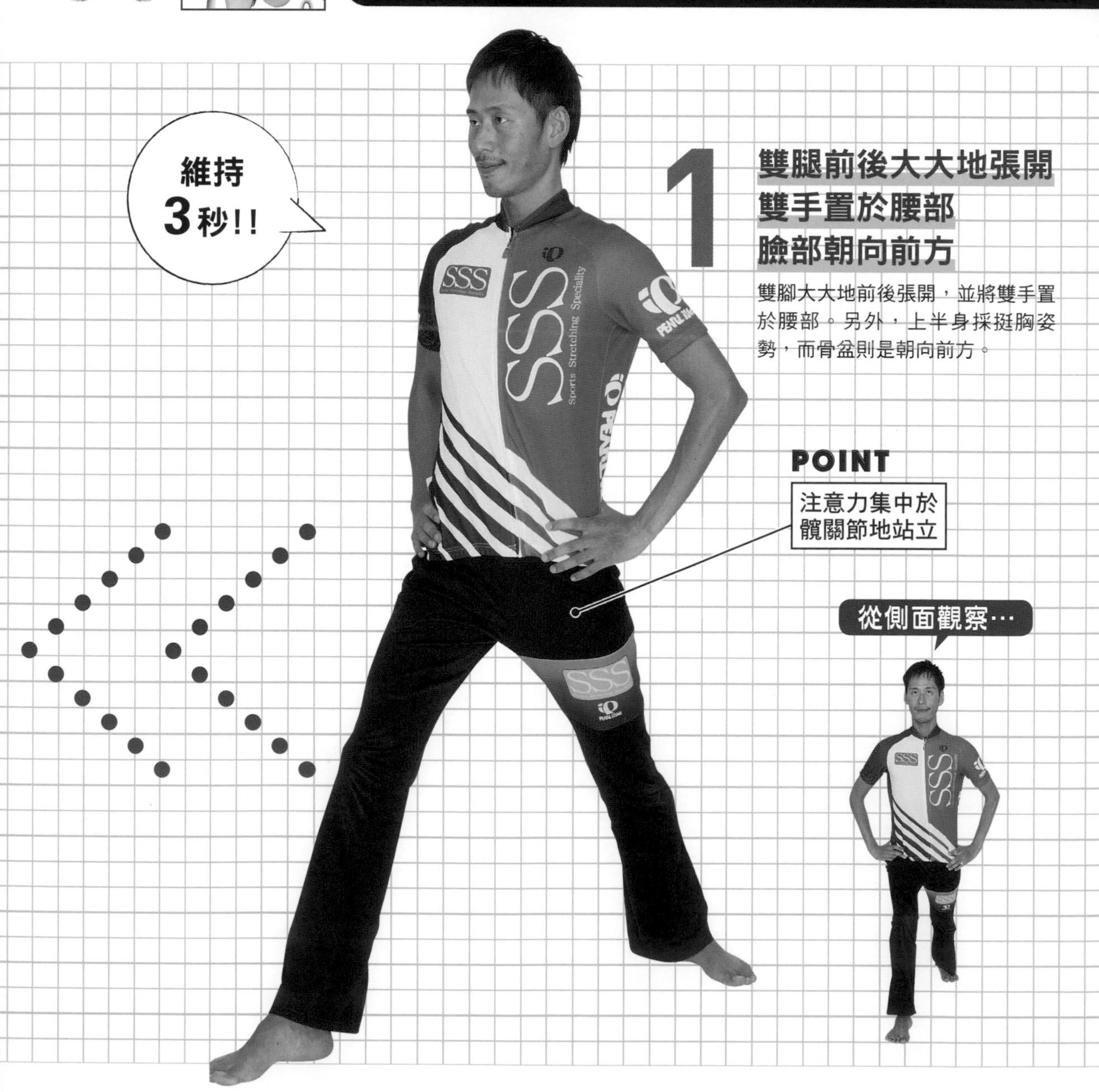

1 雙腿前後大大地張開 雙手置於腰部 臉部朝向前方

雙腳大大地前後張開，並將雙手置於腰部。另外，上半身採挺胸姿勢，而骨盆則是朝向前方。

伸展的益處

對於短跑選手及足球選手等快速活動雙腿的人而言，髂腰肌是經常活動的肌肉，因此從事這些運動的運動選手，都應該勤於伸展。另外，調節骨盆位置也能有助於預防腰痛。

伸展目標

最佳的伸展目標，
就是髖關節一帶感到些微疼痛。
在感到完全伸展之後，
於靜止維持動作5秒即可。

維持
5秒!!
POINT
臉部持續朝向正面
從正面觀察…
POINT
背部不反弓地挺直

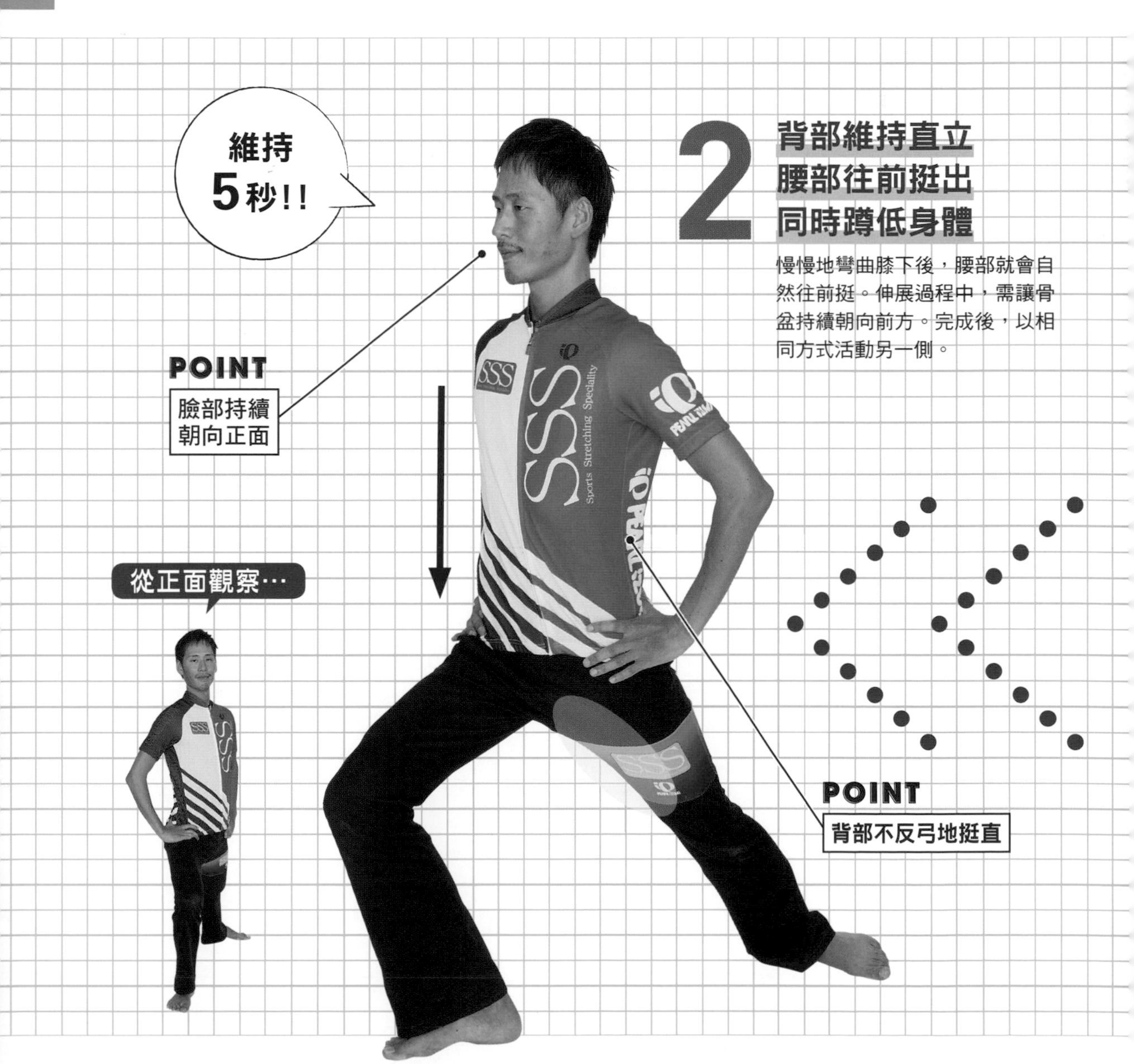

2 背部維持直立 腰部往前挺出 同時蹲低身體

慢慢地彎曲膝下後，腰部就會自然往前挺。伸展過程中，需讓骨盆持續朝向前方。完成後，以相同方式活動另一側。

Question & Answer

伸展操的疑問 3

Q 脂肪多的人，身體會比較柔軟嗎？

A 身體的柔軟度與脂肪量完全無關

脂肪多的人，肌膚與身上的肉都軟乎乎，因此許多人都認為他們的身體也會相對柔軟。事實上，肌肉存在於脂肪深處，因此是完全不同的物質。脂肪柔軟並不代表肌肉也會較為柔軟。

Q 我是個沒耐心的人，我很懷疑是否能每天持續下去

A 別把伸展操當義務，只要習慣之後就會變得容易！

若是一直提醒自己一定要每天做伸展操，相信不久之後就會無法持續。只要像刷牙洗臉一樣變成習慣，每個人都能自然地做伸展操。建議各位可在每天的固定時間伸展身體，讓伸展操成為生活的一部分。

Q 喝醋真的能讓身體變柔軟嗎？

A 雖然無直接效果，但卻有間接作用

醋可分解人體當中的乳酸。在喝醋之後，就可分解肌肉當中的乳酸，使肌肉變得容易伸展。由於不是喝了就能立即提升肌肉的柔軟性，因此只能算是間接作用的一種。

Q 有什麼食物能讓身體變柔軟嗎？

A 建議攝取排毒效果高的糙米

據說糙米的膳食纖維含量是白米的6倍。這些膳食纖維可幫助排便順暢，並將體內多餘的物質排出體外。如此一來，隨著水腫問題改善，肌肉就會變得容易伸縮且變較為柔軟。

4. 髖關節周圍

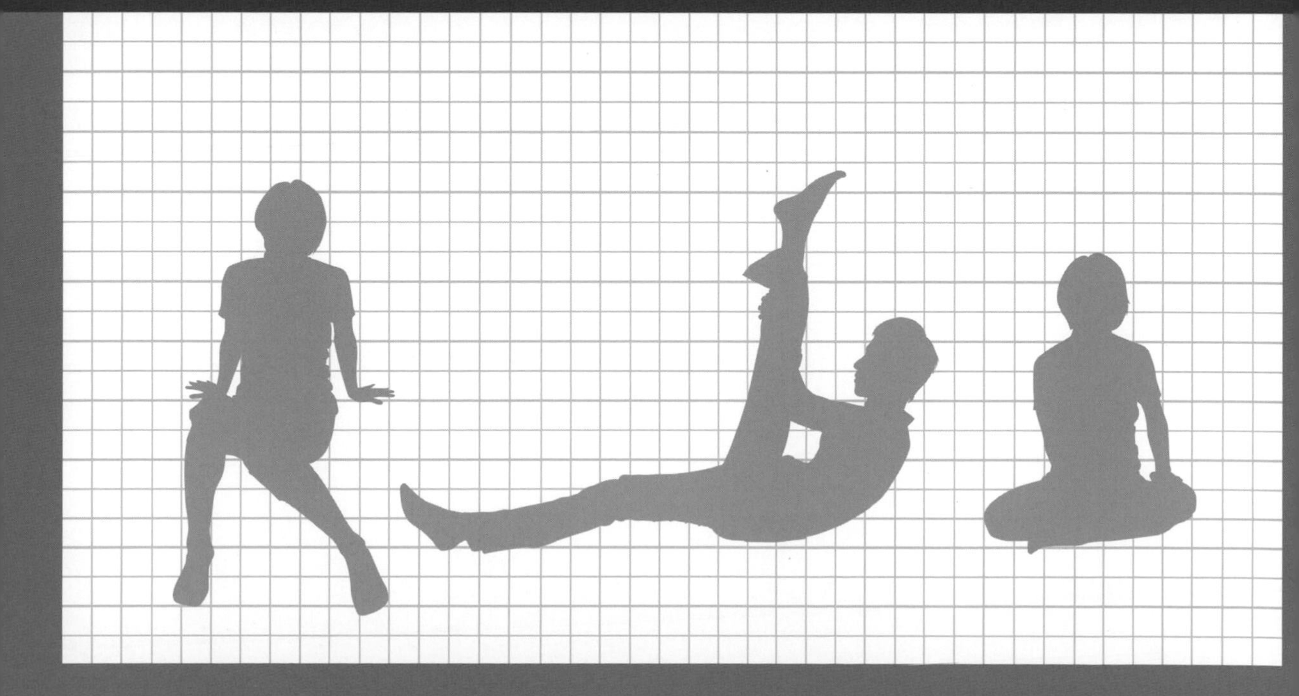

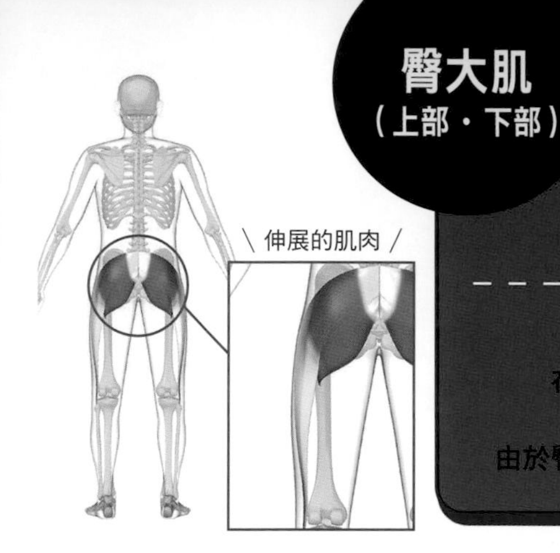

有效 讓髖關節活動變順暢

臀部伸展操

伸展位於臀部的大範圍肌肉

在人體全身當中，附著於臀部的臀大肌屬於範圍較大的肌肉，
其主要功能包括讓腿部向後擺動，以及讓腿部向外側扭動。
由於臀大肌附著於活動方向多的髖關節，因此能讓大腿做出許多動作。

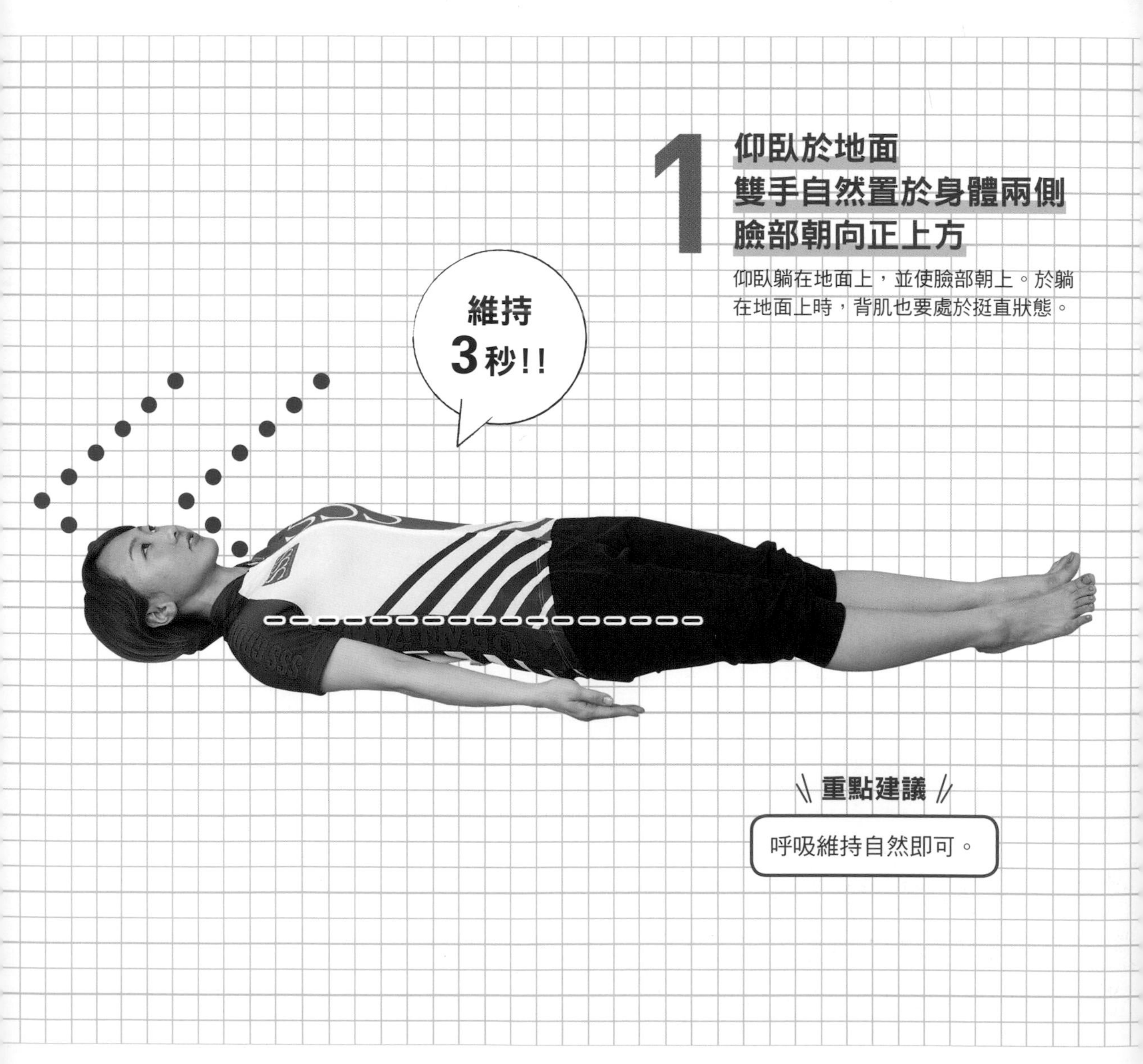

1 仰臥於地面 雙手自然置於身體兩側 臉部朝向正上方

仰臥躺在地面上，並使臉部朝上。於躺在地面上時，背肌也要處於挺直狀態。

重點建議

呼吸維持自然即可。

伸展的益處

臀大肌是我們跑步或跳躍時所活動的肌肉之一，因此不只是運動競賽時，就連平時也會經常活動。只要提升臀大肌的柔軟性，髖關節就可順暢地活動。

伸展目標

伸展臀部肌肉，
使抬高的膝部
能更為接近胸口。
背部需維持打直狀態。

2 左腳腳跟貼近臀部地立起膝部

左腳沿著右腳慢慢往上移動並彎曲膝部，其彎曲角度大約是45度。

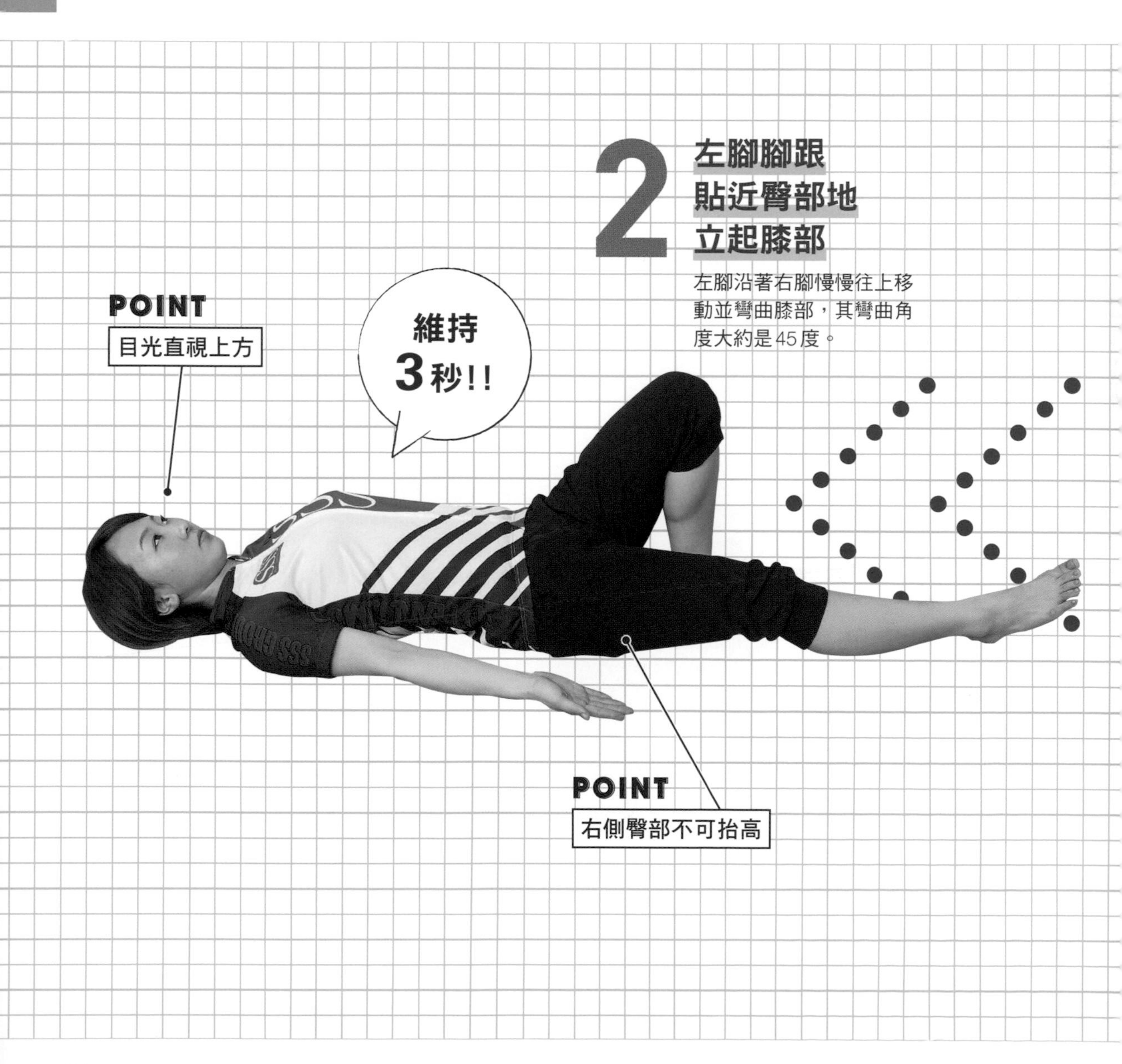

身體柔軟者…

若是柔軟性較高，可在最後一個動作彎曲身體。如此一來，就可用更強的力道伸展臀大肌。若能讓膝部接觸下巴，就代表身體相當地柔軟。

\ 重點建議 /

若不活動髖關節，就會無法伸展臀大肌。請在背部維持打直的狀態下，以髖關節作為支點，像是從腳根抬起上半身一般地包住身體。

3 彎曲右腳 並使右腳掌 靠在彎曲的左大腿根部

將右腳的腳掌，靠在立起膝部的左大腿。此時背部應挺直，並將臉部朝向上方。

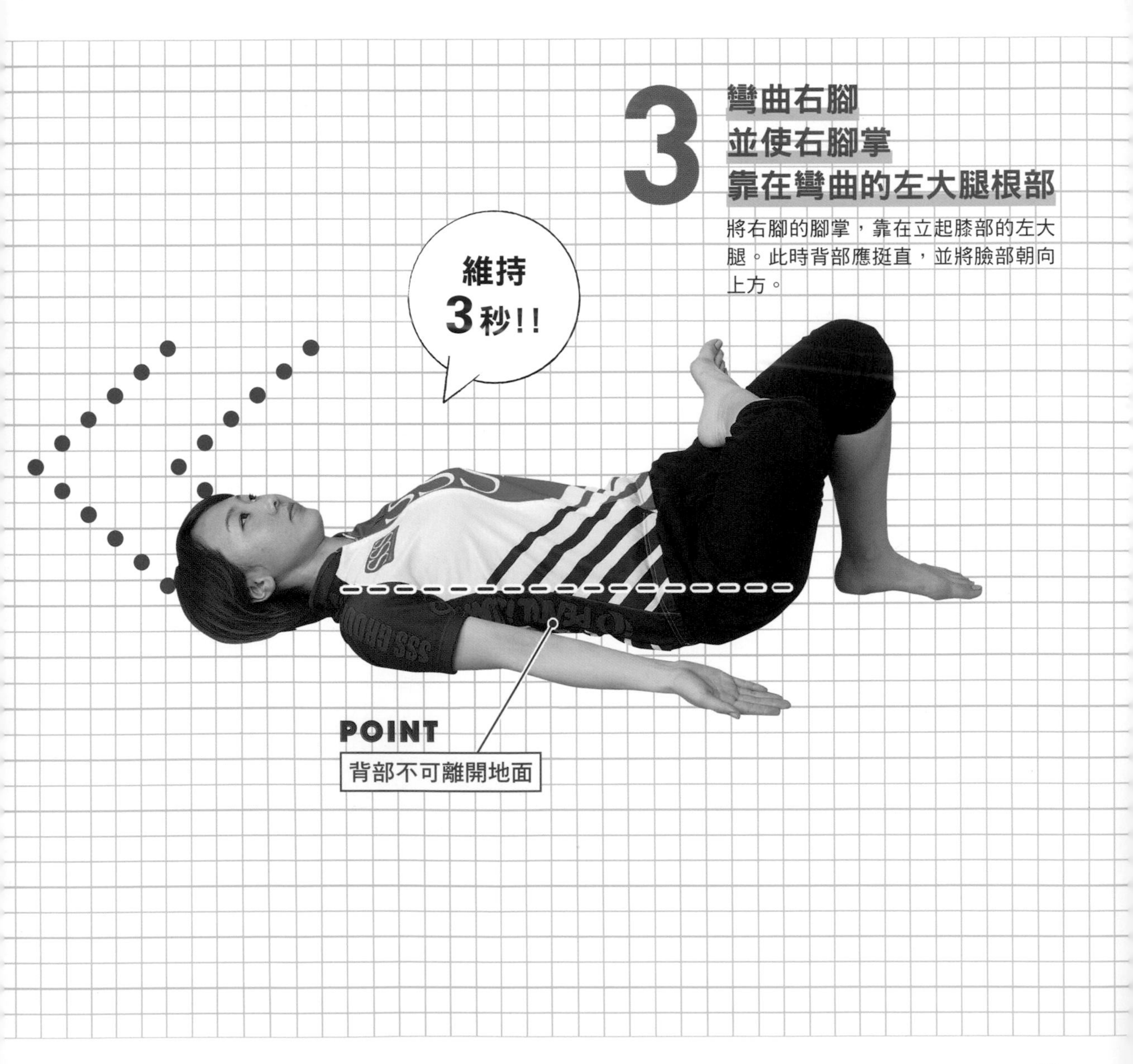

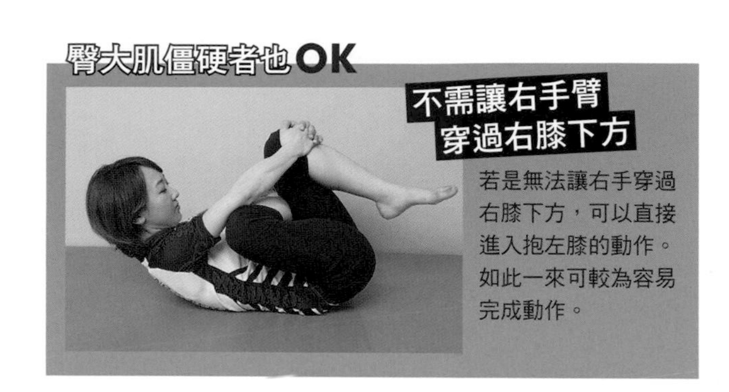

臀大肌僵硬者也OK

不需讓右手臂穿過右膝下方

若是無法讓右手穿過右膝下方，可以直接進入抱左膝的動作。如此一來可較為容易完成動作。

4 將右手穿過右膝下方 以右手抱住左膝

將右手穿過右膝下方之後，再用右手抱住左膝。請在想像著左膝朝背部的狀態下進行伸展。完成後，以相同方式活動另一側。

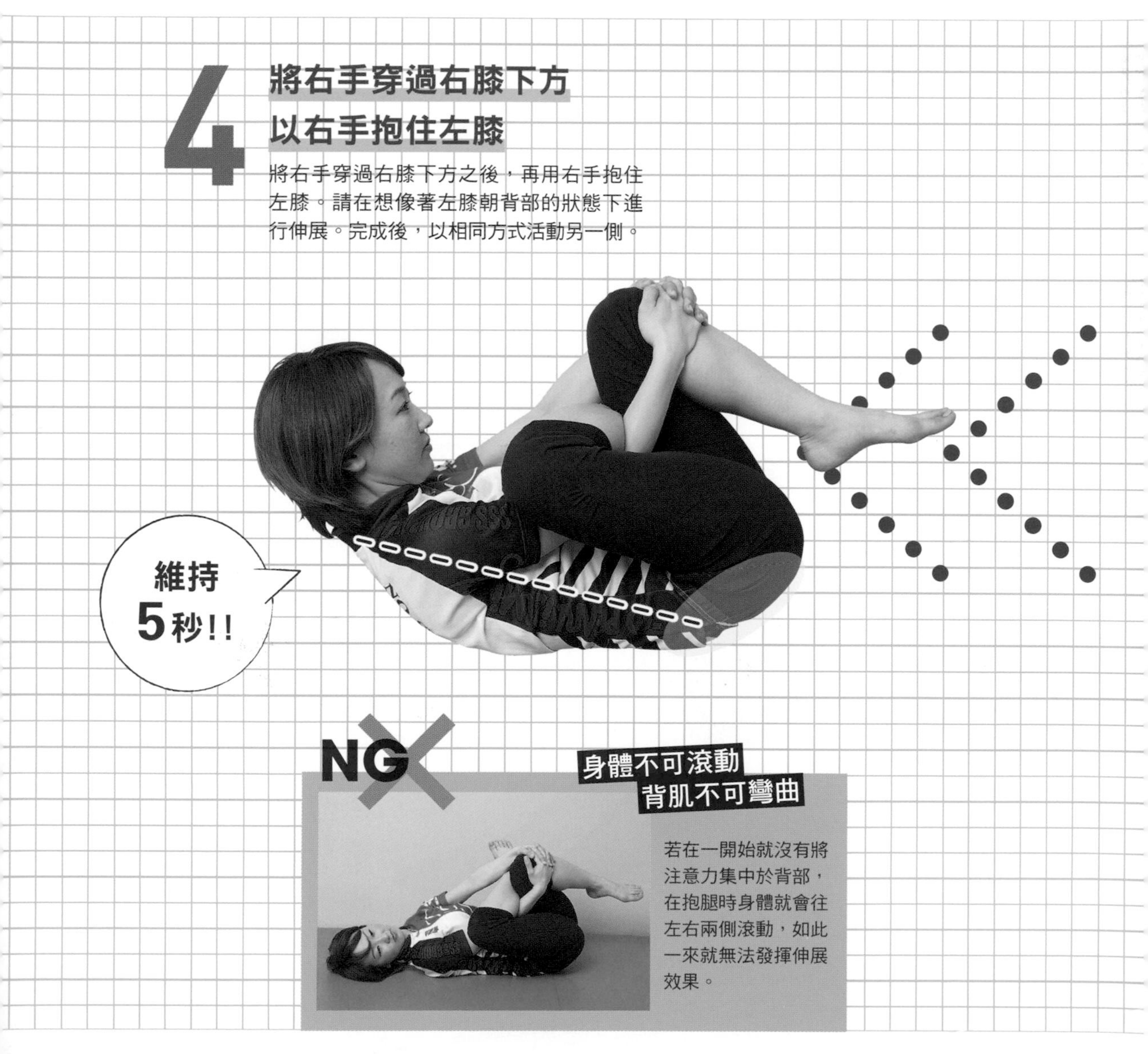

NG

身體不可滾動 背肌不可彎曲

若在一開始就沒有將注意力集中於背部，在抱腿時身體就會往左右兩側滾動，如此一來就無法發揮伸展效果。

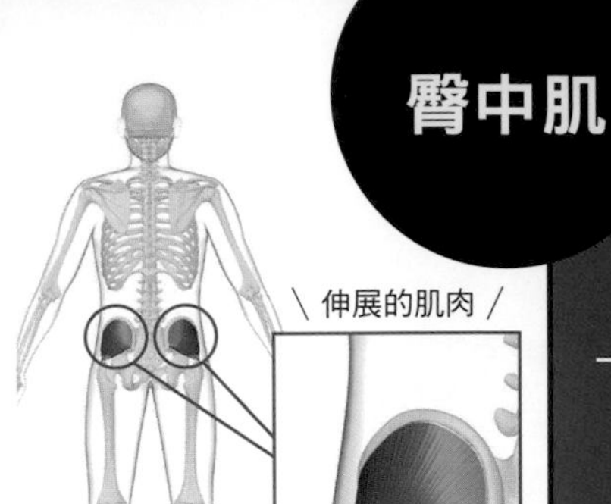

有效 **提臀**

側臀部伸展操

伸展位於臀部側面的肌肉

臀中肌位於臀部側面，也就是髖關節的外旋肌，其主要作用就是讓腿部左右擺動。另外，在維持站立美姿、穩定步伐以及轉換人體活動方向時，也都能發揮作用。

臀中肌僵硬者也OK

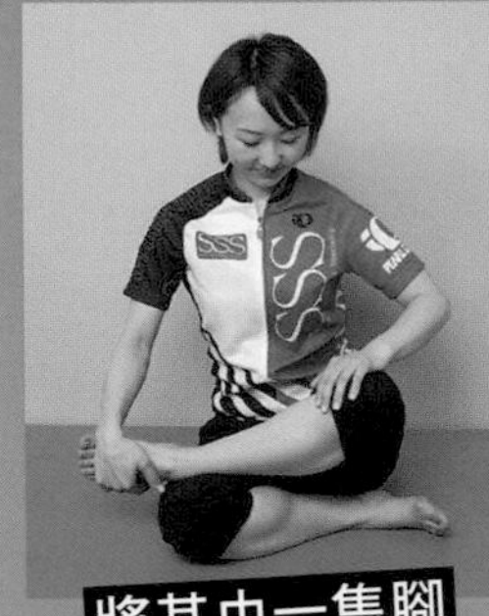

將其中一隻腳疊在另一側大腿上

若是雙腳無法交互完成交疊動作，只完成其中一側也OK。

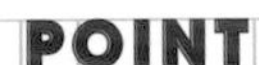

POINT

背肌維持伸直狀態

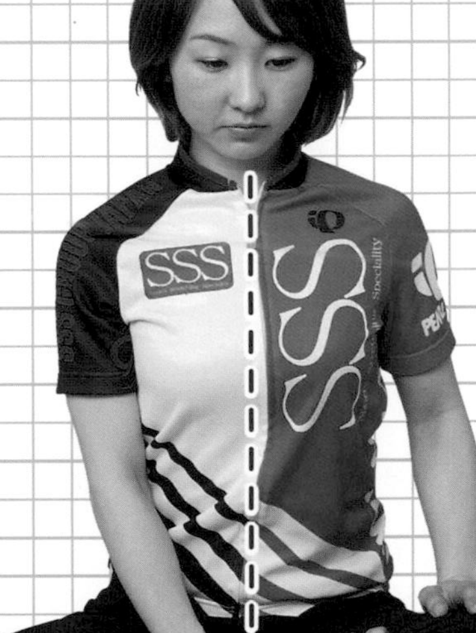

1 伸展背肌 坐在地上 將右腳掌疊在左大腿

坐在地板上並收起下巴。接著像是盤腿一般地彎曲雙腳，並讓右腳掌疊在左大腿上。

2 抓住左腳踝 使左腳掌確實地 疊在右大腿上

將左腳掌疊於右大腿。此時注意不可駝背，並用手將腳踝拉近大腿。

伸展的益處

一旦臀中肌變得無力，單腳站立時就會站不穩，甚至可能失去平衡地跌倒。對於需要以橫向改變運動方向的足球與籃球選手而言，臀中肌是相當需要柔軟化的部位。

伸展目標

將伸展目標設定在
上半身彎曲角度能更大。
若從側面觀察彎曲角度達90度以上，
就代表柔軟性相當高。

POINT

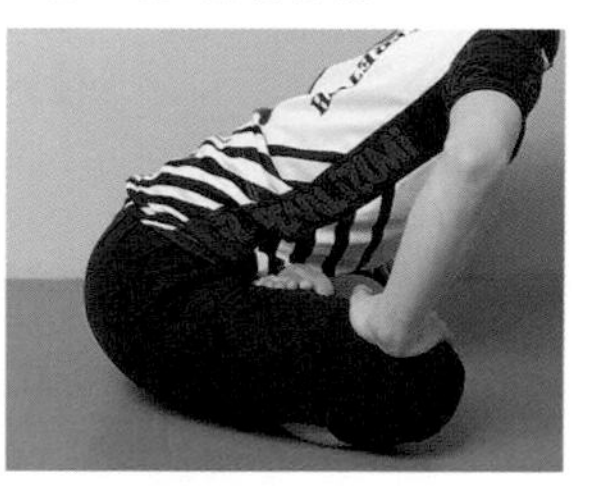

臀部下方
不可離開地面

大腿根部千萬不可離開地面。伸展時不可讓臀部往上抬，而是從髖關節彎曲上半身。

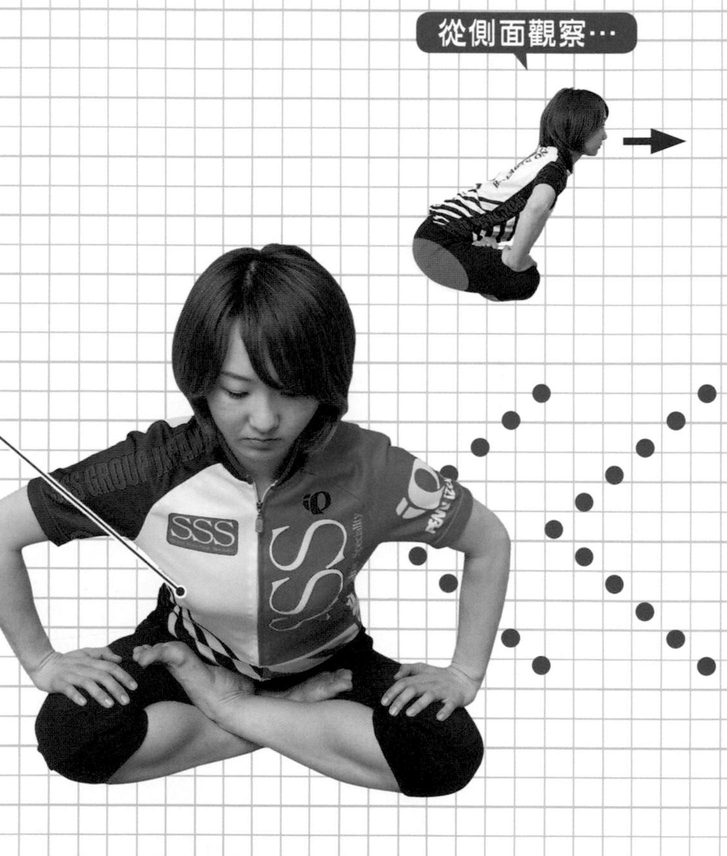

NG

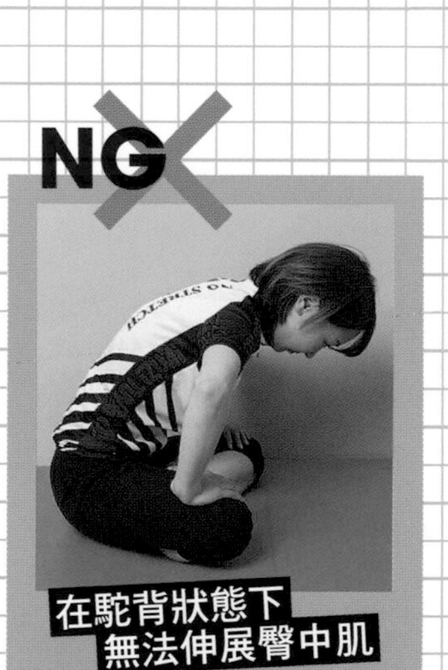

在駝背狀態下
無法伸展臀中肌

在駝背低頭的姿勢下彎曲上半身，並沒有辦法確實伸展臀中肌。在伸展過程中，應隨時將注意力集中在背部。

3 背肌維持伸直狀態 雙手置於膝部 慢慢往前傾倒上半身

將雙手放在雙膝上，並且慢慢地往前彎曲上半身。此時要將肘部往外側彎曲。

梨狀肌

有效 改善坐骨神經痛

臀部深層伸展操

\ 伸展的肌肉 /

伸展位於臀部深處的深層肌肉

梨狀肌附著於尾骨上方，外觀呈三角形的薦骨與股骨根部。換句話說，就是位於臀部深處的深層肌肉。梨狀肌的主要功能就是讓髖關節這個活動方向多樣的球關節維持穩定狀態。

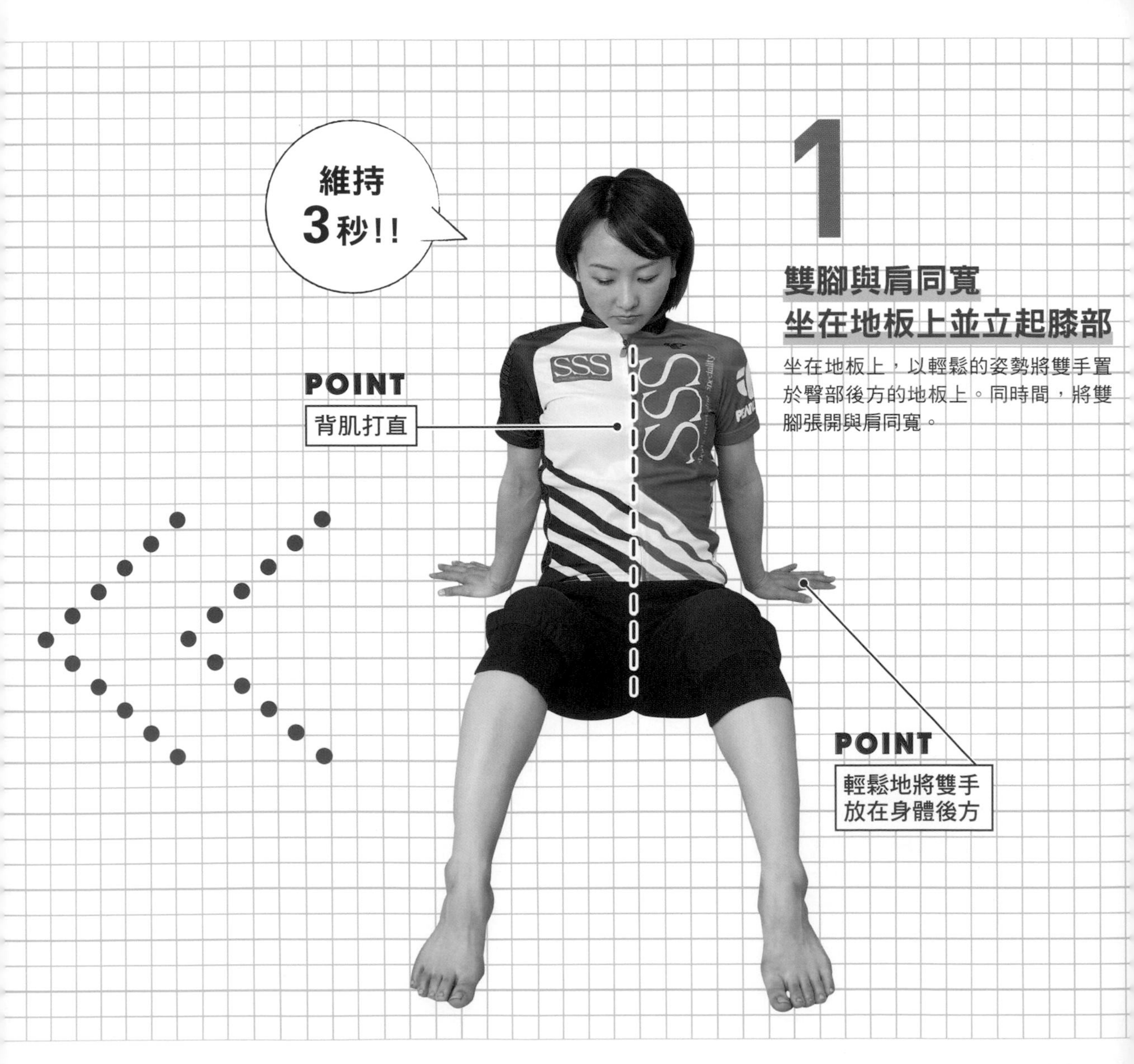

1

雙腳與肩同寬 坐在地板上並立起膝部

坐在地板上，以輕鬆的姿勢將雙手置於臀部後方的地板上。同時間，將雙腳張開與肩同寬。

伸展的益處

梨狀肌是能讓髖關節往外側活動的肌肉，因此只要變得柔軟，就可讓跑步或跳躍等動作變得更加順暢。相反地，若梨狀肌變得僵硬，就可能會引發坐骨神經痛等問題。

伸展目標

當腿部傾倒
膝部愈接近地板，
就代表柔軟性愈高。
一開始將目標訂在距離地面10公分。

NG
維持
5秒!!
POINT
若臀部不離開地面，
梨狀肌就會
確實受到伸展

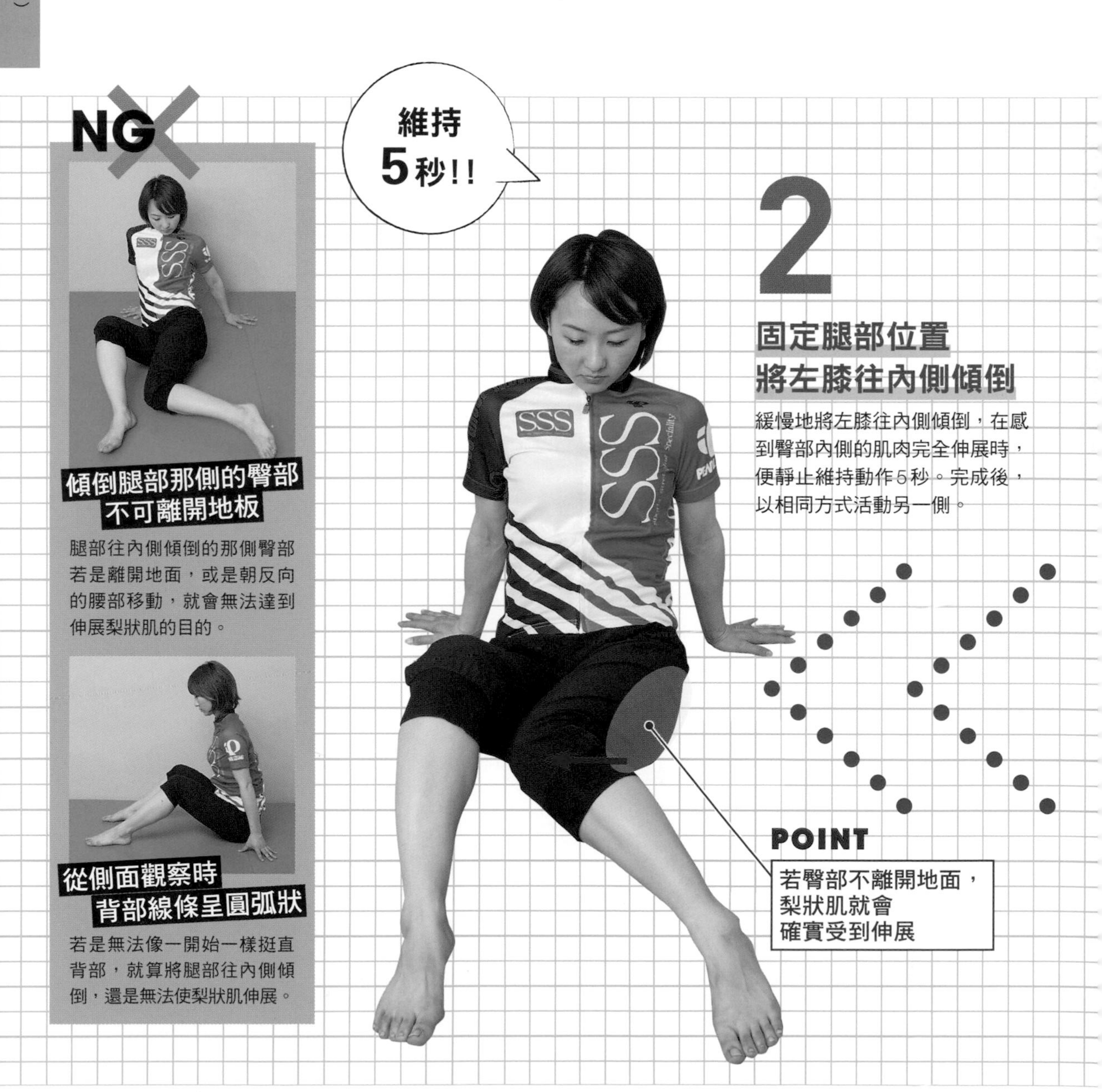

2 固定腿部位置 將左膝往內側傾倒

緩慢地將左膝往內側傾倒，在感到臀部內側的肌肉完全伸展時，便靜止維持動作5秒。完成後，以相同方式活動另一側。

傾倒腿部那側的臀部不可離開地板

腿部往內側傾倒的那側臀部若是離開地面，或是朝反向的腰部移動，就會無法達到伸展梨狀肌的目的。

從側面觀察時 背部線條呈圓弧狀

若是無法像一開始一樣挺直背部，就算將腿部往內側傾倒，還是無法使梨狀肌伸展。

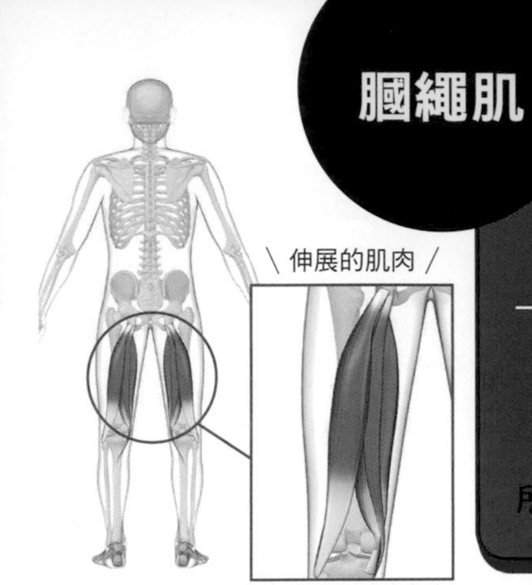

膕繩肌

有效 促使髖關節活動順暢！

大腿背側伸展操

伸展位於大腿背側的肌肉

膕繩肌是位於大腿背側的肌肉。除了能讓膝部彎曲之外，也能讓腿部往後擺動。由於膕繩肌是橫跨於膝關節與髖關節的「雙關節肌」，所以我們可以用伸直膝部且傾倒上半身的「雙關節伸展操」來加以伸展。

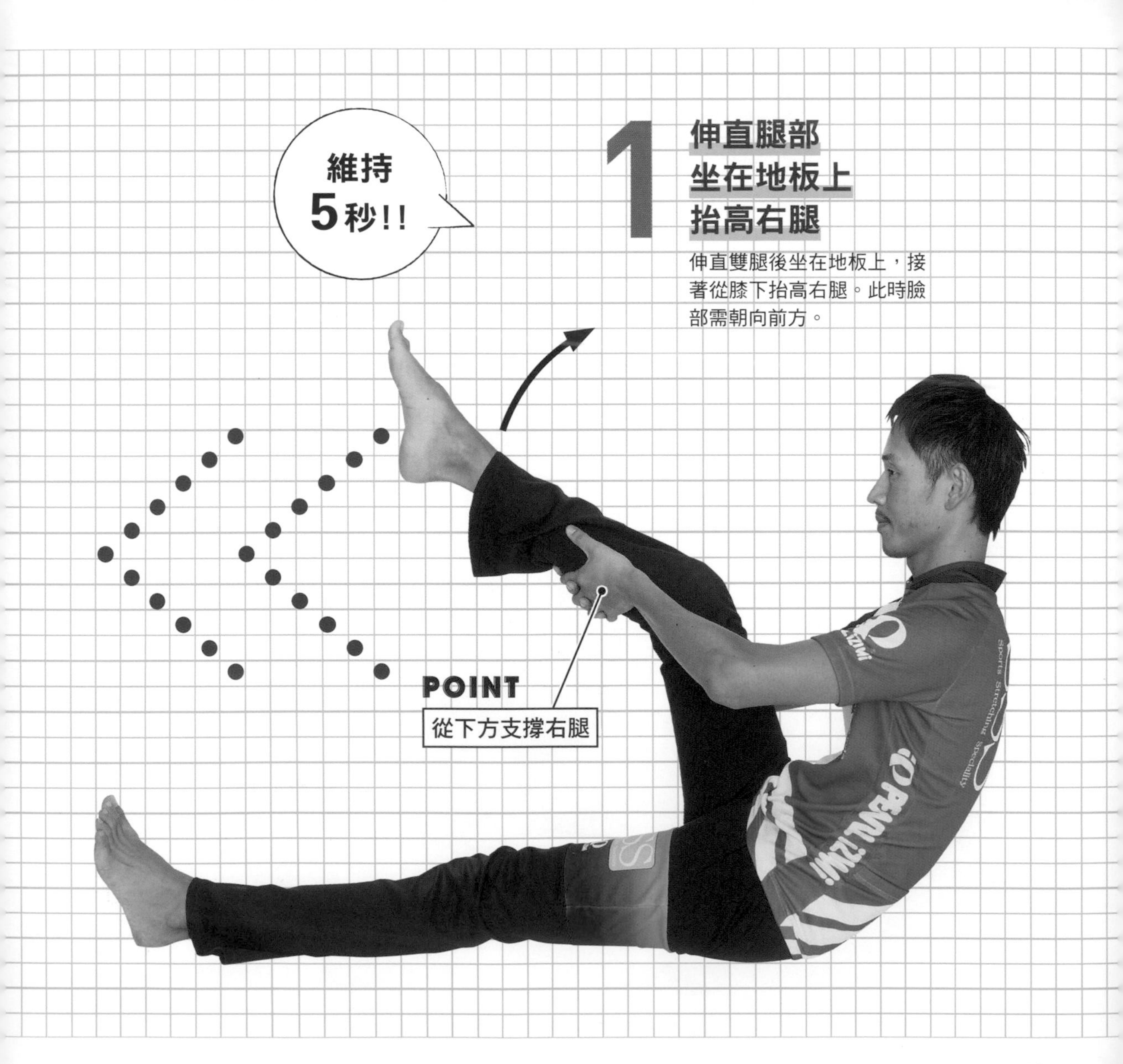

1 伸直腿部 坐在地板上 抬高右腿

伸直雙腿後坐在地板上，接著從膝下抬高右腿。此時臉部需朝向前方。

伸展的益處

在所有運動當中，膕繩肌都算是重要的肌肉。因此若未確實伸展膕繩肌，就可能引發各種症狀。為預防各種運動傷害，建議各位從平時就應該經常伸展此肌肉。

伸展目標

腿部若能抬高，並與地面呈90度以上，其柔軟度就算是相當不錯。筋骨較軟者，可將目標設定在膝部碰觸鼻頭。

2 伸展右膝 在將身體往後傾倒時 同時伸展大腿背側

慢慢伸展膝部，並將右腿往正上方抬高，並且稍微傾倒身體。從大腿到腳尖都完全伸展後，靜止維持住5秒。完成後，以相同方式活動另一側。

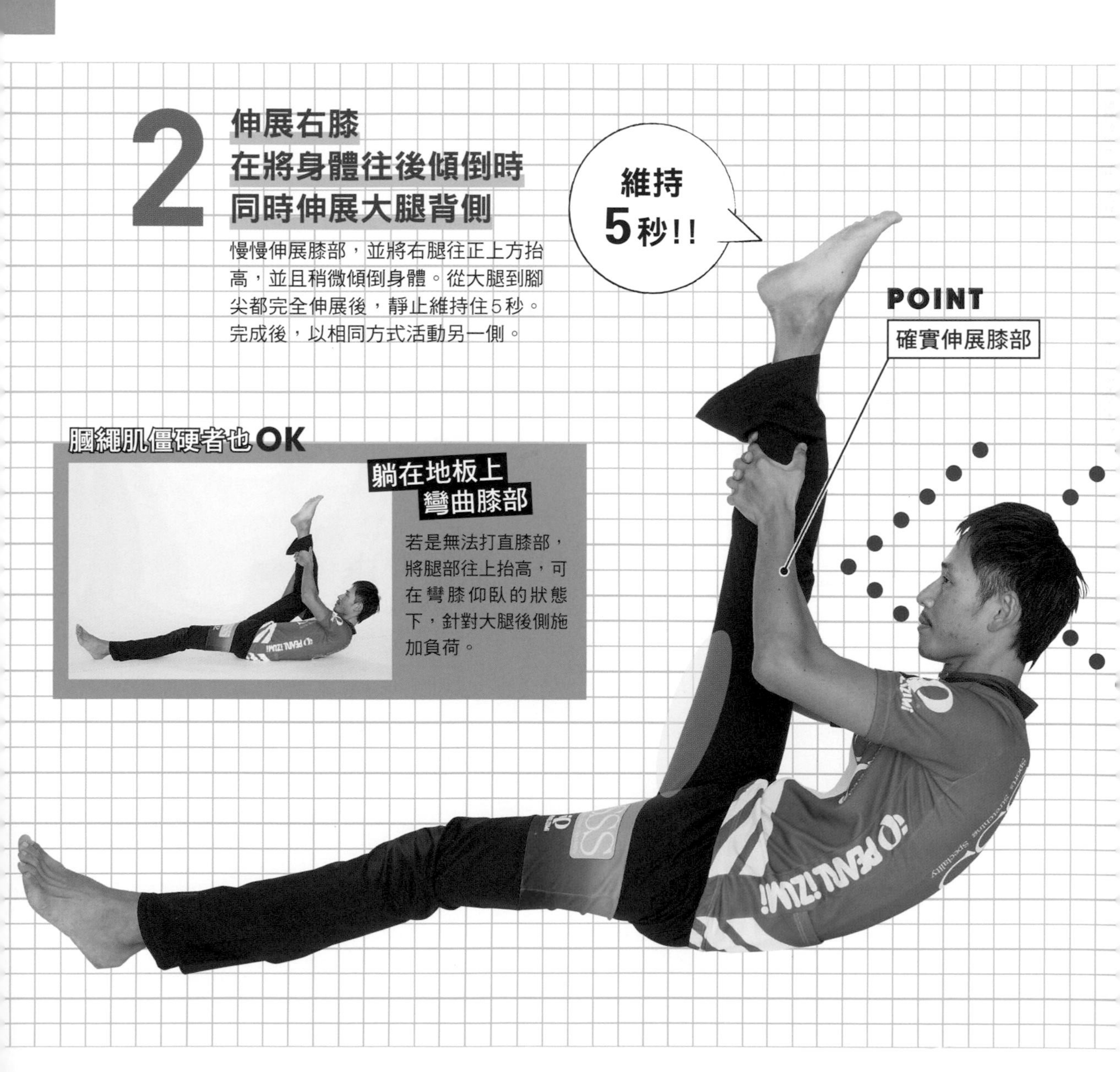

膕繩肌僵硬者也OK

躺在地板上 彎曲膝部

若是無法打直膝部，將腿部往上抬高，可在彎膝仰臥的狀態下，針對大腿後側施加負荷。

內旋肌

有效 讓髖關節周圍變得柔軟

\ 伸展的肌肉 /

大腿內側伸展操

伸展位於大腿內側的肌肉

位於大腿內側的幾條肌肉統稱為內旋肌群。
這些肌肉可讓大腿往內側或後方擺動。
在伸展內旋肌時，重點不在活動軀幹，而是從髖關節活動。

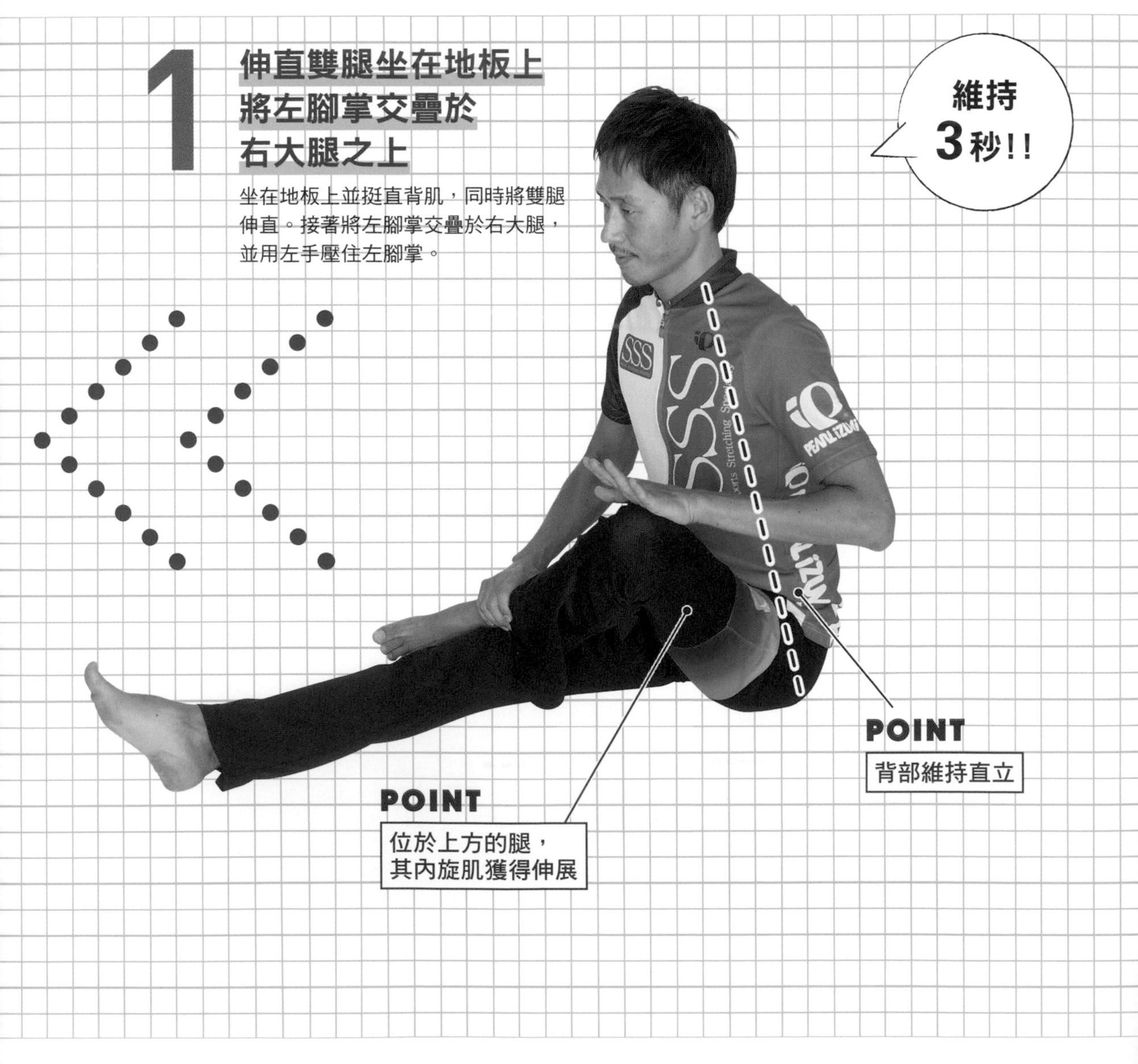

1 伸直雙腿坐在地板上 將左腳掌交疊於 右大腿之上

坐在地板上並挺直背肌，同時將雙腿伸直。接著將左腳掌交疊於右大腿，並用左手壓住左腳掌。

伸展的益處

若內旋肌的柔軟性提升，腿部就能順暢地做出橫向伸展腿部，以及抬高腿部等活動髖關節的動作。只要平時多加伸展，在進行棒球、足球或網球時，就可讓腳步更加穩固。

伸展目標

若是彎曲的那一腿，可向外側傾倒，讓膝部接近地板，就代表內旋肌相當柔軟。

2 慢慢地按壓左膝同時伸展內旋肌

按壓左膝，同時慢慢地將左腿往外側展開。在覺得痛到好處時，就靜止維持動作5秒。完成後，以相同方式活動另一側。

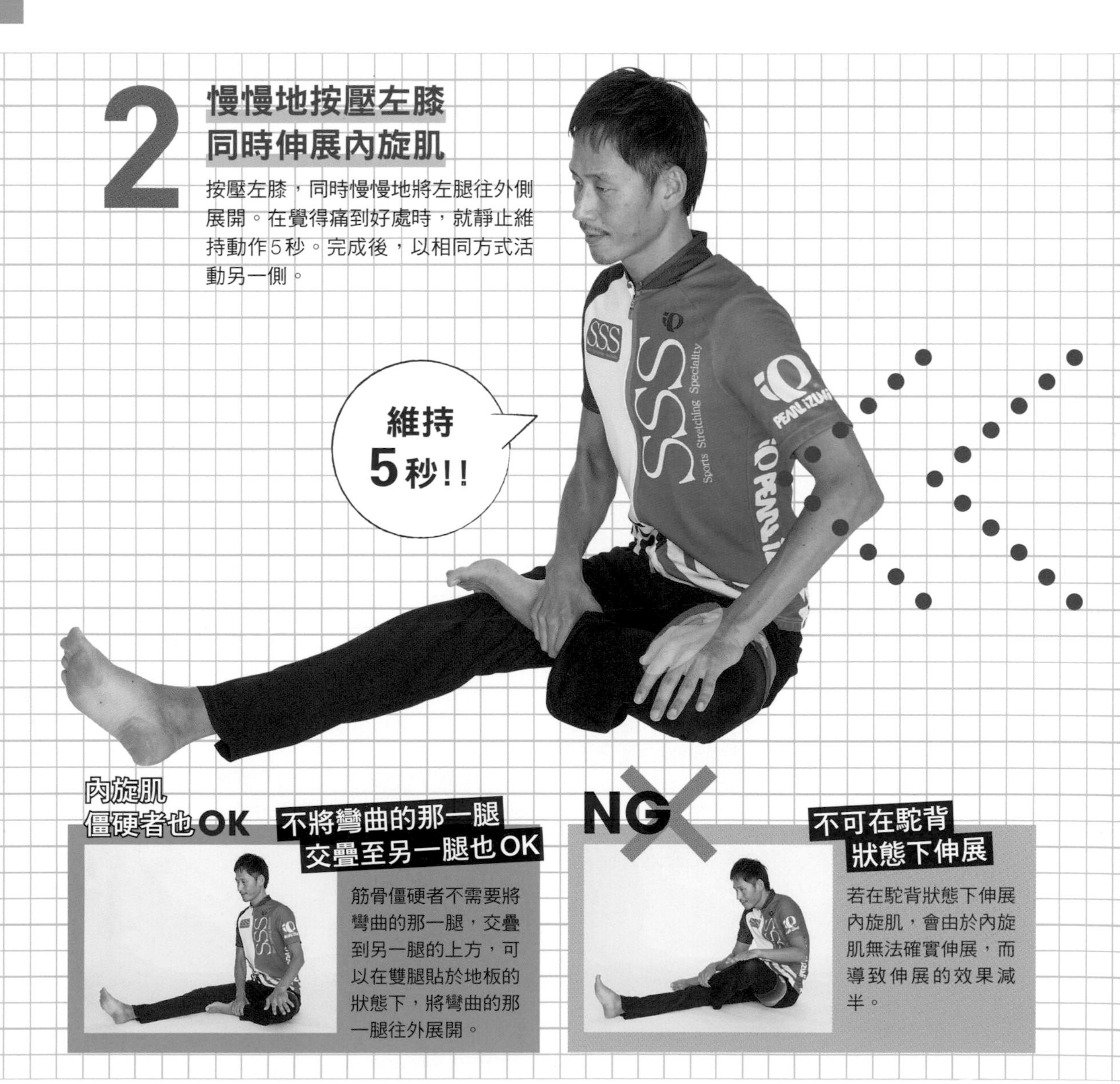

內旋肌僵硬者也OK

不將彎曲的那一腿交疊至另一腿也OK

筋骨僵硬者不需要將彎曲的那一腿，交疊到另一腿的上方，可以在雙腿貼於地板的狀態下，將彎曲的那一腿往外展開。

NG

不可在駝背狀態下伸展

若在駝背狀態下伸展內旋肌，會由於內旋肌無法確實伸展，而導致伸展的效果減半。

伸展操並非是運動前的暖身操嗎？

伸展操可讓身體出現好的變化
不運動的人也建議做伸展操！

一聽到「伸展操」，絕大部分都人都會認為那是一種運動前做的暖身操與運動後的收操。在運動前做伸展操，可讓身體的活動更順暢，甚至能讓身體不易受傷，但其實伸展操還能為身體帶來許多變化。

例如在提升肌肉的柔軟性之後，關節的活動範圍就會變大。一旦關節的活動範圍變大，日常生活中的活動就會變得順暢，甚至動作也能變得比較大，因此身體消費的熱量也會變多。此外，伸縮肌肉的動作可促進血液循環，隨著血液循環變好，造成水腫的老廢物質就會被排出體外。只要全身的血液循環變好，就連身體虛寒的問題也能迎刃而解。

如同上述，伸展操不只是一種能讓身體變柔軟的運動。只要身體變得柔軟，身體曲線自然會變得完美，就連站姿與步行的姿勢也會變美。如此一來，我們的生活就會變得健康，而且也會更加地充實。若您平時沒有運動習慣，請不要遲疑地先從基本的伸展操開始，每天慢慢地活動您的身體吧！

5.

膝・腿關節周圍

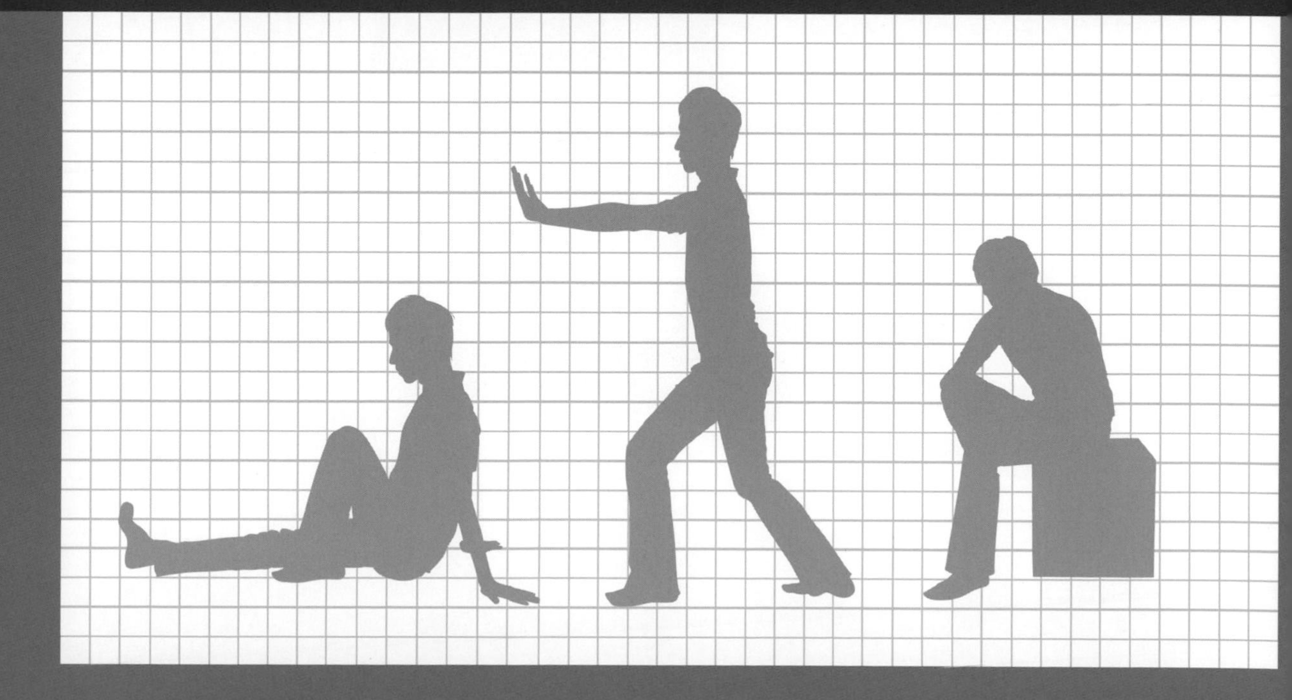

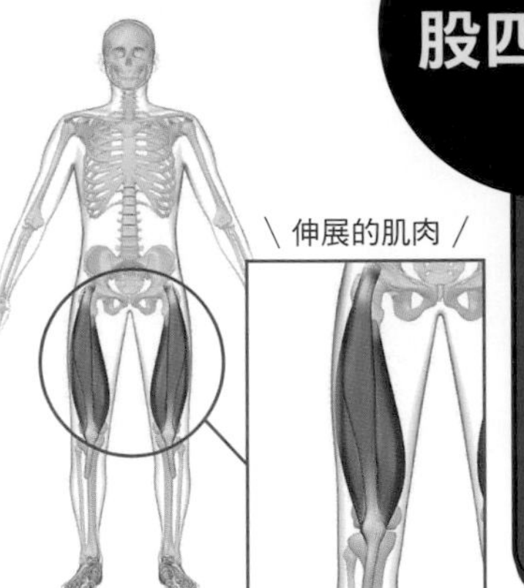

股四頭肌

有效 伸展支撐身體重要肌肉 !

大腿正面伸展操

伸展位於大腿正面，全身範圍最大的肌肉

位於大腿正面的股四頭肌，是人體當中最大的肌肉。
除了可讓膝部伸直之外，在日常生活或運動活動中也能支撐人體全身的體重。另外，在站立與坐姿等動作中也扮演著相當重要的角色。

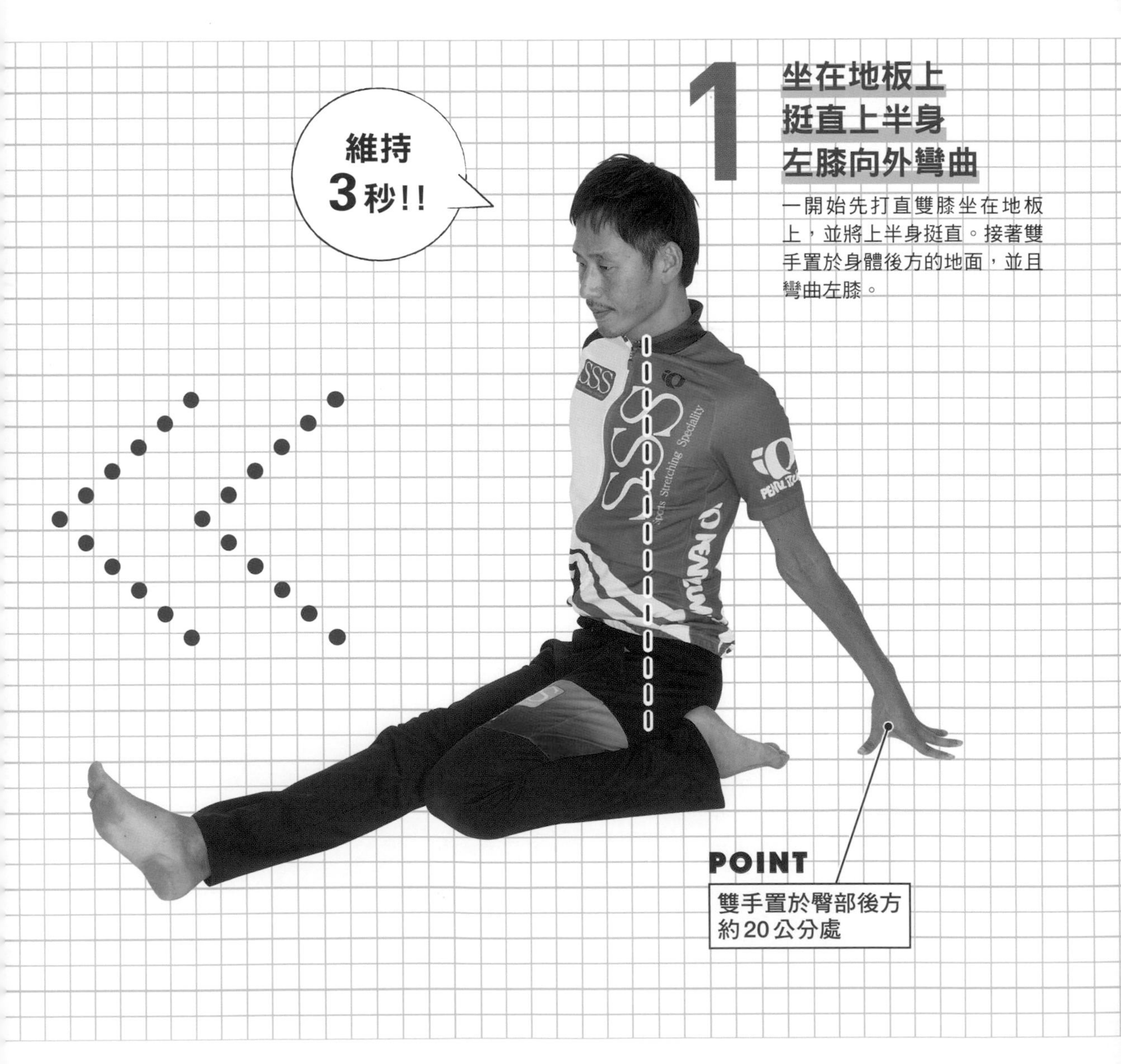

1 坐在地板上 挺直上半身 左膝向外彎曲

一開始先打直雙膝坐在地板上，並將上半身挺直。接著雙手置於身體後方的地面，並且彎曲左膝。

POINT

雙手置於臀部後方約20公分處

伸展的益處

由於股四頭肌是支撐體重時經常活動的肌肉，因此是相當容易疲勞的部位。許多大肌肉所承受的負荷都較大，所以建議在運動之後仔細地利用伸展操放鬆肌肉。

伸展目標

努力地彎曲膝蓋，
並讓上半身與地面呈45度角。
筋骨較柔軟者，
也可以讓背部貼著地面。

2 置於身體後方的手臂稍微彎曲肘部讓上半身往後傾倒

慢慢地讓上半身往後傾倒。接著在雙掌位置不變的狀態下彎曲手肘。完成後，以相同方式活動另一側。

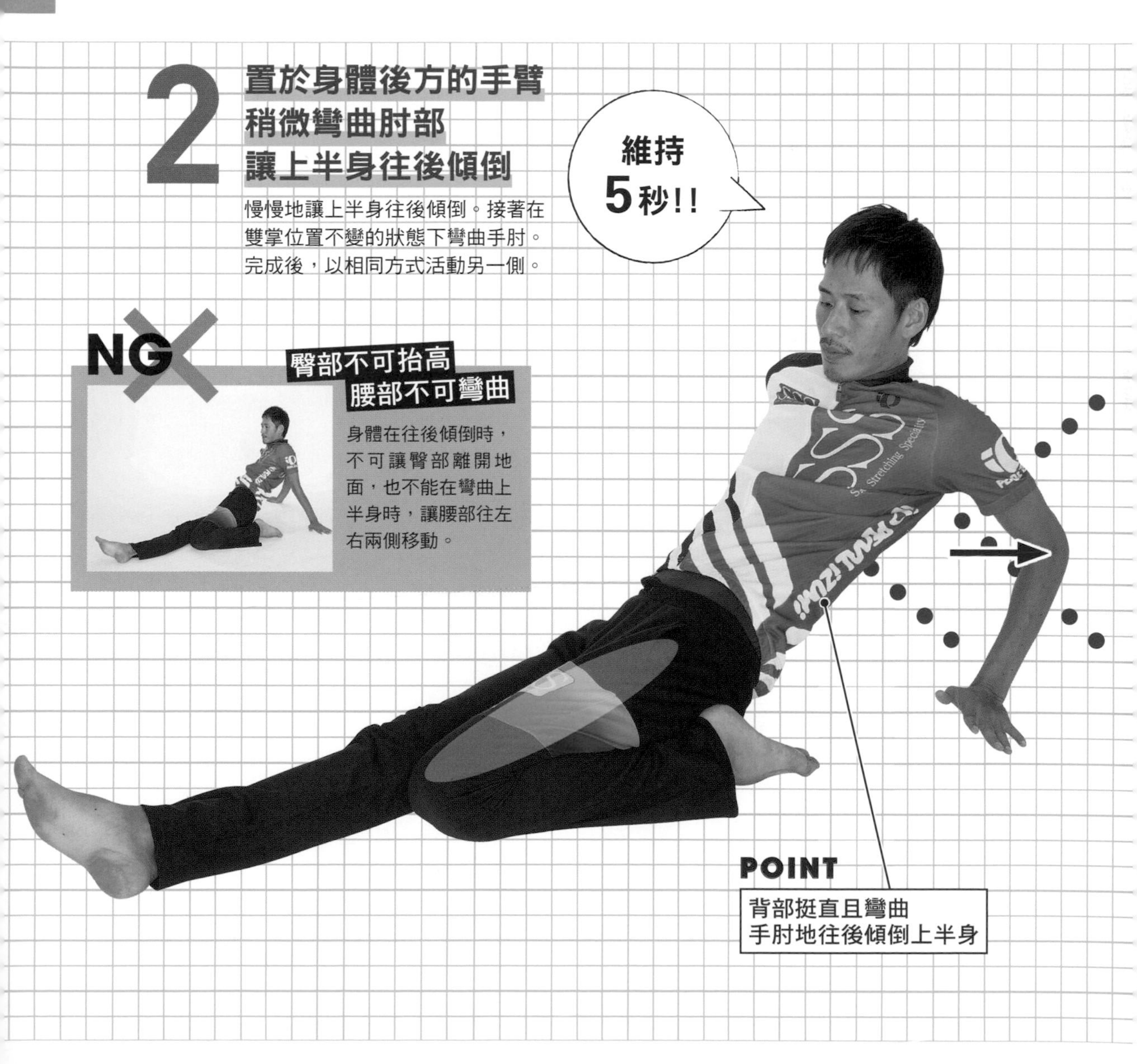

腓腸肌 有效 預防小腿肌肉拉傷 ！

小腿表面伸展操

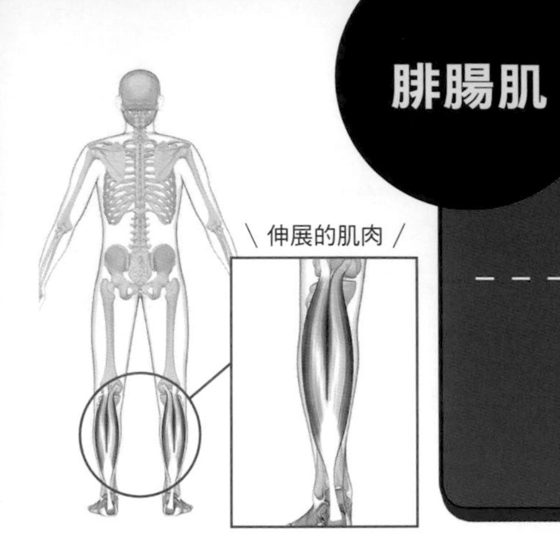

伸展位於小腿表層的肌肉

腓腸肌是隆起於小腿上端表層的肌肉。
除了讓腳踝伸展之外，
腓腸肌在步行動作上也是相當重要的肌肉。

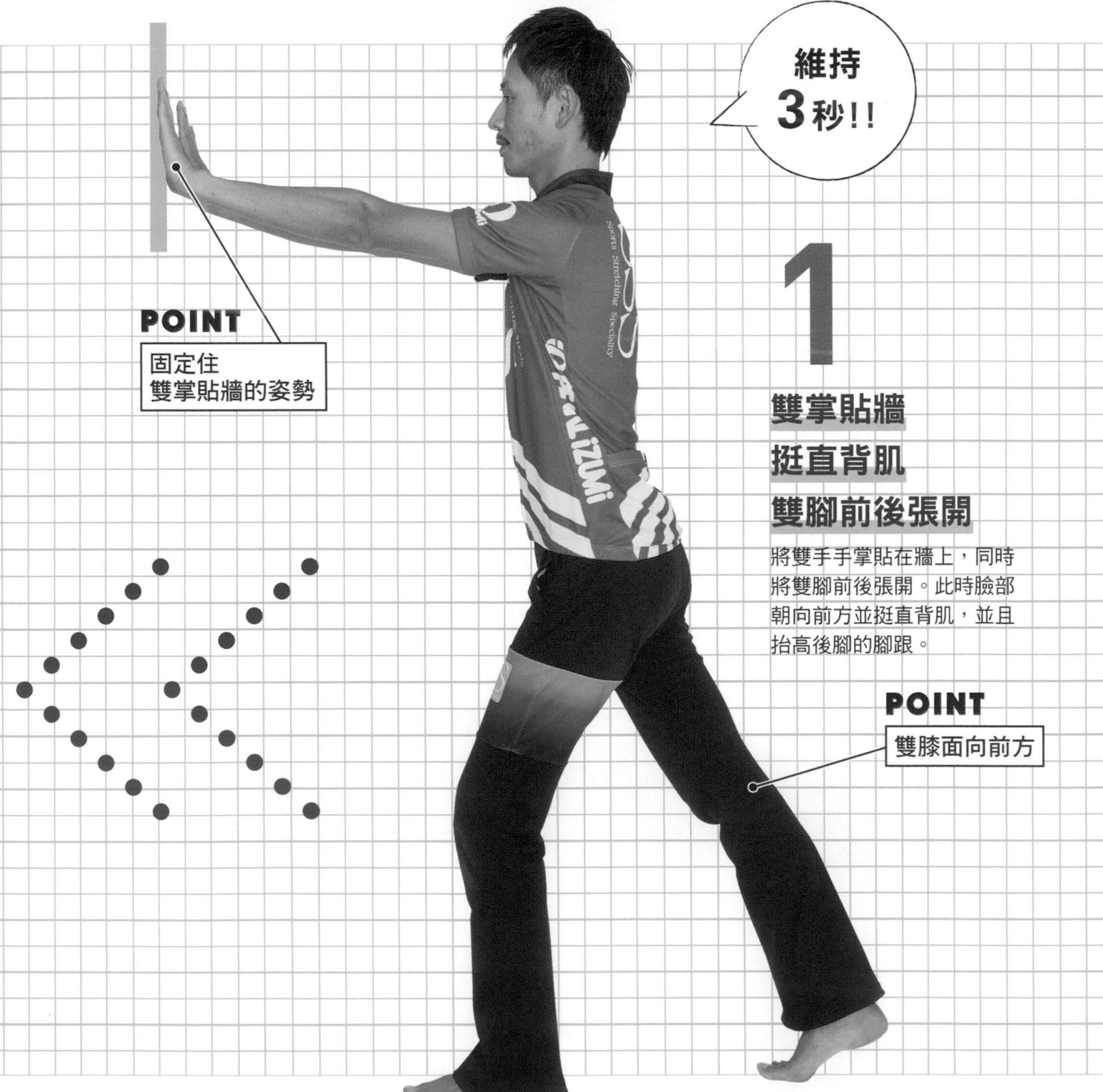

1

雙掌貼牆
挺直背肌
雙腳前後張開

將雙手手掌貼在牆上，同時將雙腳前後張開。此時臉部朝向前方並挺直背肌，並且抬高後腳的腳跟。

伸展的益處

在講求爆發力的運動競賽中，腓腸肌是相當容易受傷的部位，因此運動之前務必確實伸展此部位。正因為疲勞過度容易發生拉傷，所以平時就要確實伸展腓腸肌。

伸展目標

在腳跟著地時，若能感到肌肉拉緊，就代表肌肉確實受到伸展。如果沒什麼感覺，就請加拉雙腿張開的距離。

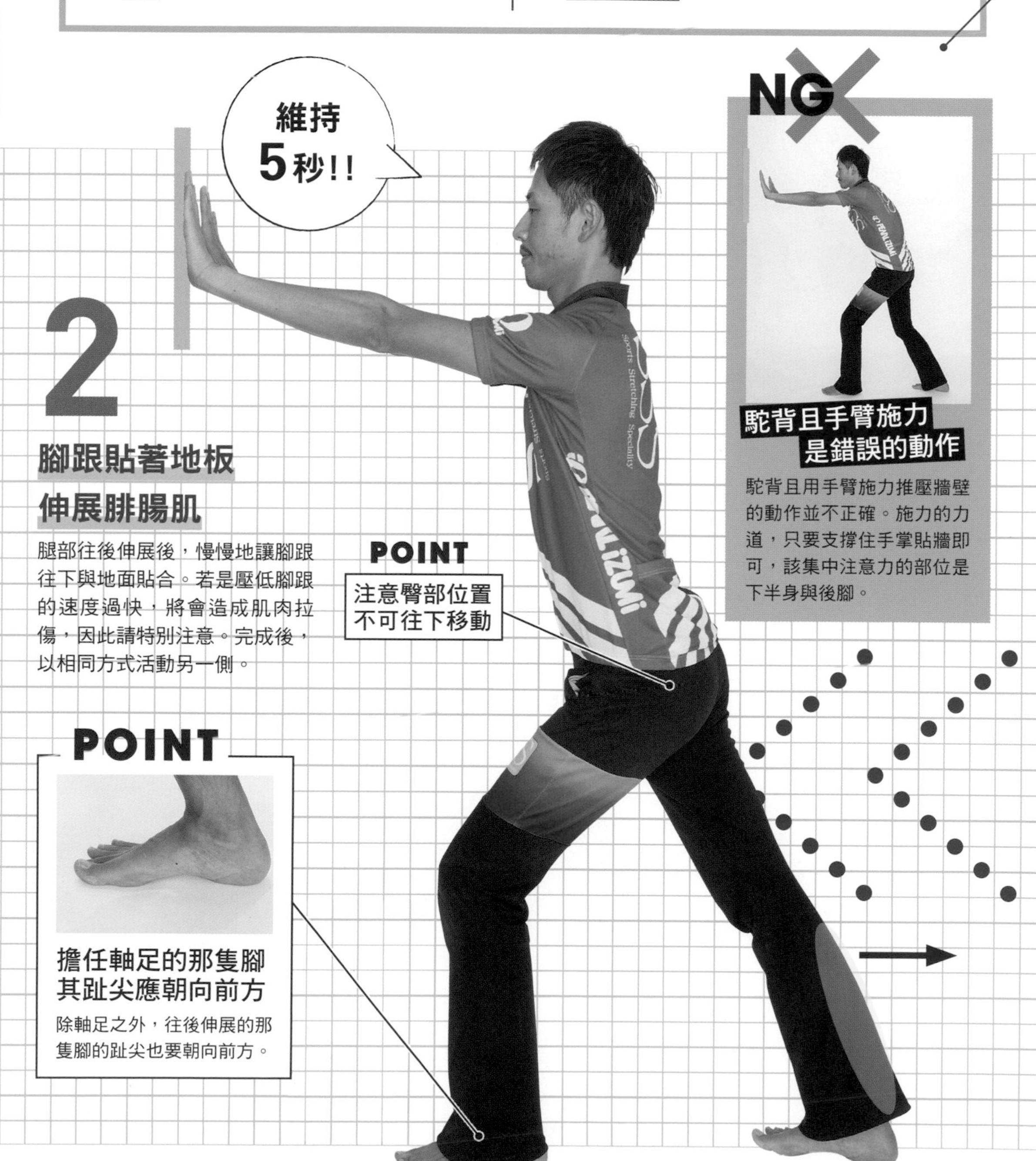

2

腳跟貼著地板 伸展腓腸肌

腿部往後伸展後，慢慢地讓腳跟往下與地面貼合。若是壓低腳跟的速度過快，將會造成肌肉拉傷，因此請特別注意。完成後，以相同方式活動另一側。

POINT
注意臀部位置
不可往下移動

駝背且手臂施力是錯誤的動作

駝背且用手臂施力推壓牆壁的動作並不正確。施力的力道，只要支撐住手掌貼牆即可，該集中注意力的部位是下半身與後腳。

POINT

擔任軸足的那隻腳其趾尖應朝向前方

除軸足之外，往後伸展的那隻腳的趾尖也要朝向前方。

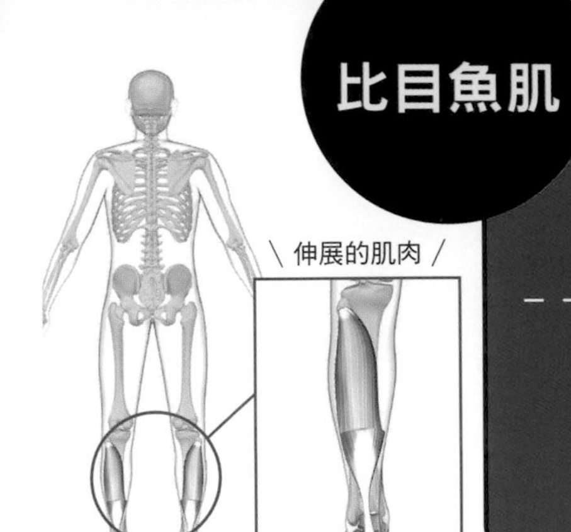

比目魚肌

有效 維持姿勢！

小腿深層伸展操

伸展位於小腿深處的肌肉

比目魚肌是位於小腿深處的扁平狀肌肉，但其下端的兩側卻是接近體表。由於比目魚肌是幫助腳踝伸展的單關節肌，因此透過伸展操加以放鬆，就能更加提升伸展肌肉的效果。

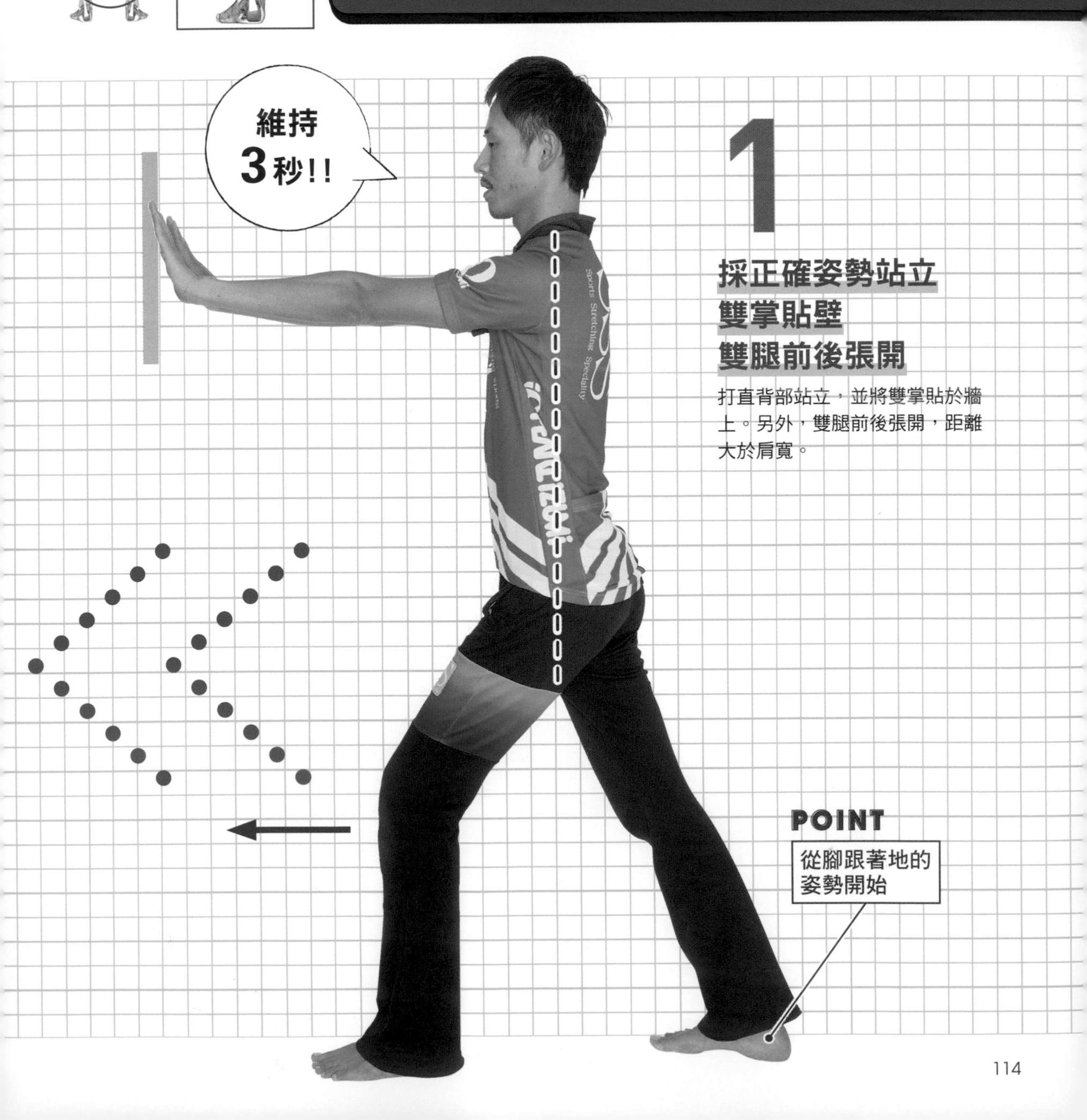

1 採正確姿勢站立 雙掌貼壁 雙腿前後張開

打直背部站立，並將雙掌貼於牆上。另外，雙腿前後張開，距離大於肩寬。

POINT

從腳跟著地的姿勢開始

伸展的益處

比目魚肌是維持站姿，每天都會活動的肌肉，因此也是相當容易疲勞的部位。工作需要經常站立者，只要伸展比目魚肌，隔天就能感到雙腳輕盈許多。

伸展目標

後腳的腳踝彎曲
與地面呈45度角
另一隻腳的膝部，
則是朝向前方彎曲。

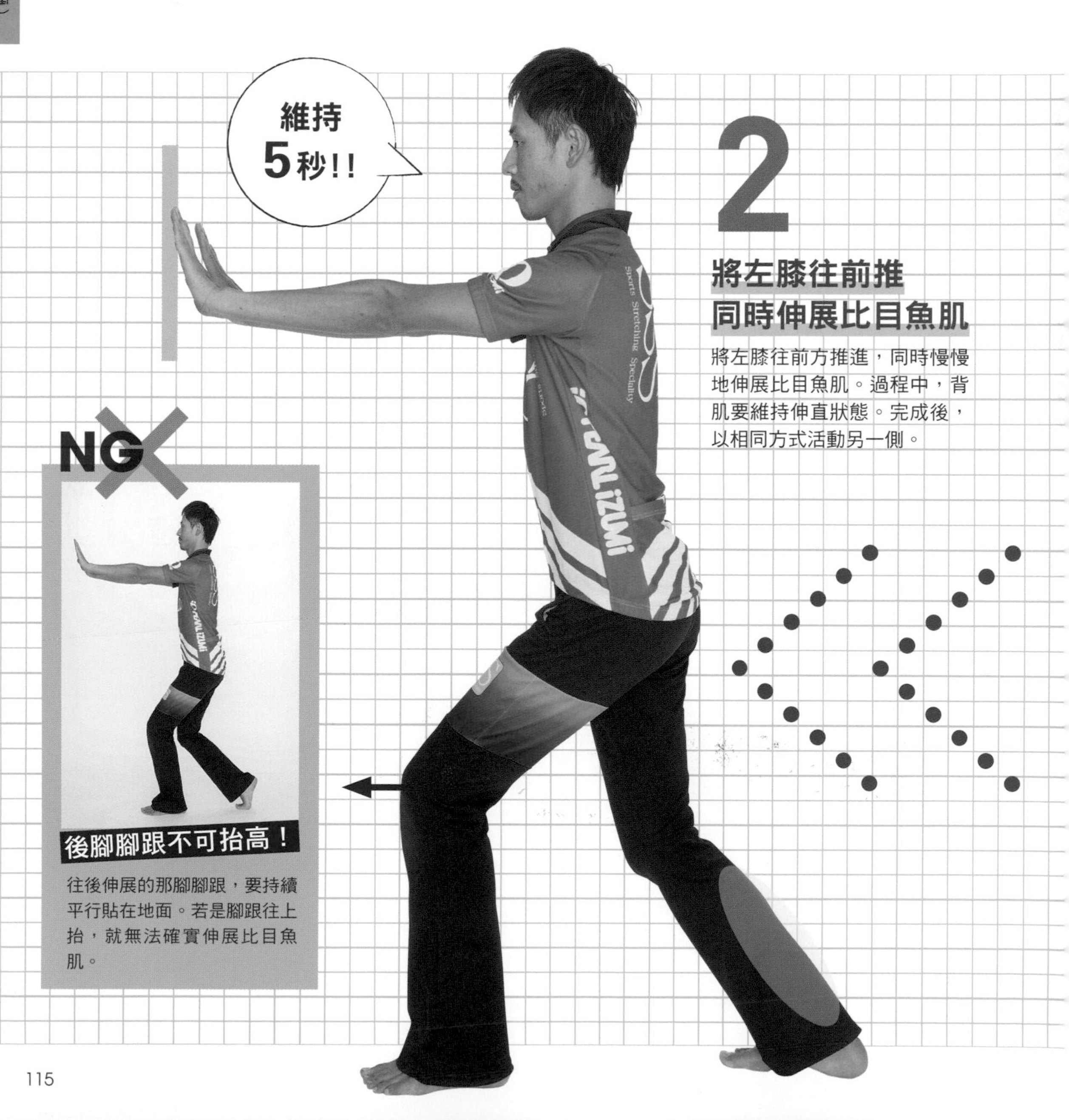

2

將左膝往前推 同時伸展比目魚肌

將左膝往前方推進，同時慢慢地伸展比目魚肌。過程中，背肌要維持伸直狀態。完成後，以相同方式活動另一側。

後腳腳跟不可抬高！

往後伸展的那腳腳跟，要持續平行貼在地面。若是腳跟往上抬，就無法確實伸展比目魚肌。

脛前肌 有效讓步行變得更順暢！

小腿伸展操

\ 伸展的肌肉 /

伸展位於小腿正面的肌肉

脛前肌是位於小腿正面的肌肉，主要可讓腳踝彎曲，並維持足弓狀態。另一方面，脛前肌在步行時可使往前踏出的那一腳的腳踝彎曲，同時也能讓接觸地面的腳掌固定不亂動。

1 雙腳伸展坐在地板上 雙掌置於身體後方 左腿膝部彎曲

將雙腿伸直後坐在地板上，同時將雙掌置於身體後方。接著讓上半身略為往後反弓，同時彎曲左腿膝部。

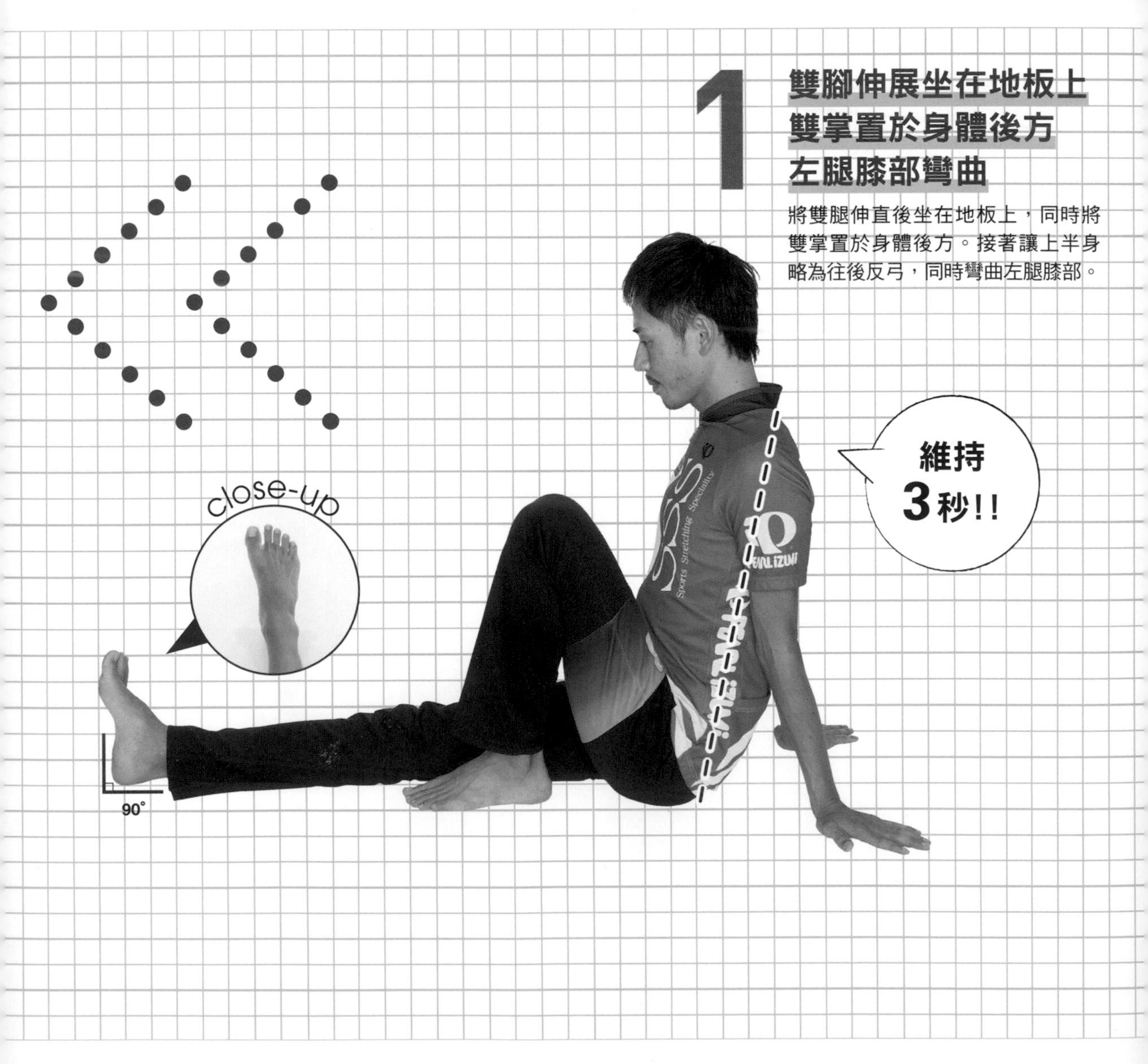

伸展的益處

在步行或跑步時，脛前肌可緩衝雙腳接觸地面時所產生的衝擊力。因此很容易在馬拉松或健走中，因為運動過度而受傷。經常跑步的人，建議平時多多伸展脛前肌。

伸展目標

打直那一腳的腳踝（小腿），若能以接近180度的角度彎曲就OK。但是動作不可太快。

2 打直那一腳的腳尖盡可能地往前伸展

伸展右腳的腳尖。不是只有彎曲腳趾，而是將注意力放在彎曲腳踝。

維持5秒!!

3 將伸展的腳尖回復至原先狀態

伸展之後，將腳尖恢復原先的狀態。過程中不可過度施力，一樣慢慢地恢復原狀。完成後，以相同方式活動另一側。

維持3秒!!

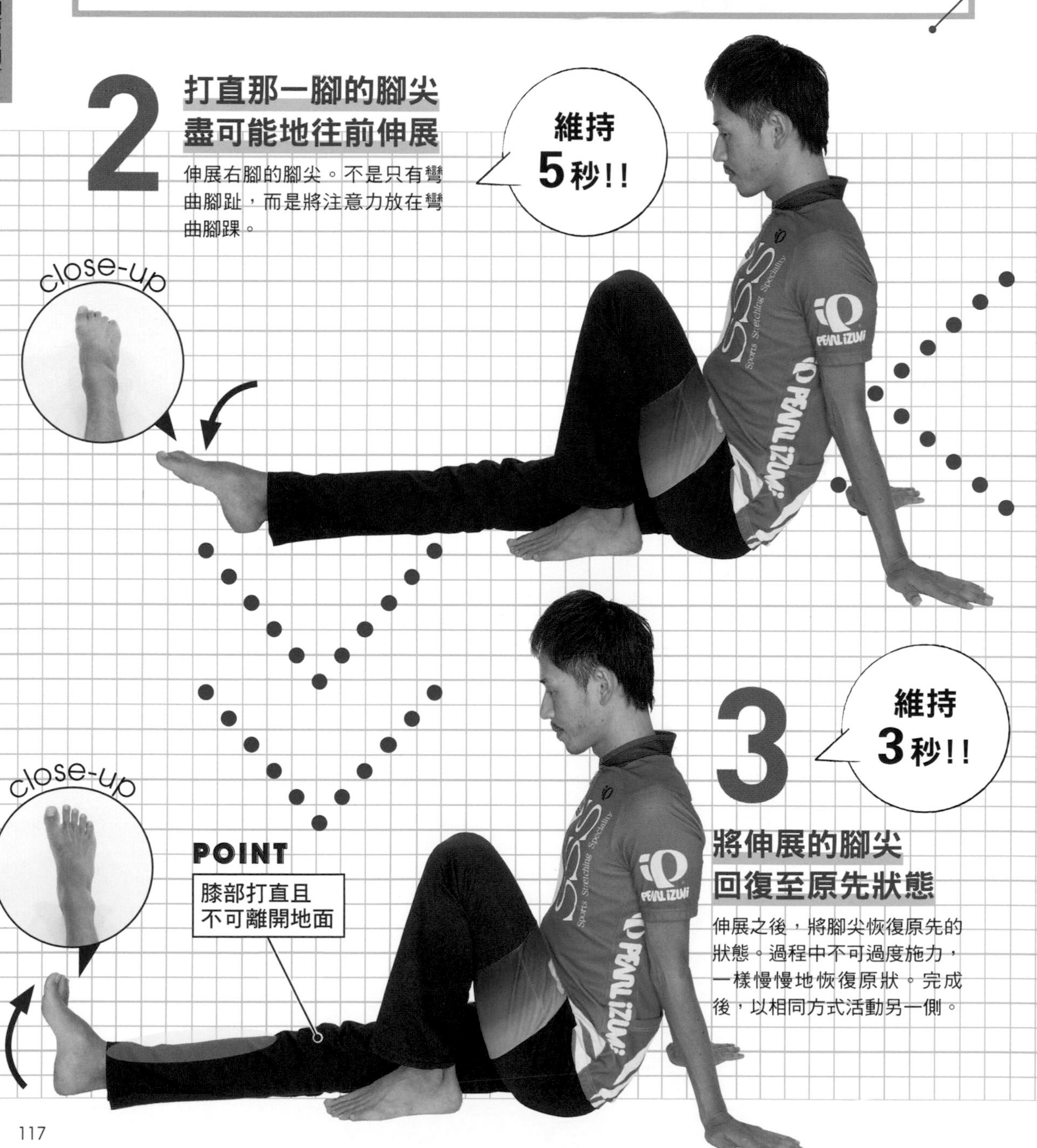

足底肌群 有效 預防步行或站立造成雙腿疲勞！

足底伸展操

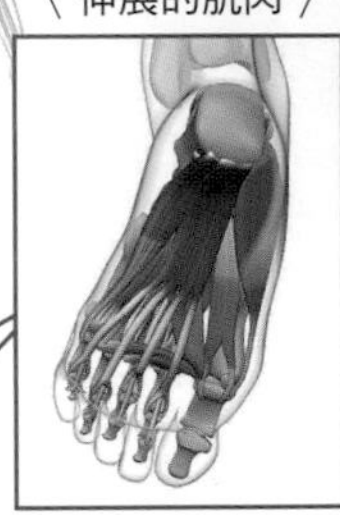

伸展位於足底的肌肉

足底有許多小肌肉聚集，這些肌肉統稱為足底肌群。這些肌肉的主要功能包括維持足弓形狀以及彎曲腳趾。由於足底是經常支撐體重的部位，因此建議各位應不定期地給予伸展放鬆。

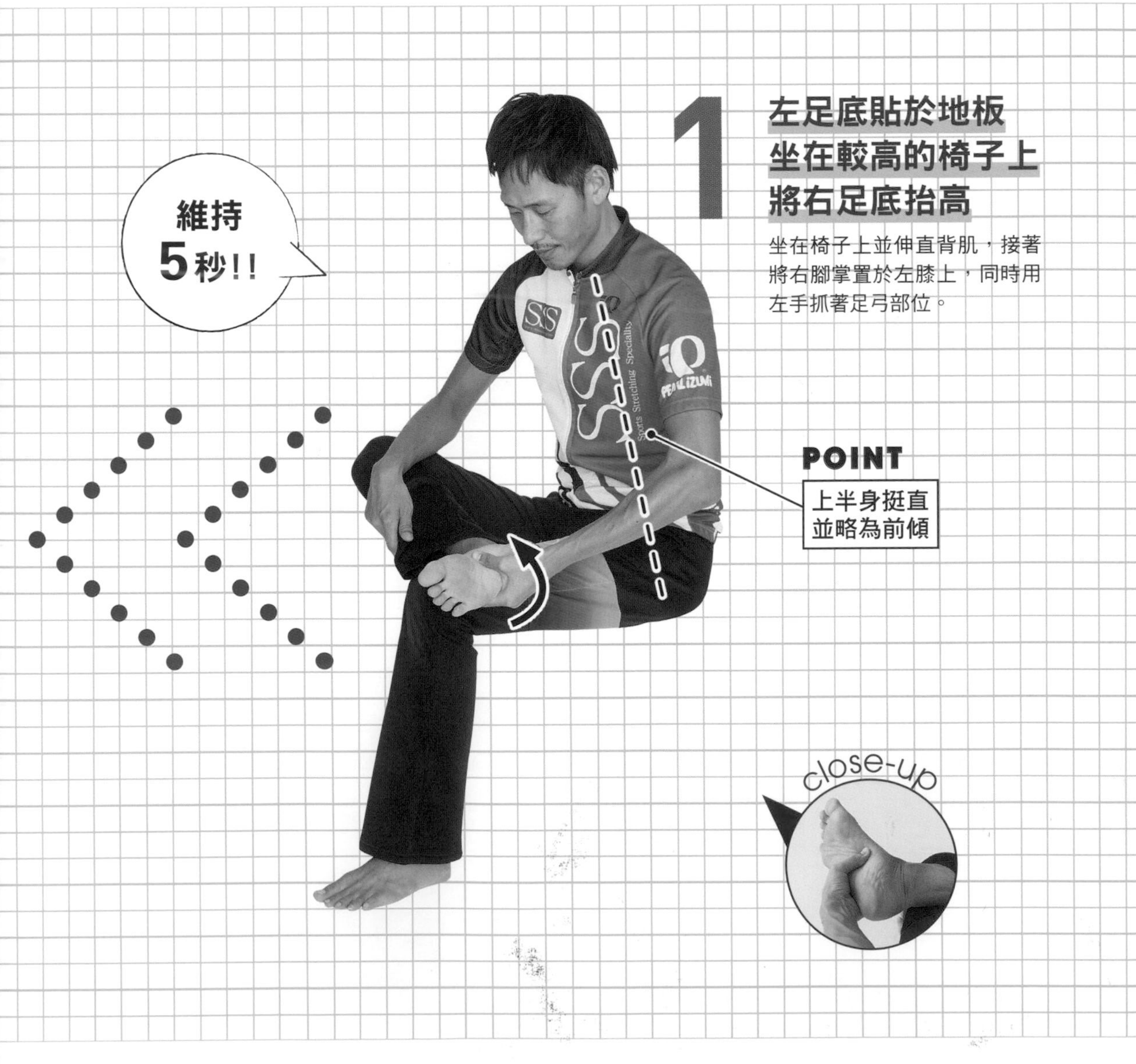

1 左足底貼於地板 坐在較高的椅子上 將右足底抬高

坐在椅子上並伸直背肌，接著將右腳掌置於左膝上，同時用左手抓著足弓部位。

伸展的益處

足底是持續支撐全身體重的部位，所以相當容易感到疲勞。由於許多人會因此抽筋，所以站立工作時間長或步行距離長的日子，都應該透過伸展操加以放鬆。

伸展目標

用力扭動腳拇趾腹，
使其朝向地板那一方。
在伸展過程中，
腳踝需固定不動。

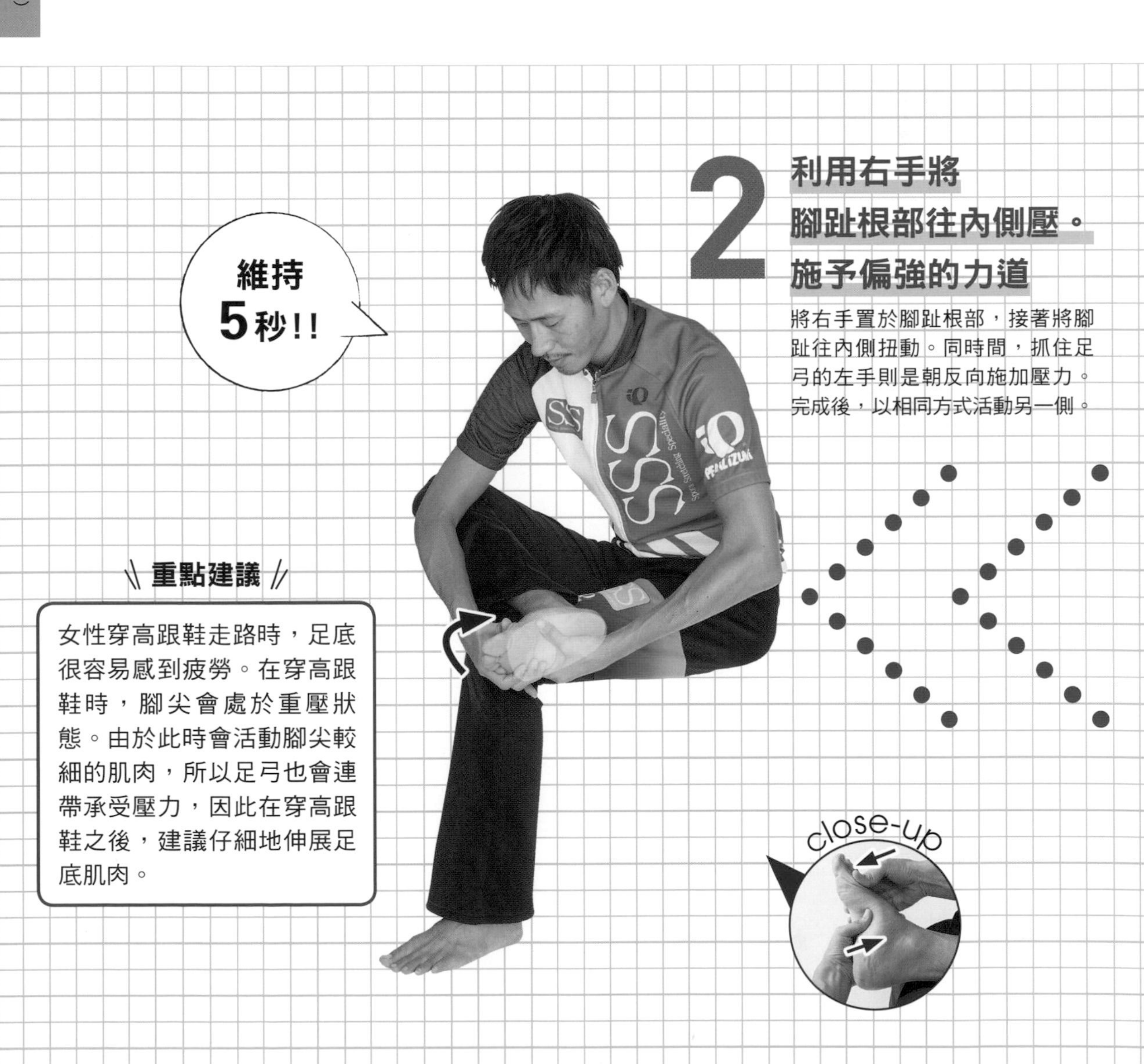

2 利用右手將腳趾根部往內側壓。施予偏強的力道

將右手置於腳趾根部，接著將腳趾往內側扭動。同時間，抓住足弓的左手則是朝反向施加壓力。完成後，以相同方式活動另一側。

重點建議

女性穿高跟鞋走路時，足底很容易感到疲勞。在穿高跟鞋時，腳尖會處於重壓狀態。由於此時會活動腳尖較細的肌肉，所以足弓也會連帶承受壓力，因此在穿高跟鞋之後，建議仔細地伸展足底肌肉。

身體僵硬＝容易變胖，這是謠言還是事實？

是真的。一旦身體僵硬，體質就會變得易胖

許多身材偏瘦的人，其身體筋骨都較為柔軟。這，其實不是單純的偶然。身體之所以會變得僵硬，全是因為肌肉難以伸展所造成。原本可自由伸縮的肌肉若是變得僵硬，就算在活動後鬆開力量，肌肉也無法恢復到原來的狀態。這種無法恢復原狀的現象，我們就稱之為「僵硬」。

肌肉可透過收縮・放鬆的方式來發揮促進血液循環的幫浦作用。一旦肌肉變得僵硬，肌肉的幫浦機能就會無法正常運作，導致體內多餘的水分及老廢物質無法排出而堆積在體內。隨著血液循環不佳且老廢物質不斷堆積，肢體自然會開始出現水腫等問題。此時，人體內也會有乳酸堆積，造成疲勞感無法正常消除。如此一來，肌肉會變得愈來愈僵硬，一旦肌肉變得僵硬，肢體動作就會變得遲緩。在這種情況之下，任何人都無法積極地運動或活動身體，最後使身體變得容易發胖。

只要透過伸展操提升肌肉的柔軟性，促使肌肉能順暢地收縮與放鬆，那麼血液循環自然就會變好。如此一來，肢體就不再水腫。只要身體變得輕盈，日常生活中的動作就會較為俐落，並使我們不會容易發胖。

第3章

輕鬆解決不適症狀

改善不適症伸展操

伸展操的主要目的是提高身體的柔軟性。

單純伸縮肌肉的行為雖然單調，

但卻能夠改善肢體水腫等等

各種身體不適症狀。

對於人體的益處並不算少。

最重要的是隨時提醒自己維持正確姿勢

肩膀僵硬

不適症狀 1

1

面向前方站立 右臂抱頭

身體正面朝向前方並直立，再用右手臂抱頭。此時，身體應直立不可彎曲。

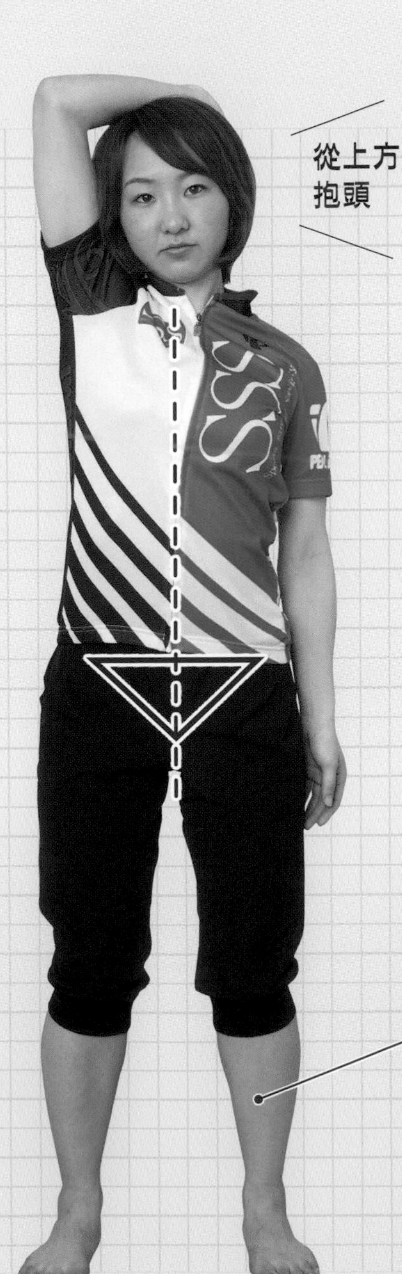

POINT

雙腳張開與肩同寬

改善方式

辦公桌前坐太久或滑手機滑太久，都會使我們的頸部長時間維持在前傾狀態，如此一來就會造成頸部周圍的肌肉變硬。這就是引發肩膀僵硬的主要原因。當肩膀僵硬的症狀過於嚴重時，甚至可能會使人感到頭痛。一開始請利用伸展操，徹底放鬆頸部背側與背部的肌肉。除此之外，每個人都要隨時提醒自己，平時都要維持正確姿勢，以避免肌肉在日常生活中的負荷過大。

肩膀僵硬是頸肩肌肉緊繃所造成，因此請伸展頭部到肩部的肌肉。

2

頭部往右前方傾倒

頭部朝右前方慢慢地傾倒

抱頭的手臂施力，讓頭部往右前方傾倒。此時，請想像著讓自己的頭部盡可能遠離左肩。完成後，以相同方式活動另一側。

維持5秒!!

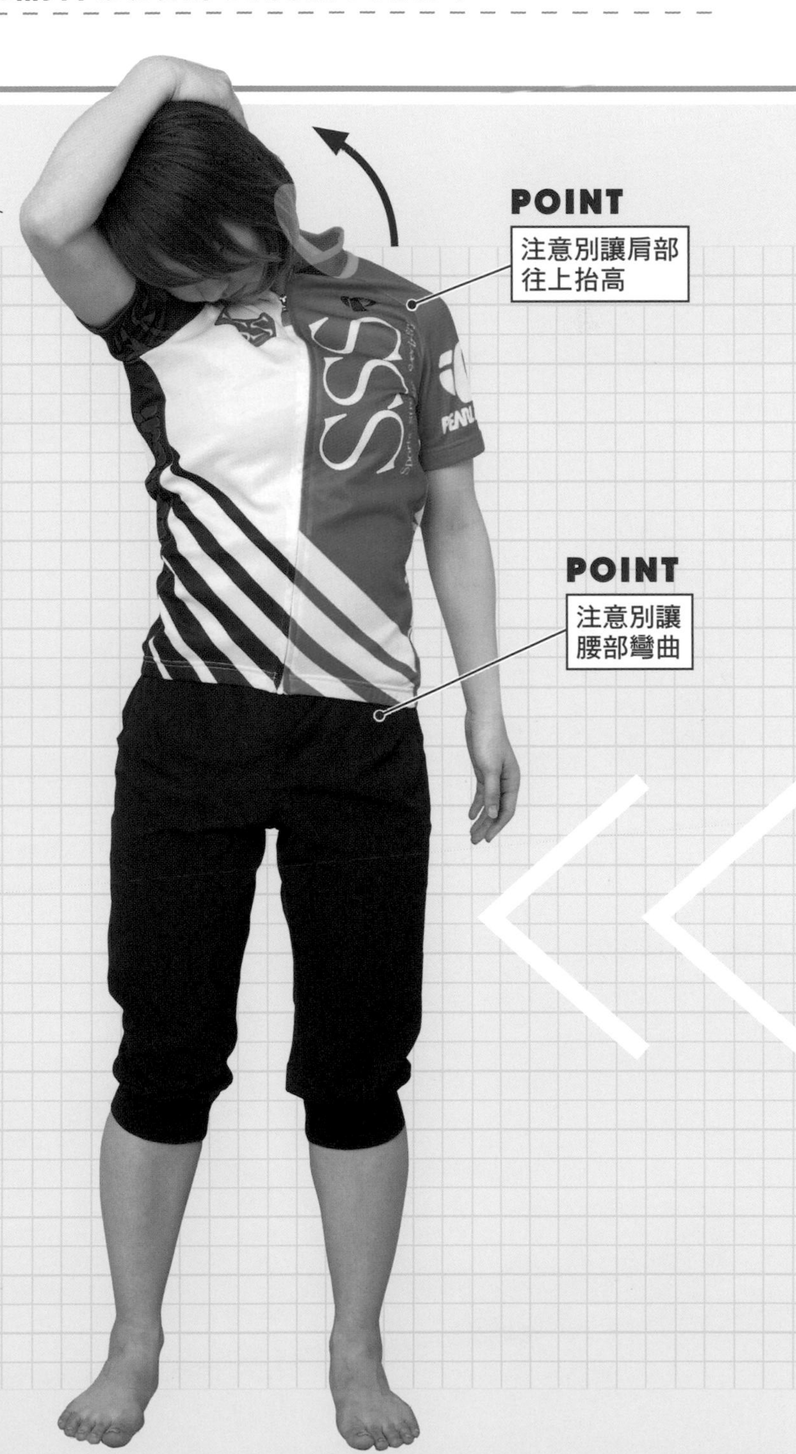

POINT
注意別讓肩部往上抬高

POINT
注意別讓腰部彎曲

從側面觀察…

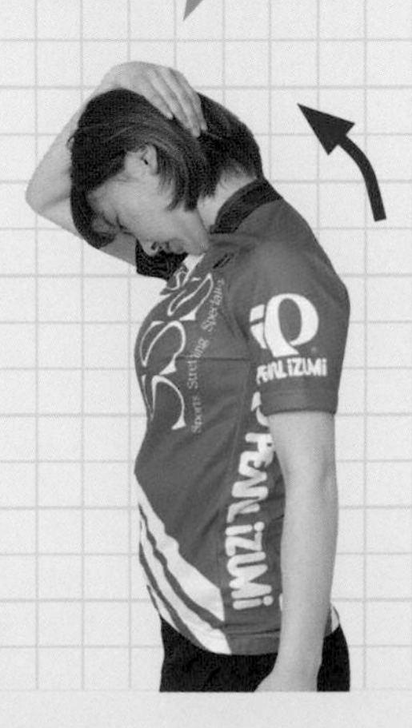

重新檢視運動量與步行方式

腰痛

不適症狀 2

改善方式

位於人體中心的腰部，在日常的活動當中也是十分重要的部位。一旦腰部出狀況，不只簡單的動作辦不到，還會使人坐立難安。隨著年齡增長，腰部問題會更常見，但近年來因為姿勢及步行方式不佳的問題，導致有愈來愈多人從年輕就深受腰痛所苦。

改善腰痛的方式，就是讓腰部周圍僵硬的肌肉放鬆。另外，也要提醒自己適度運動身體，同時維持伸展背肌的姿勢。

1 仰臥在地板上 調節呼吸狀態

平躺仰臥於地板上，臉部朝向正上方。此時雙肩不要施力，讓全身處於放鬆的狀態下。

POINT

自然地呼吸

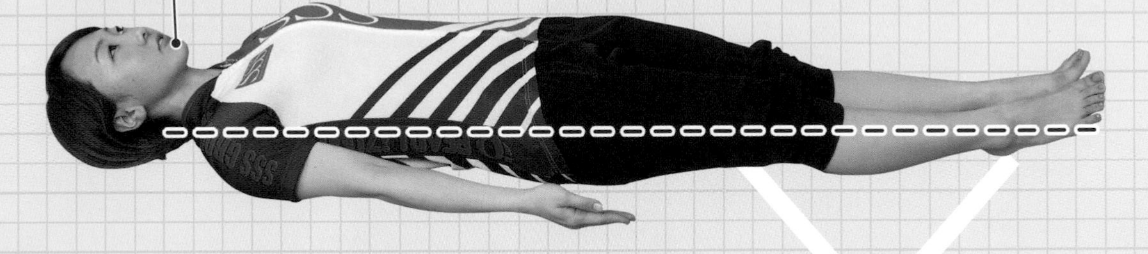

2 身體維持直立狀態 立起左膝

雙肩貼於地板，並且立起左膝。臉部持續朝向上方，雙手自然地置於身體兩側。

立起膝部

腰痛是姿勢不良及步行方式錯誤所造成，應躺著改善腰部周圍肌肉的僵硬問題。

3 將右腳輕靠在彎曲的左腳大腿上

抬起右腳，並且靠在膝部彎曲的左腳上。此時，背部必須緊貼在地板上。

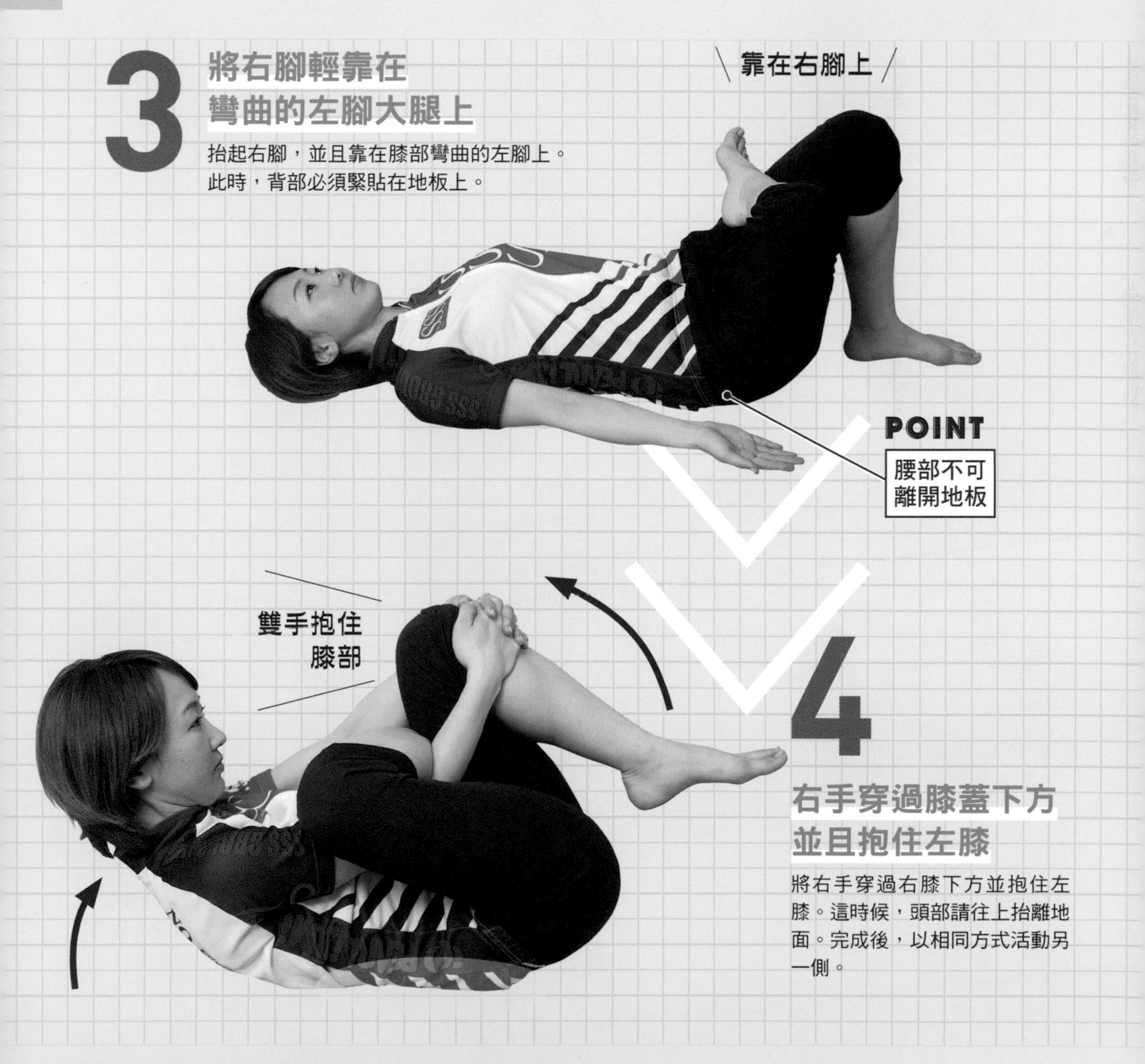

4 右手穿過膝蓋下方並且抱住左膝

將右手穿過右膝下方並抱住左膝。這時候，頭部請往上抬離地面。完成後，以相同方式活動另一側。

改善令人在意的雙腳冰涼問題

虛冷

不適症狀 3

改善方式

虛冷的成因與生活習慣有關，尤其與飲食習慣的關係更為密切。例如過量攝取加工過的精製食品，會導致蛋白質、脂肪以及糖分攝取過量，進而引發礦物質及維生素攝取不足的問題。這些都是引起虛冷及貧血的主因。然而，要在忙碌的生活中改善飲食習慣，其實是一件相當困難的事。這時候，伸展操其實是個好選擇。只要改善雙腿的血液循環，提升身體的代謝力，就可順利改善虛冷問題。

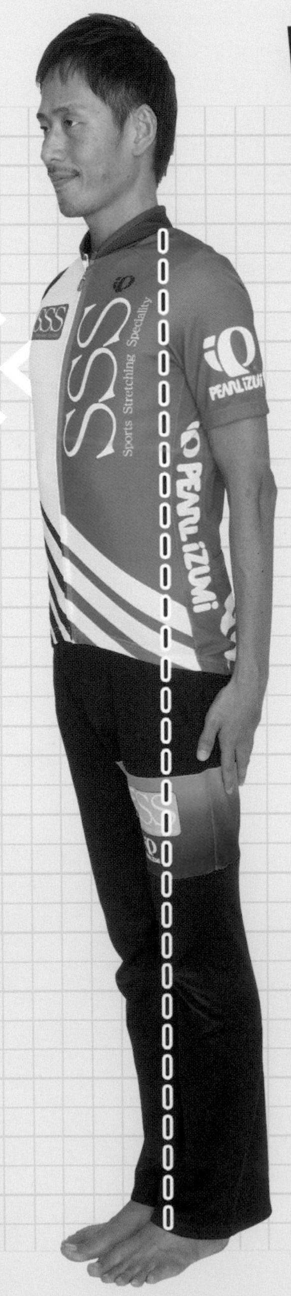

1 伸直背肌 拉攏肩胛骨

在維持正確站姿上，最重要的關鍵在於軀幹。因此要將注意力集中在背骨連結而成的「脊柱」與支撐脊柱的「骨盆」。

2 腳趾交互彎曲 運用腳趾步行

腳趾左右交互彎曲及伸展，藉此往前移動身體。在過程當中，腳掌不可離開地板。

3 快速前進的訣竅 在於想像抓住地面

磨擦磨擦…

若是無法順利前進，請想像著用腳掌抓住地面的方式前進。只要能夠前進50公分就OK。

虛冷的主因是血液循環不良，利用伸展操來改善代謝狀態吧！

無法用腳趾走路的人可以這麼做

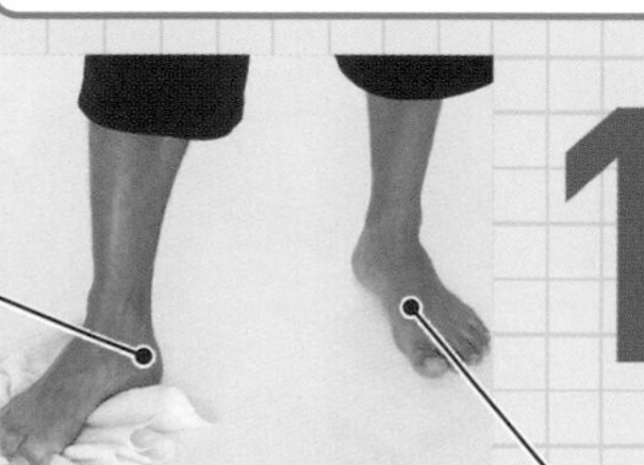

1 將一條毛巾置於一隻腳下

將重心集中於一隻腳，另一隻腳則是往前踏出。接下來，將毛巾置於往前伸的腳下，並用腳趾捲動毛巾。

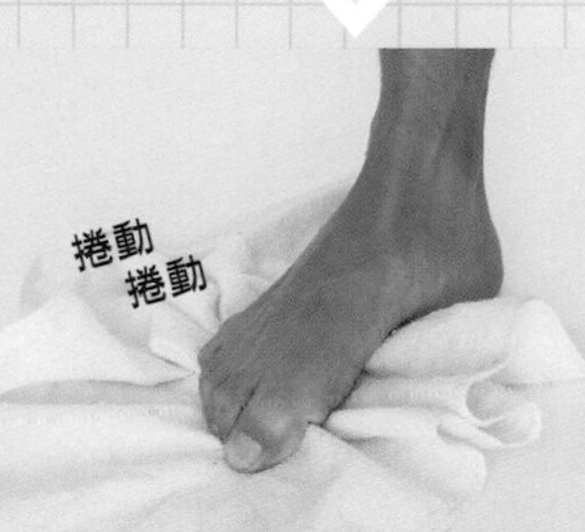

2 有節奏地活動腳趾逐步地捲動毛巾

從腳趾根部彎曲腳趾，並不斷地捲動毛巾。盡可能地以石頭跟布的感覺，反覆地張開與收起腳掌趾頭。

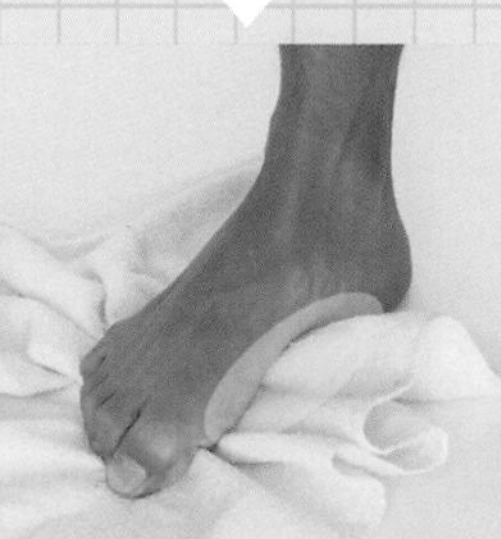

3 將整條毛巾捲向自己

用力地張開與收起腳掌，讓自己感到足弓確實地伸縮活動。完成後，以相同方式活動另一側。

伸展骨盆以減輕疼痛

生理痛

不適症狀 4

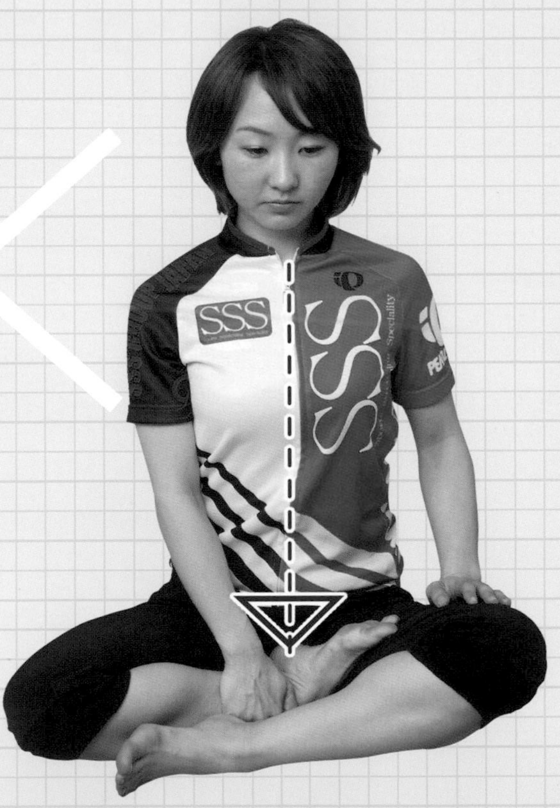

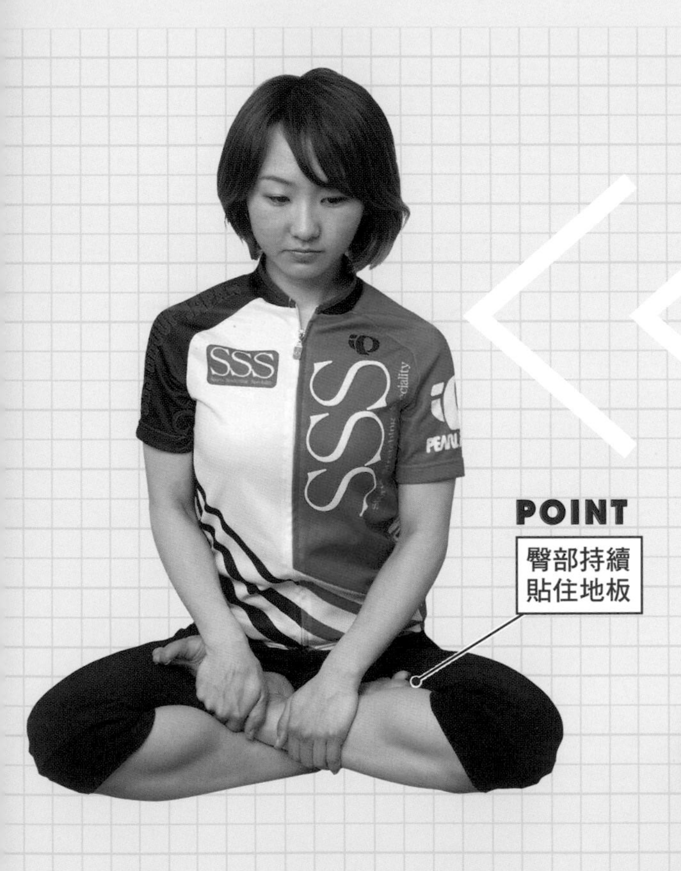

1 挺直身體坐在地板 右腳置於左大腿

伸直背肌的坐在地板上，同時將右腳掌置於左大腿上。此時需注意別讓臀部離開地板。

2 將左腳掌 交疊於右大腿上

接下來將左腳掌交疊於右大腿，也就是採取盤腿坐姿。無法完成此動作者，只完成單側也OK。

生理期間的骨盆原本就是舒展狀態，但不正確的姿勢與生活習慣會使骨盆無法正常開合，進而引發生理痛。

改善方式

引發生理痛的原因相當多樣化。黃體素分泌量引起的全身無力、肢體水腫；子宮收縮引起的腰痛與虛冷；以及血流停滯引起的鬱血。這些問題都會引發疼痛不適。一旦出現鬱血問題，以骨盆為中心的血液循環就會變差，並使人感到鈍痛感以及腰部一帶出現沉重的感覺。原本在生理期間，骨盆會舒展開來，但骨盆若無法順利舒展，就會引發鬱血。因此要讓歪斜的骨盆回復到正確的位置。

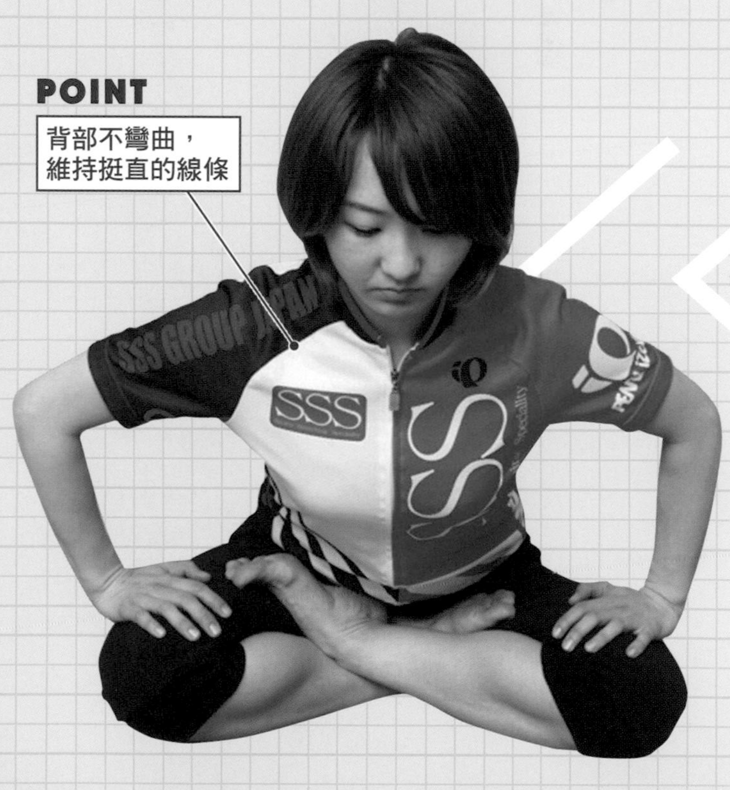

POINT

背部不彎曲，
維持挺直的線條

從側面觀察…

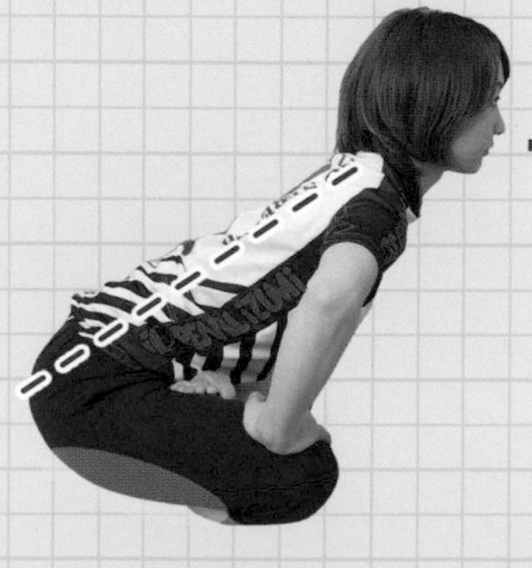

3 雙手置於大腿 上半身往前傾倒

雙手放在大腿上，並讓上半身往前傾倒。此時，大腿背側不可離開地面。

只靠呼吸法就可燃燒脂肪

肥胖

不適症狀 5

改善方式

各位在日常生活中，有注意到呼吸法的問題嗎？當壓力過大或工作忙碌時，人體的呼吸就會隨著變淺。當人體內部缺乏氧氣，代謝力就會下降，連帶著脂肪燃燒效率也會降低。其實氧氣能夠讓名為脂肪酶的脂肪分解酵素活化。

此時，我們應將注意力集中在「橫膈膜」。只要積極活動橫膈膜，就可對自律神經中的副交感神經產生刺激，如此就能改善血液循環。

POINT
用口吸氣5秒
吸氣
維持
5秒!!
POINT
集中精神讓背部
形成完美的S曲線

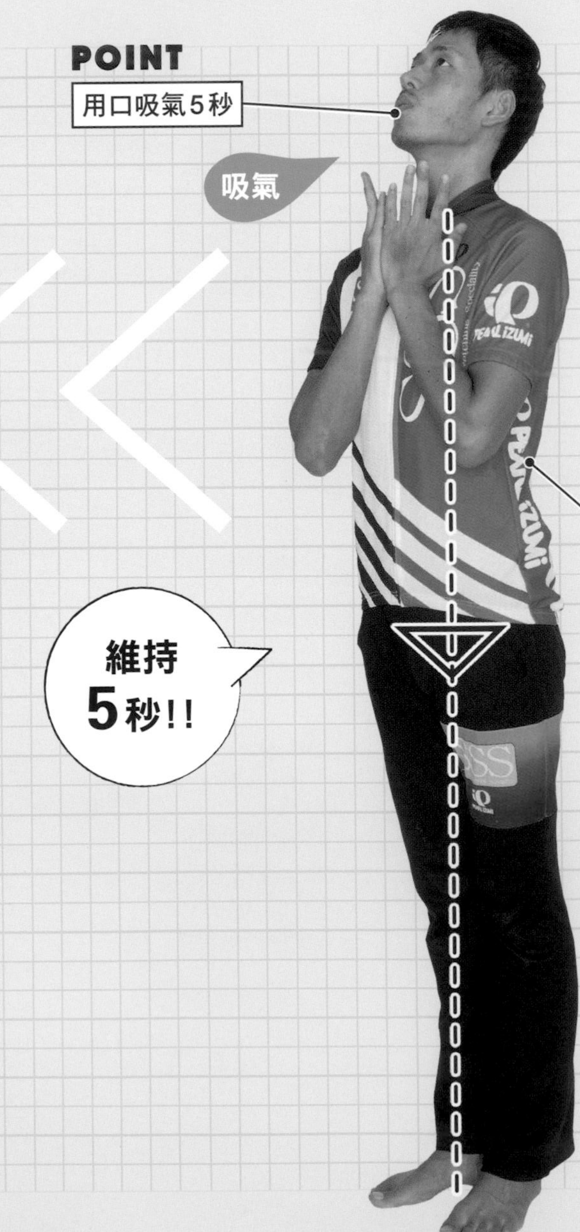

1 抬高下巴 吸入空氣

稍微抬高下巴，接著邊輕按頸部肌肉邊吸氣。此時想像著自己在拉高橫膈膜。

若是呼吸過淺，氧氣及養分就會無法送達細胞，造成體質不易變瘦！

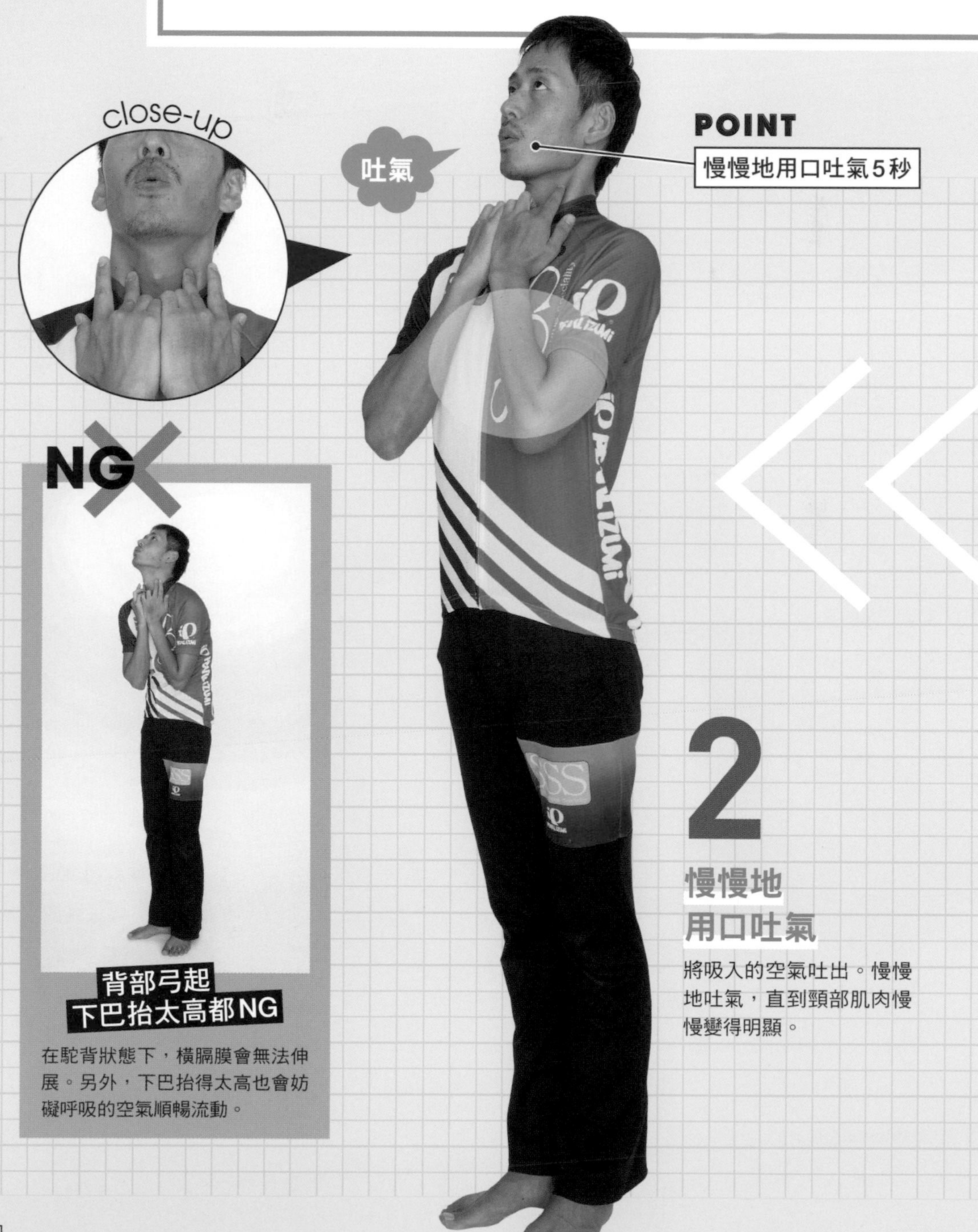

2 慢慢地用口吐氣

將吸入的空氣吐出。慢慢地吐氣，直到頸部肌肉慢慢變得明顯。

背部弓起下巴抬太高都NG

在駝背狀態下，橫膈膜會無法伸展。另外，下巴抬得太高也會妨礙呼吸的空氣順暢流動。

長期持續會引發各種問題

睡眠不足

不適症狀6

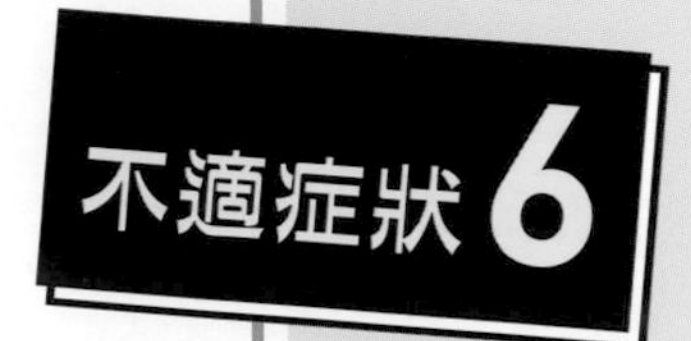

改善方式

睡眠不足雖然不算是一種疾病，但若是持續太久，對身心都會有不良影響。每個人都不希望自己的判斷力變差，更不願工作或念書的效率變差。在睡眠不足時，可利用正確的呼吸法來伸展身體。雖然呼吸法相當簡單，只要用鼻子吸氣、嘴巴吐氣，但在早上醒來躺在床上時，這麼做卻能讓自己神清氣爽。

POINT
用鼻子吸氣5秒
吸氣
POINT
鬆開肩膀的力量，讓全身處於放鬆狀態

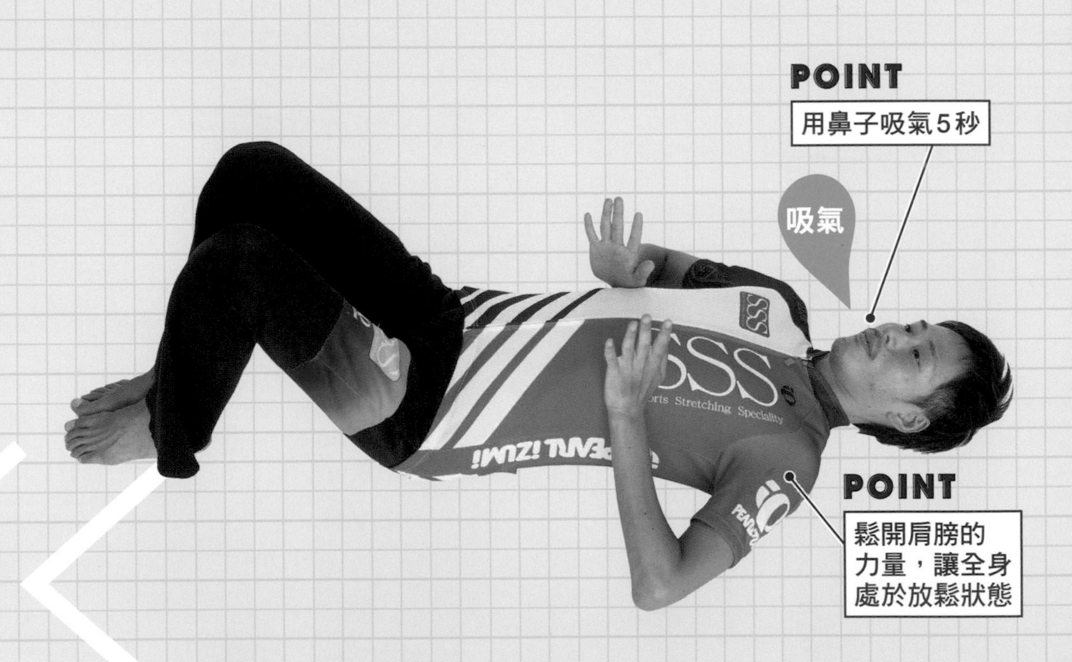

1 仰臥躺在地板上立起雙膝

採仰臥姿勢躺在地板上，同時立起雙膝。此時，臉部朝向上方，並將雙手置於肋骨上。

睡眠不足雖然不是病，

但對身心健康卻有危害。

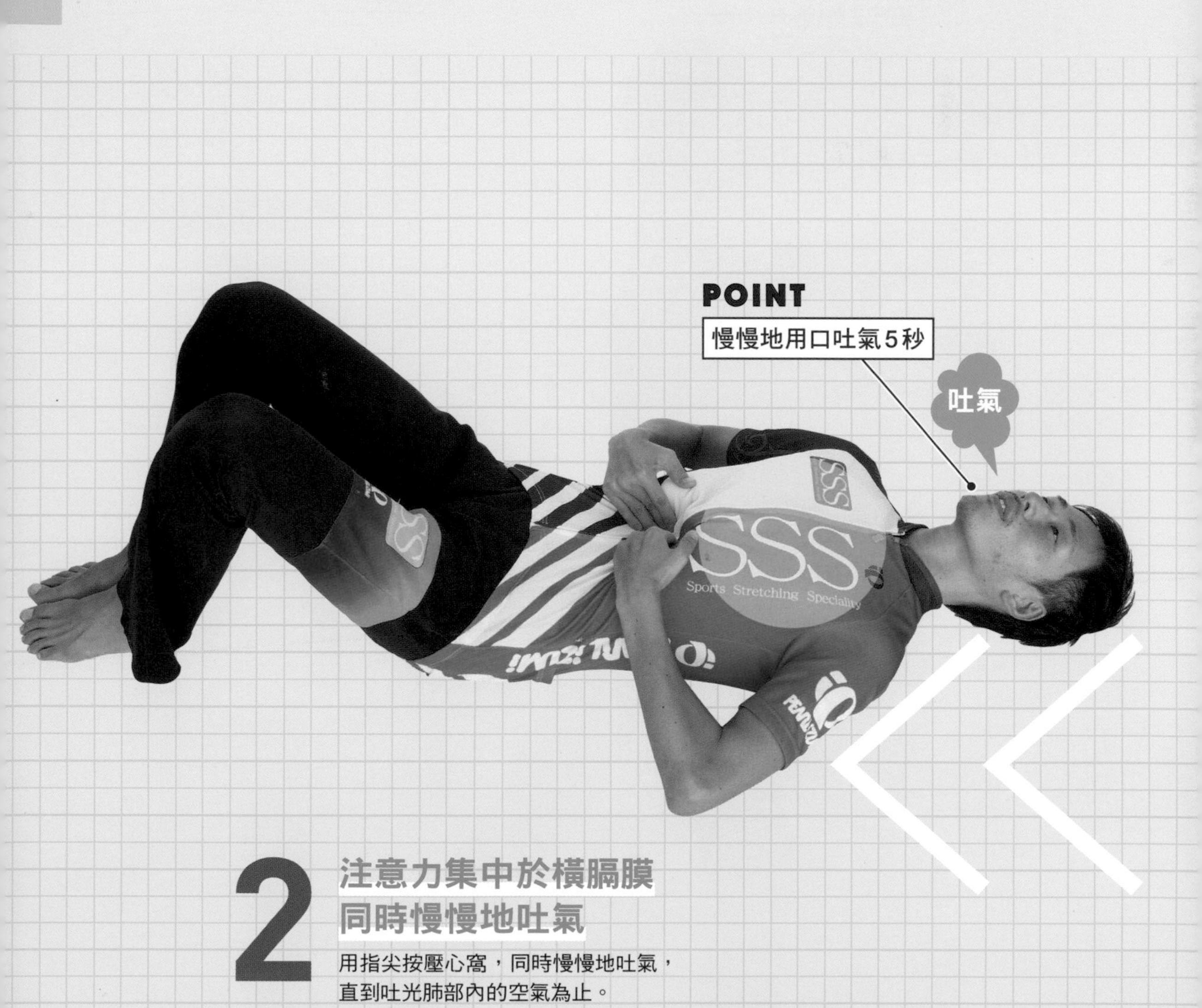

2 注意力集中於橫膈膜同時慢慢地吐氣

用指尖按壓心窩，同時慢慢地吐氣，
直到吐光肺部內的空氣為止。

利用全身伸展操予以消除

慢性疲勞

不適症狀 7

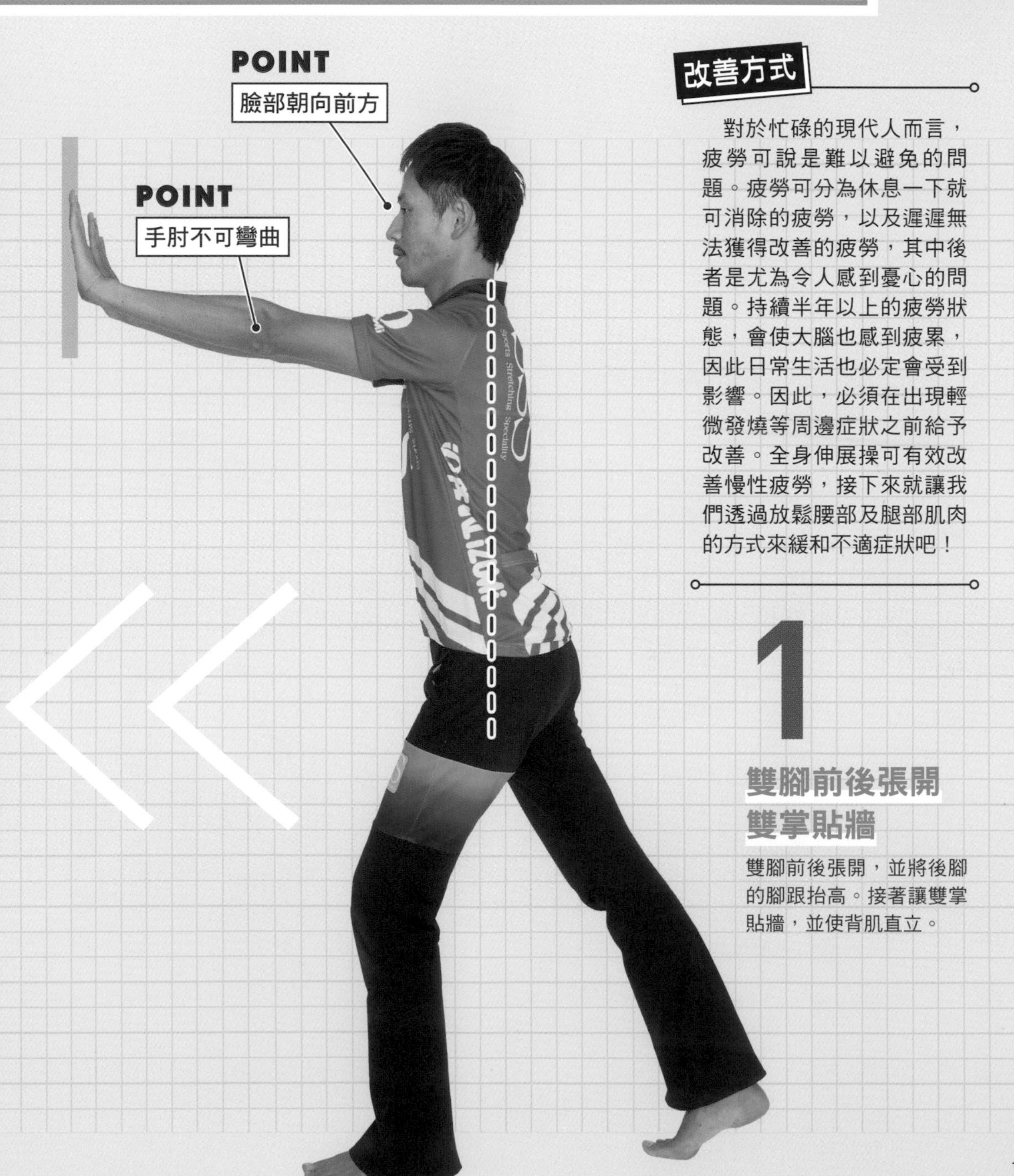

改善方式

對於忙碌的現代人而言，疲勞可說是難以避免的問題。疲勞可分為休息一下就可消除的疲勞，以及遲遲無法獲得改善的疲勞，其中後者是尤為令人感到憂心的問題。持續半年以上的疲勞狀態，會使大腦也感到疲累，因此日常生活也必定會受到影響。因此，必須在出現輕微發燒等周邊症狀之前給予改善。全身伸展操可有效改善慢性疲勞，接下來就讓我們透過放鬆腰部及腿部肌肉的方式來緩和不適症狀吧！

1

雙腳前後張開 雙掌貼牆

雙腳前後張開，並將後腳的腳跟抬高。接著讓雙掌貼牆，並使背肌直立。

長期持續的強烈疲勞狀態
必須盡早給予改善！

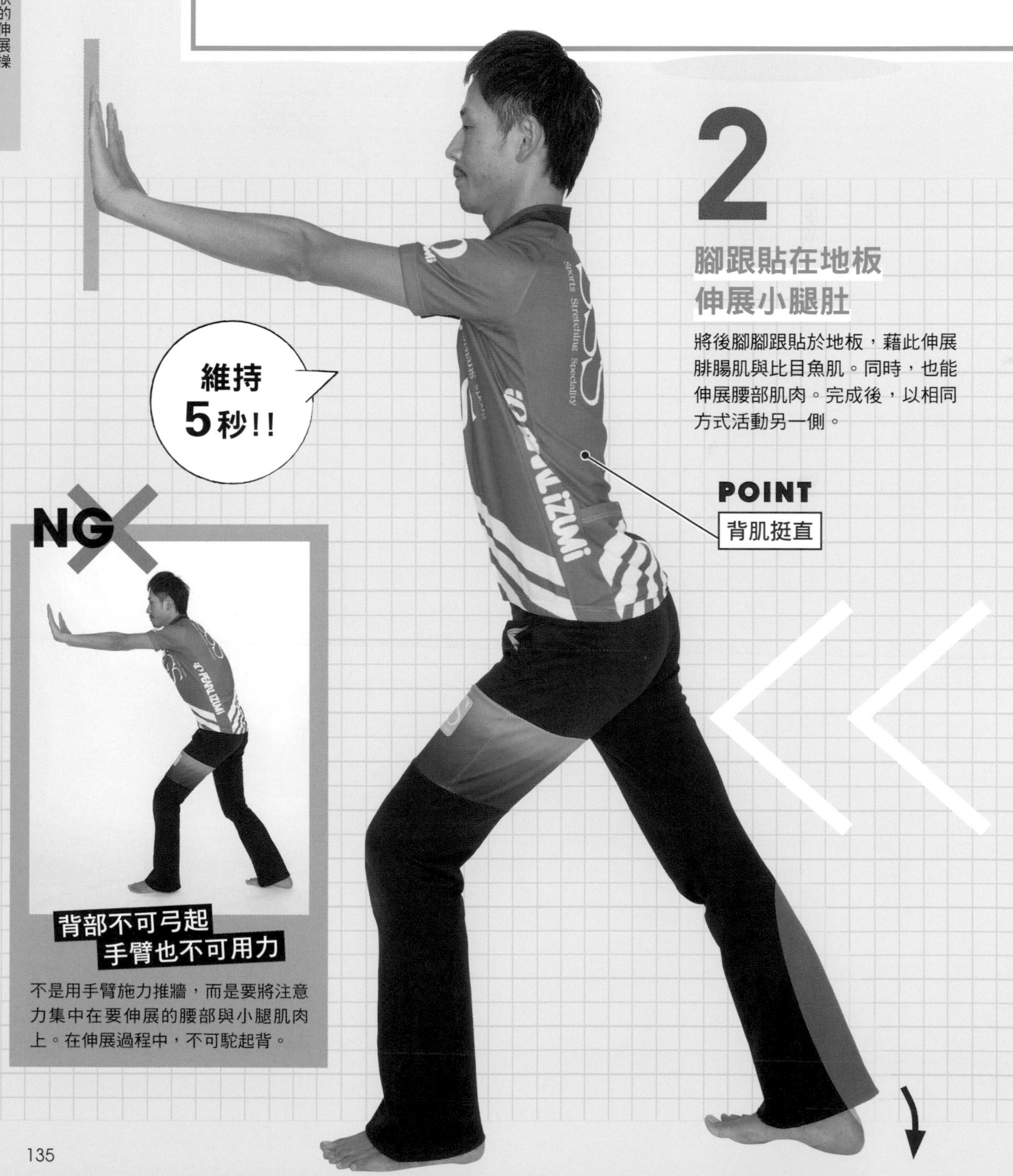

2
腳跟貼在地板 伸展小腿肚

將後腳腳跟貼於地板，藉此伸展腓腸肌與比目魚肌。同時，也能伸展腰部肌肉。完成後，以相同方式活動另一側。

背部不可弓起 手臂也不可用力

不是用手臂施力推牆，而是要將注意力集中在要伸展的腰部與小腿肌肉上。在伸展過程中，不可駝起背。

一旦不再做伸展操，身體會再次變得僵硬嗎？

身體的柔軟性不維持就會再次變回原狀

身體的柔軟度會隨著生活習慣及運動習慣而改變。就算利用伸展操讓身體變得柔軟，但只要一段時間沒做伸展操，身體就會回復至原先的狀態。既然已經學會伸展操的訣竅，建議各位應該要持續下去。

那麼，到底要多久做一次伸展操才夠呢？首先，平時完全不運動或筋骨較硬者，並不需要伸展全身，而是每天伸展主要部位約30分鐘左右。在頻率方面，盡可能地維持每週2～3次。只要養成習慣做了3個月的伸展操，之後只要每週做一次全身伸展操就可以。另外，也可以針對每天的疲勞部位或不適症狀，做些改善局部狀態的伸展操。

在做伸展操的時間點方面，基本上並沒有特別的限制，但伸展效果最好的時段是身體處於暖和狀態的入浴後。由於入浴後的肌肉較為放鬆，所以平時會感到疼痛的伸展姿勢，也會變得較為輕鬆完成。不過這些都只是參考值，無論是在起床後、上班時的休息時間，隨時隨地都能做伸展操。最重要的是，別將伸展操視為義務，而是要把伸展操變成一種習慣。

第4章

在日常生活中也要集中注意力於肌肉

伸展操應用篇

在日常生活的動作中，
我們會運動到各部位的肌肉。
即便是爬樓梯這種
看似平常的動作，
也要提醒自己正確運動肌肉。

應用姿勢 1

運用全身讓動作更順暢

一般步行

只要步行姿勢優美，就可有效燃燒脂肪！

平時走路容易累的人，通常都是因為只用腳走路。只要打直膝部用正確的姿勢步行，就可發揮全身運動與伸展效果，同時也能有效燃燒脂肪。

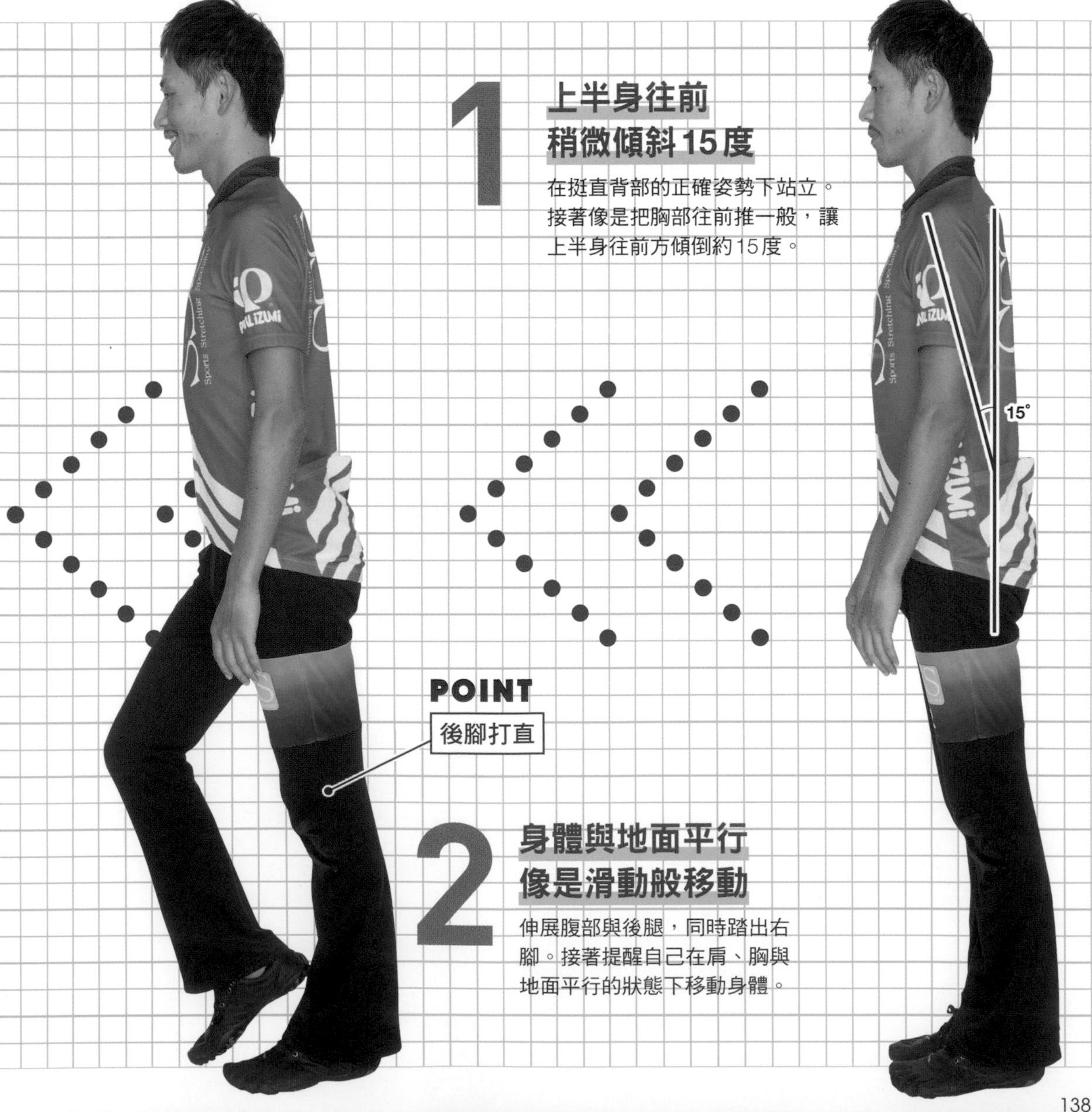

1 上半身往前稍微傾斜15度

在挺直背部的正確姿勢下站立。接著像是把胸部往前推一般，讓上半身往前方傾倒約15度。

2 身體與地面平行像是滑動般移動

伸展腹部與後腿，同時踏出右腳。接著提醒自己在肩、胸與地面平行的狀態下移動身體。

NG

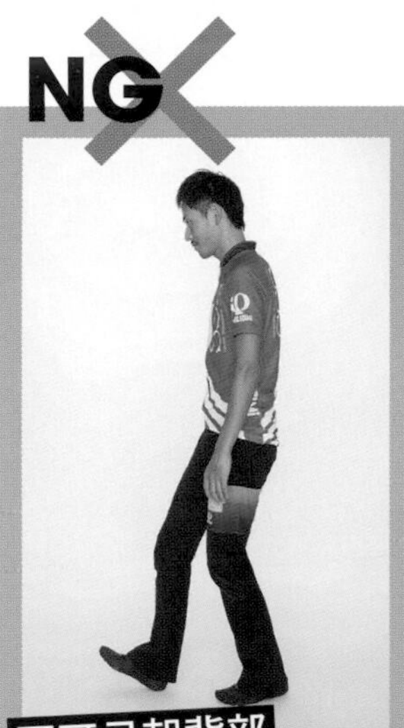

不可弓起背部 步伐內八也不行

雙腳呈內八走路時，膝部會無法使力，造成背部也呈現駝背狀態。如此一來，就變成只用腳走路。

NG

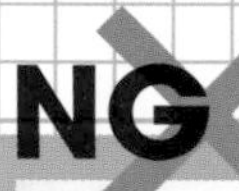

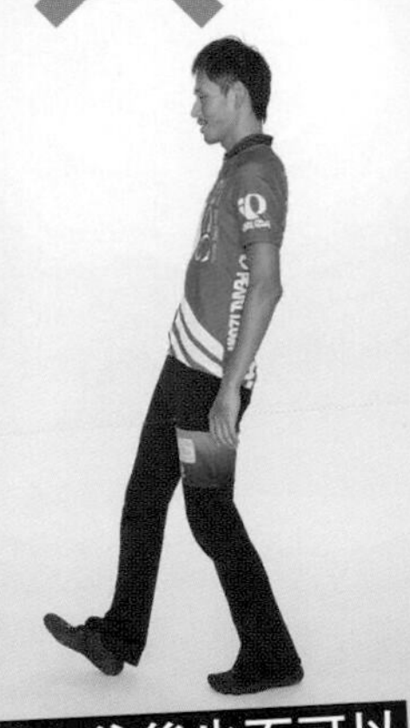

重心往後也不可以

相反地，也不可讓背部反弓。當背部反弓時，臀部就會無法施力，造成全身肌肉過度用力。

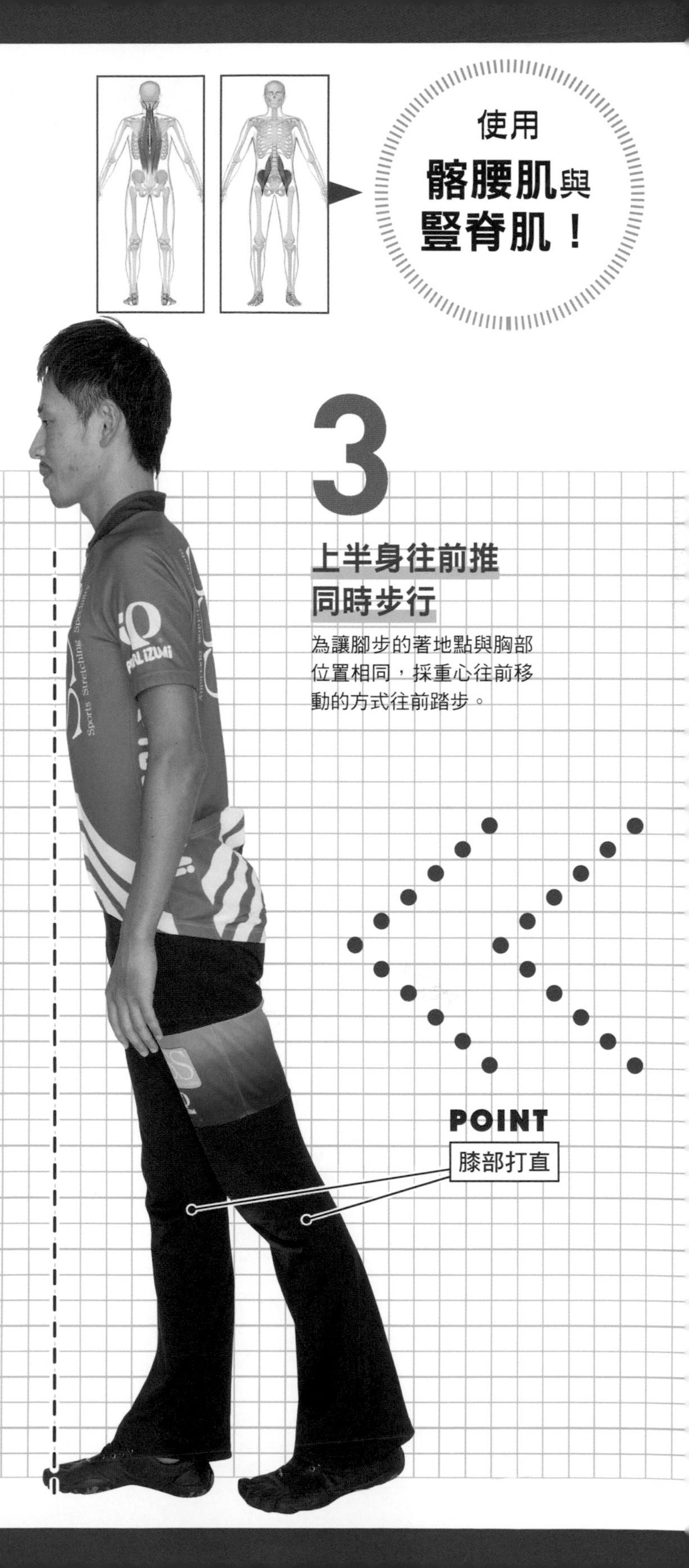

使用**髂腰肌**與**豎脊肌！**

3

上半身往前推同時步行

為讓腳步的著地點與胸部位置相同，採重心往前移動的方式往前踏步。

POINT

膝部打直

應用姿勢 2 走得正確也能當運動

高跟鞋步行

若步行方式與運動鞋相同，會使膝部彎曲！

無論是工作或私底下，高跟鞋是女性不可或缺的東西。不過穿高跟鞋時，走路方式千萬不能像穿平底鞋時一樣。為防止腿部與腰部受傷，只要走得正確，反而還能得到運動效果。

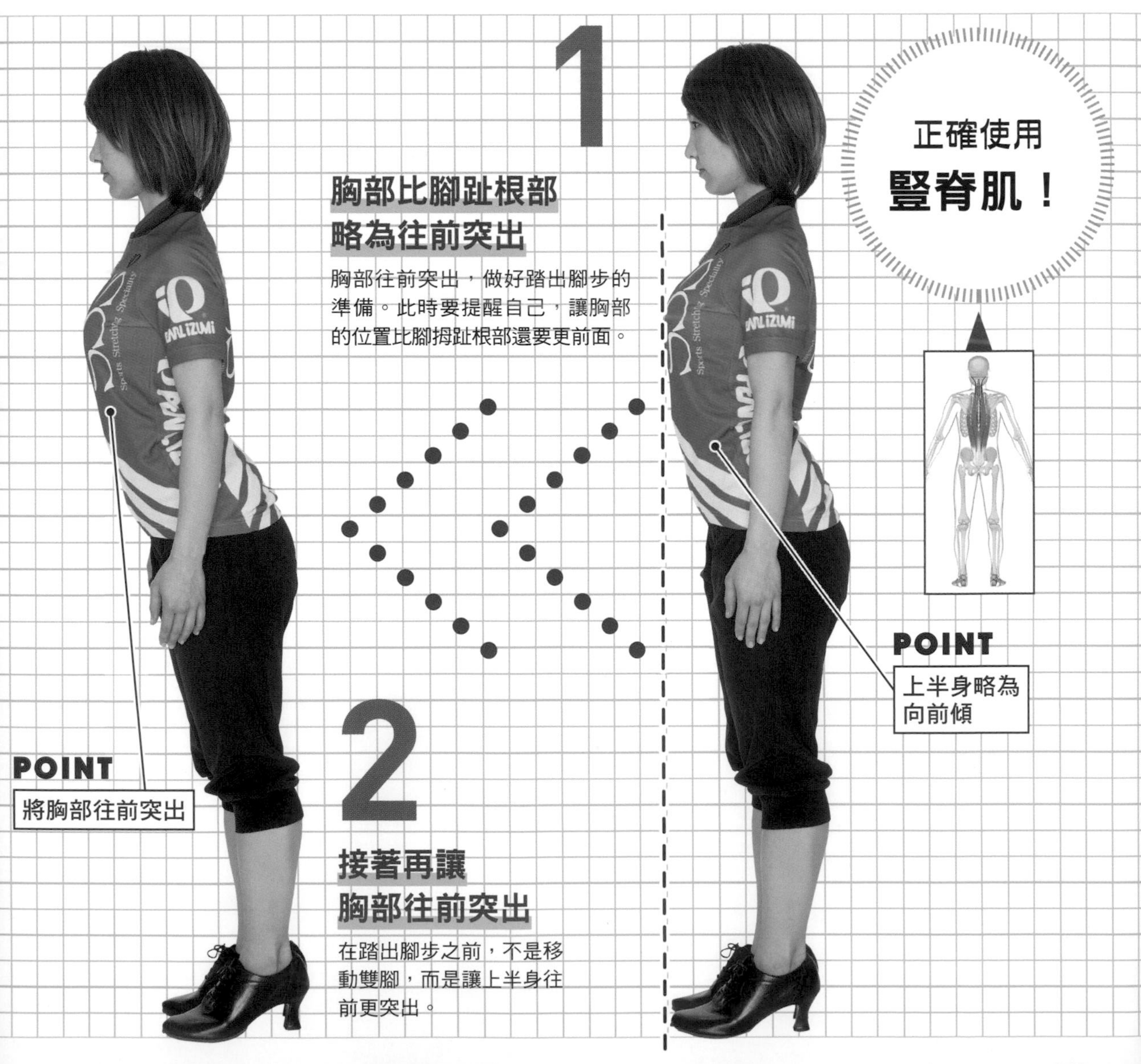

1 胸部比腳趾根部略為往前突出

胸部往前突出，做好踏出腳步的準備。此時要提醒自己，讓胸部的位置比腳拇趾根部還要更前面。

2 接著再讓胸部往前突出

在踏出腳步之前，不是移動雙腳，而是讓上半身往前更突出。

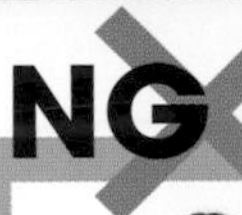

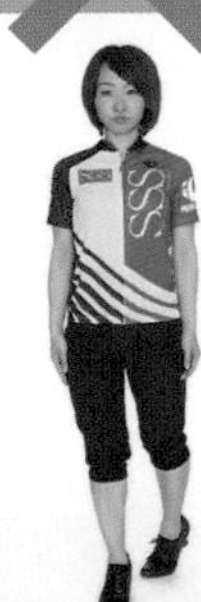

內八的走路方式會使臀部往下垂

若以駝背及內八的方式走路，全身肌肉都會處於鬆弛狀態，因此無法順利燃燒脂肪。在步行時，應縮緊臀部肌肉才對。

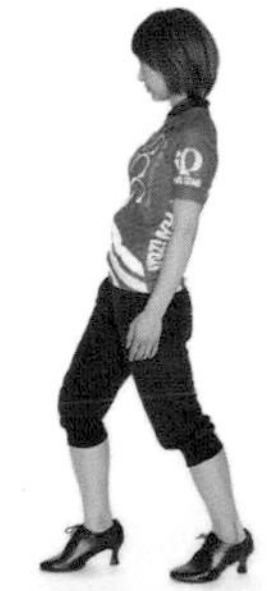

不可從腳跟踏出腳步

在穿高跟鞋走路時，千萬不可讓腳跟先著地，否則會使膝部彎曲，甚至造成腰部或腿部受傷。

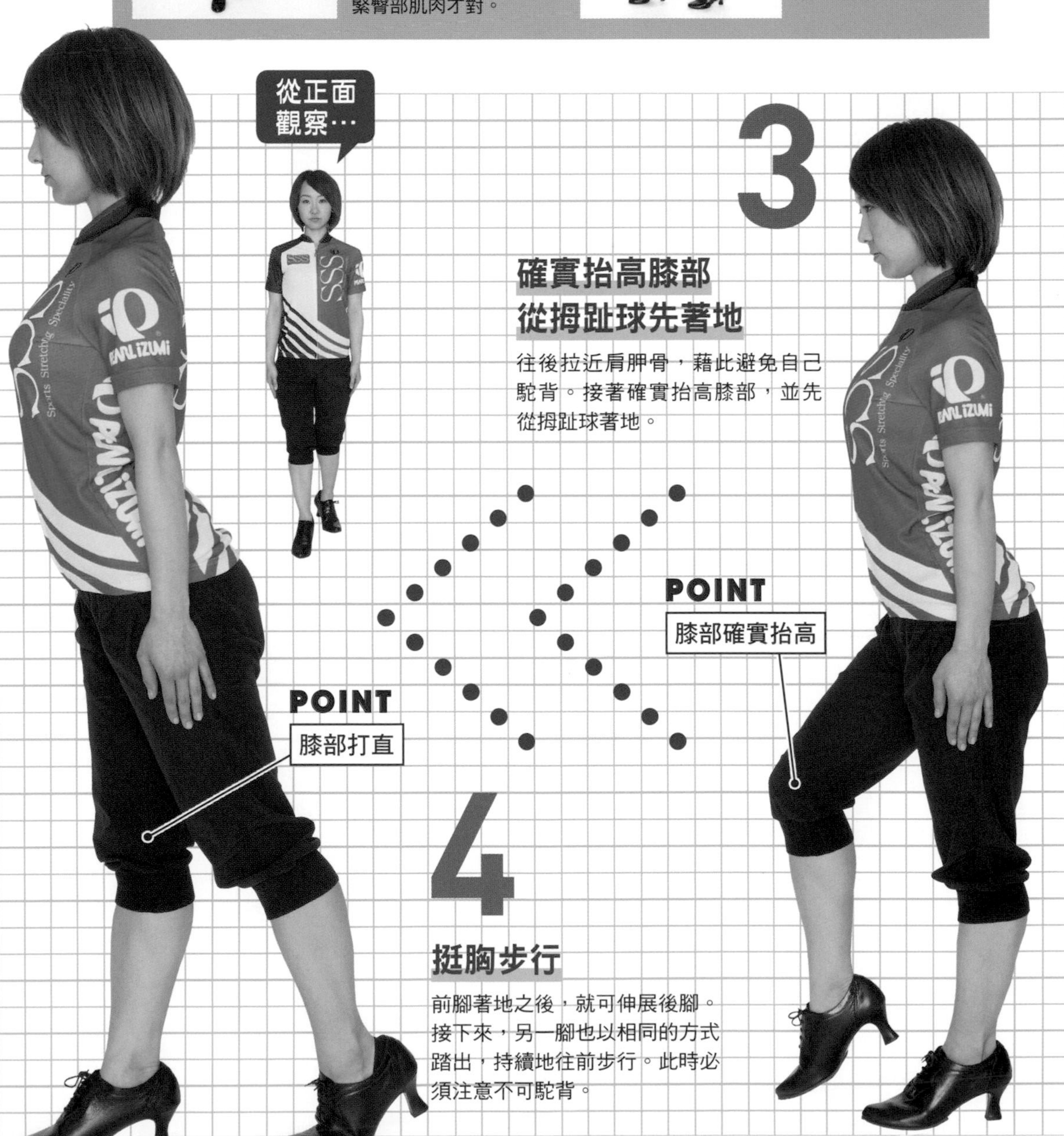

3 確實抬高膝部從拇趾球先著地

往後拉近肩胛骨，藉此避免自己駝背。接著確實抬高膝部，並先從拇趾球著地。

4 挺胸步行

前腳著地之後，就可伸展後腳。接下來，另一腳也以相同的方式踏出，持續地往前步行。此時必須注意不可駝背。

應用姿勢 3 想像著「挺直背骨」

階段步行 上階梯篇

上階梯時的重點在於從腳跟著地

在爬樓梯的時候，若將身體往前傾斜，不只會造成體重全壓在雙腳，就連背骨也會彎曲。
爬樓梯與一般步行一樣，務必讓自己維持直立的姿勢。

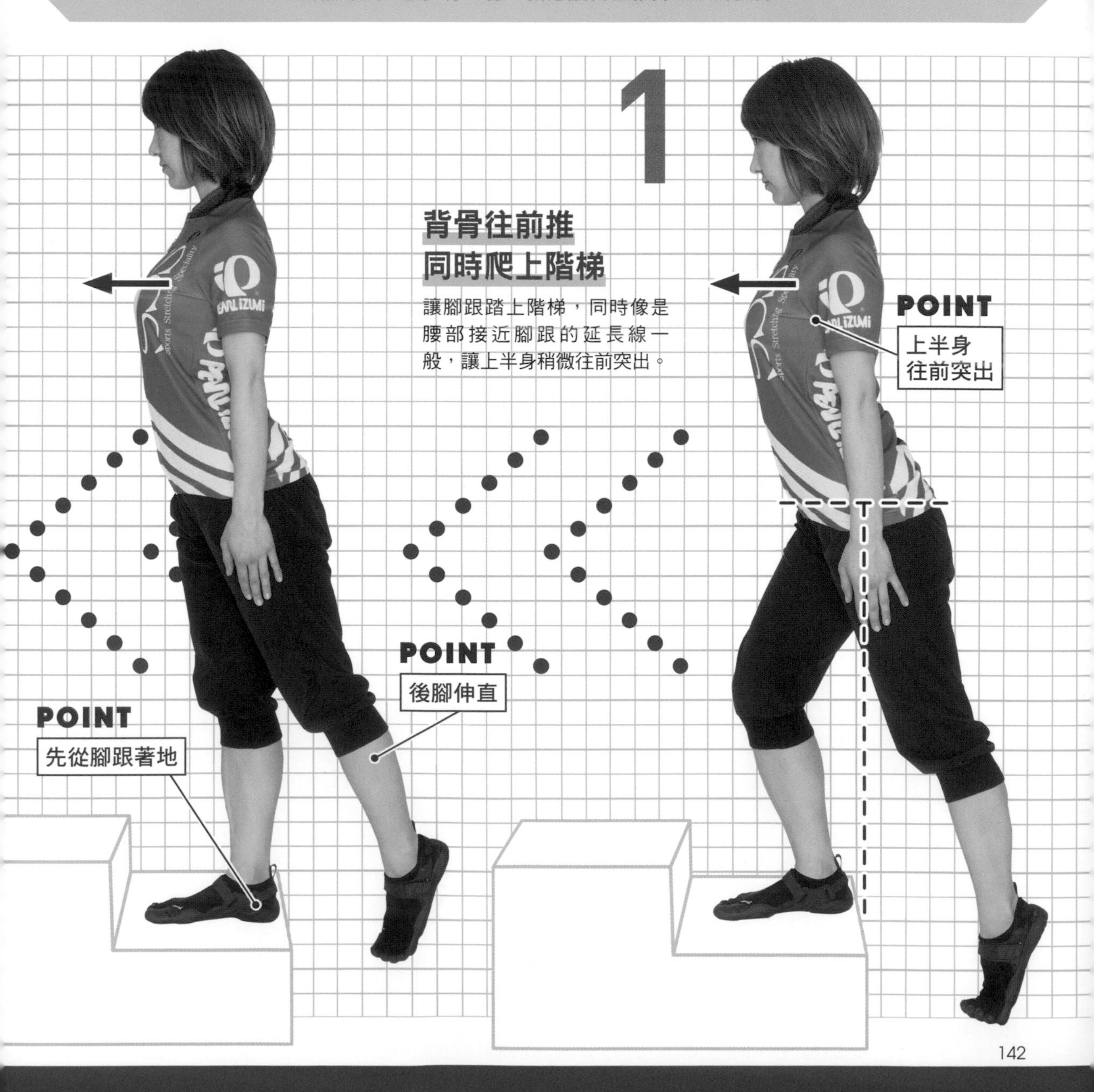

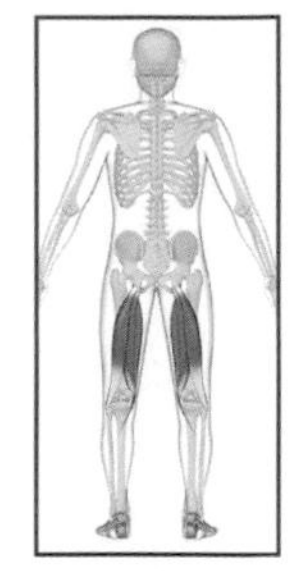
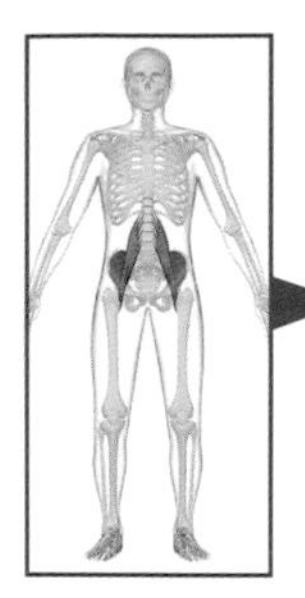

使用**髂腰肌**與**膕繩肌！**

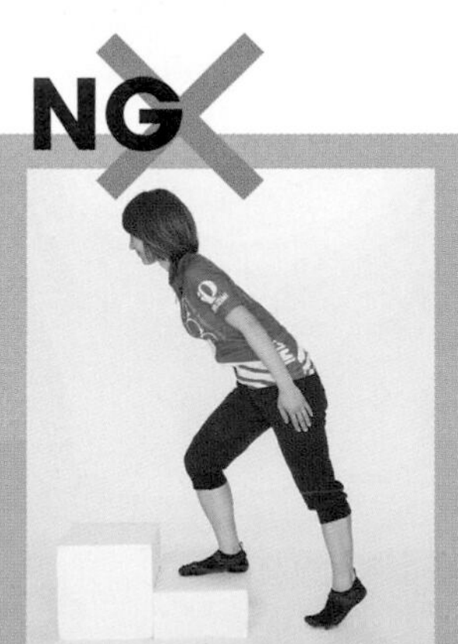

只有上半身過於突出也不行

只有臉部往前突出，臀部卻遠在後方的姿勢也不行。最重要的關鍵，在於讓胸部往前突出。

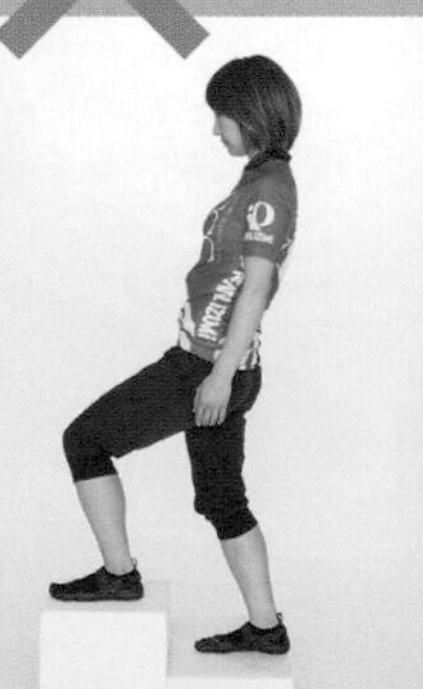

背部弓起是引發水腫的原因

若像上方照片一樣，上半身的位置若是偏後，身體的重量就會集中於腿部，如此一來就會引發水腫。

2

上階梯途中也要挺直背部

維持胸部往前突出的姿勢，讓後腳隨著踏出步伐，藉此連續爬上階梯。

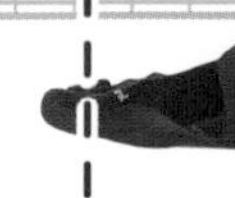

3

後腳往前踏出從腳跟登上階梯

接著另一腳也一樣，持續將上半身往前突出，並從腳跟先著地。

下階梯時由拇趾根部先著地

階段步行 下階梯篇

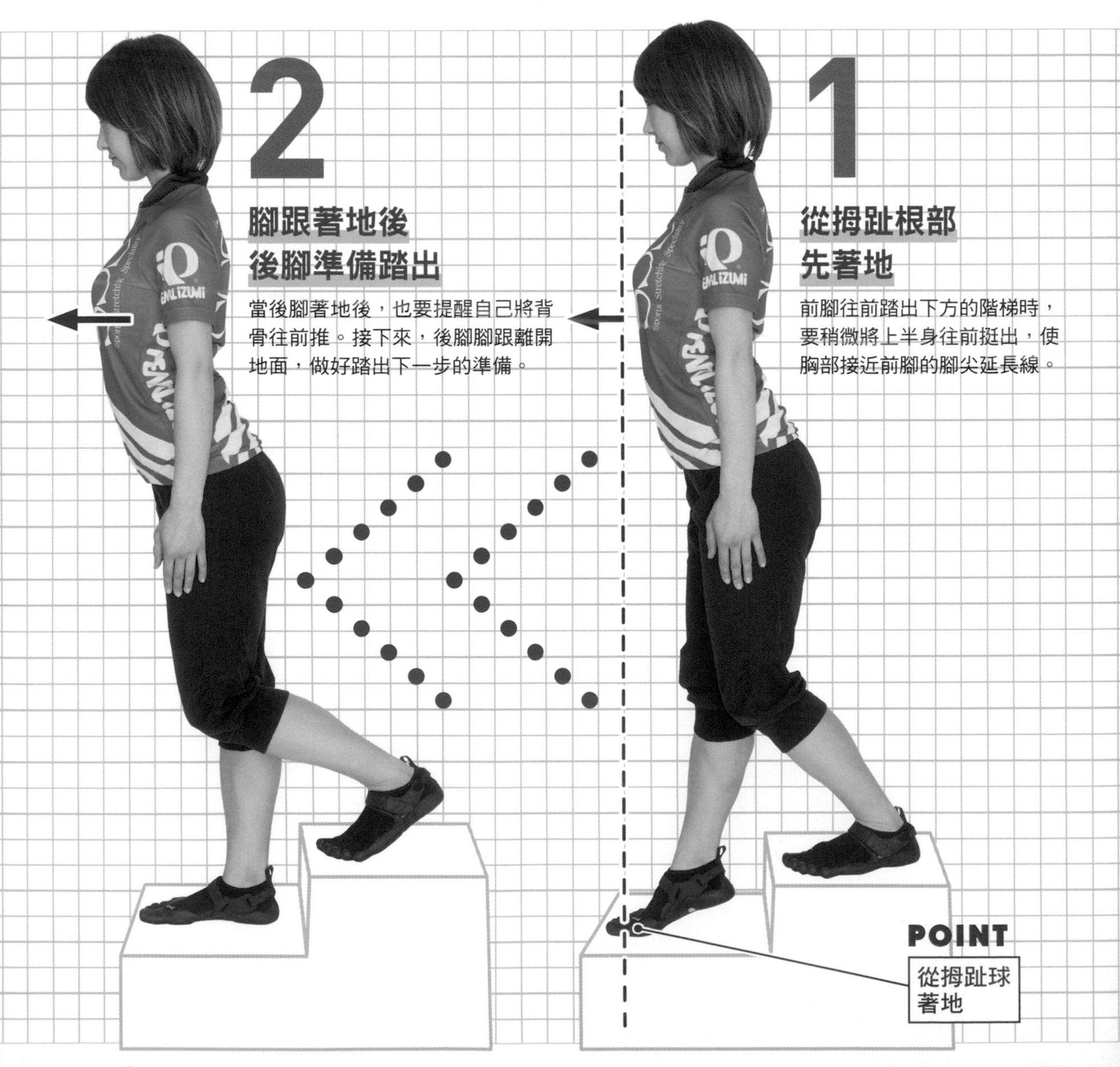

1 從拇趾根部先著地

前腳往前踏出下方的階梯時，要稍微將上半身往前挺出，使胸部接近前腳的腳尖延長線。

2 腳跟著地後 後腳準備踏出

當後腳著地後，也要提醒自己將背骨往前推。接下來，後腳腳跟離開地面，做好踏出下一步的準備。

NG

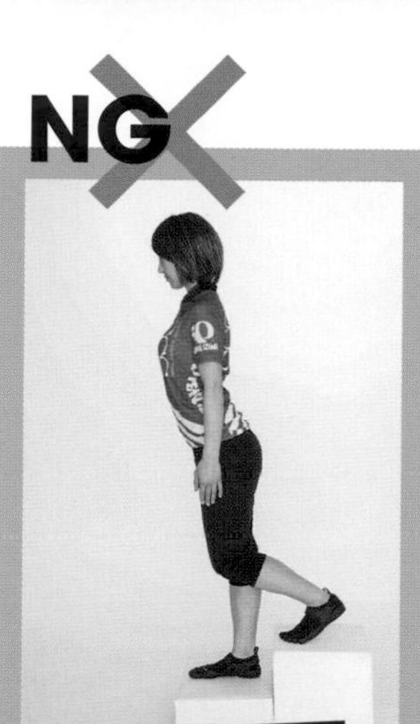

**若從腳跟著地
對膝蓋有所傷害**

下樓梯時若從腳跟先著地，會使身體往前傾斜，這可能會造成膝部承受負荷過大而受傷。

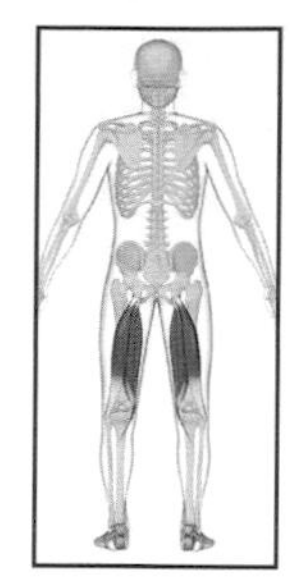

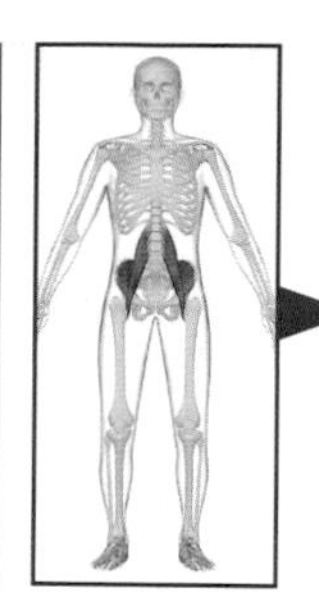

使用
**髂腰肌與
膕繩肌！**

3

另一隻腳也一樣
先從拇趾球著地

另外一隻腳也一樣，下階梯時從拇趾球先著地。此時身體（尤其是背骨）維持往前推的狀態。

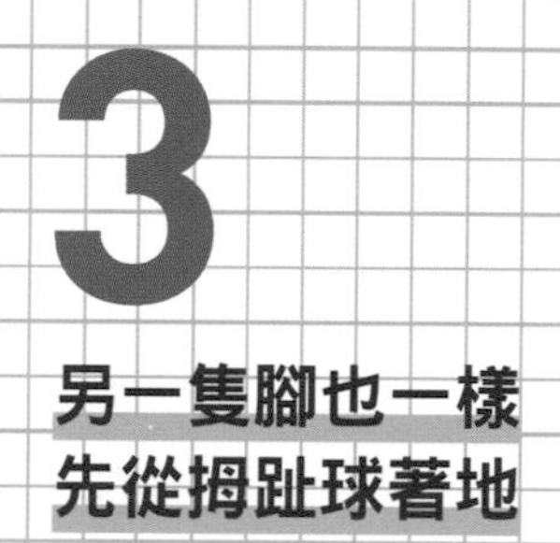

NG

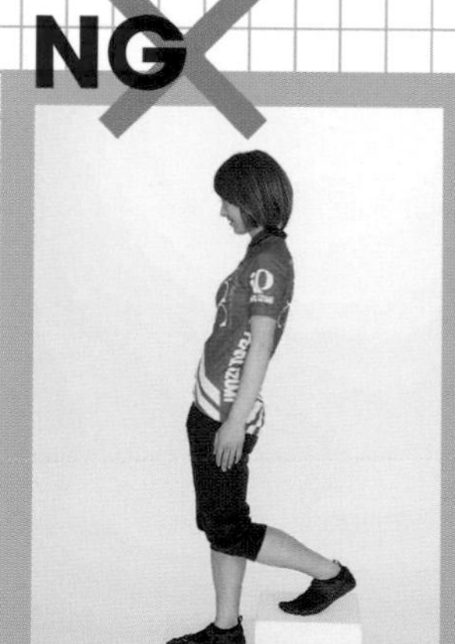

**駝著背下樓梯
可能會導致跌倒**

彎曲的背骨下樓梯，會使身體失去平衡，進而導致不慎跌倒。因此在下樓梯的時候，應該要用力緊縮臀部肌肉以維持下半身穩定。

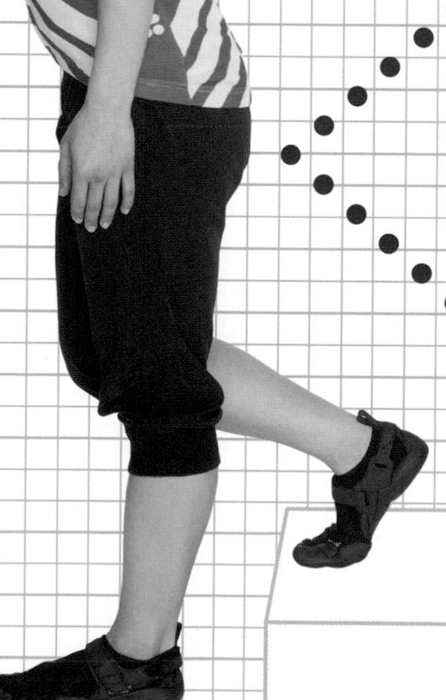

持續做伸展操
可改變體型或改善體質嗎？

身體出現變化
人自然就會變得有自信

伸展操雖然不是醫療行為，但卻能夠幫助我們預防疾病。因此，身體總是感到不舒服的人只要透過伸展操伸展僵硬的筋骨，自然能夠改善自己的身體不適問題。

這本書當中所介紹的伸展操都是基本操，無論男女老幼都能輕鬆上手。伸展操專家THREE S到目前為止已經指導過36萬名學員，而這本書所介紹的伸展操，是在參考學員們的需求下所集結而成。THREE S從開始指導伸展操以來，已經成功讓許多人的身體曲線出現變化。每一位學員在身體出現變化後，都變得更有自信，就連整個人散發出來的光芒也顯得更加耀眼。

只要給予正確的呵護，身體一定會出現變化。我們不應該過度減重，去追求那種瘦就是美的視覺感受，而是要讓自己的身體線條變美，那樣才是真正健康的身體。為維持正確的姿勢，最重要的關鍵就是保持筋骨的柔軟性。因此，只要將隨時隨地可做的伸展操成為生活中的一部分，我們就可調整體型及身體狀態。現在就讓我們一起享受這美好的人生吧！

第5章

兩人一起來

雙人伸展操

無論是朋友、兄弟姐妹或情侶夫妻，

只要兩個人一起合力做伸展操，

就可讓自己的肌肉更為舒展，

也能夠互相激勵與持續。

在感到挫折時，就找人一起來吧！

雙人伸展操 1

反弓距離比單人伸展操多5公分！

胸大肌伸展操

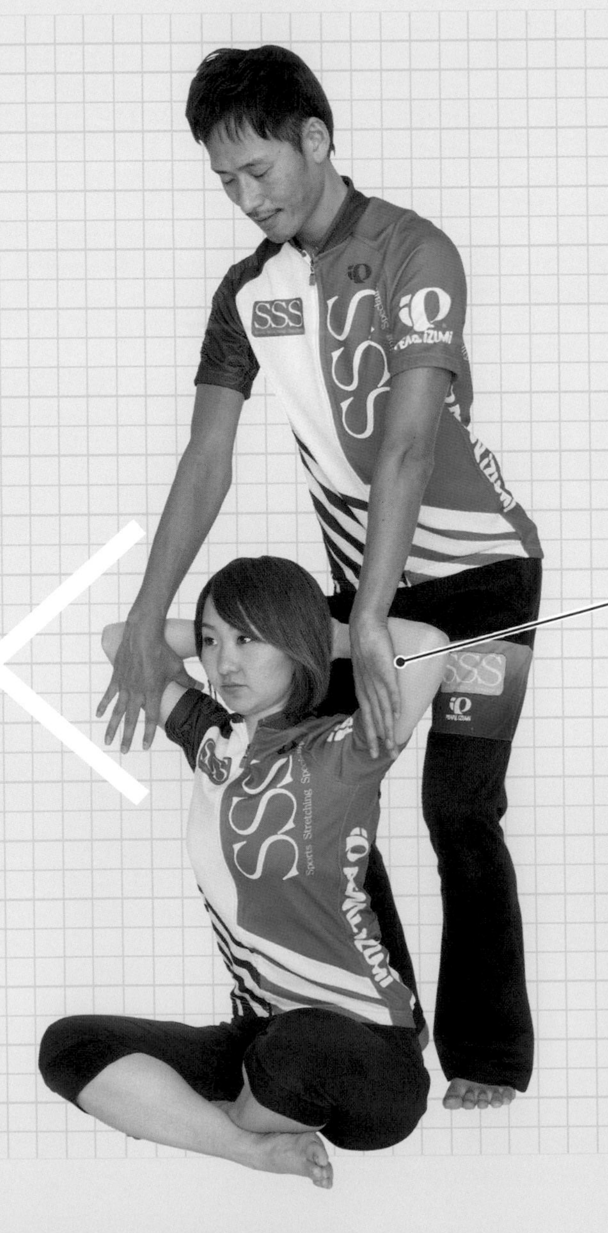

1

坐在地板上
雙手置於後腦勺
請另一人的雙手
置於自己的雙肘

坐在地板上並將雙手交疊於後腦勺，再請同伴站在自己身後，輕輕地用雙手扶著自己的雙肘。

POINT

輕輕扶著，避免雙肘合起

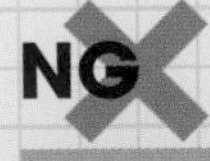

NG

後者膝部不可用力抵住前者的背部。這只是一種輕輕反弓胸部的伸展操。另外，前者的雙肩不可合起。

對於男性或女性都相當重要的肌肉

胸大肌連結著鎖骨・肋骨・胸骨以及上肱骨，是一塊覆蓋整個胸部的大範圍肌肉。鍛鍊胸大肌對於男性而言，是一種雄壯威武的象徵，但對女性而言卻是能夠預防乳房隨著年齡增長而下垂。因此，無論男女都應該多加鍛鍊胸大肌。

兩人同行的好處

若是只靠自己的力量，胸大肌的伸展範圍有限。若是獨自過於勉強反弓身體，反而會導致身體變得歪斜。只要有同伴從後方協助支撐，姿勢就可維持正確。此外，也能透過同伴拉動手臂的方式，來再次增加伸展的範圍。

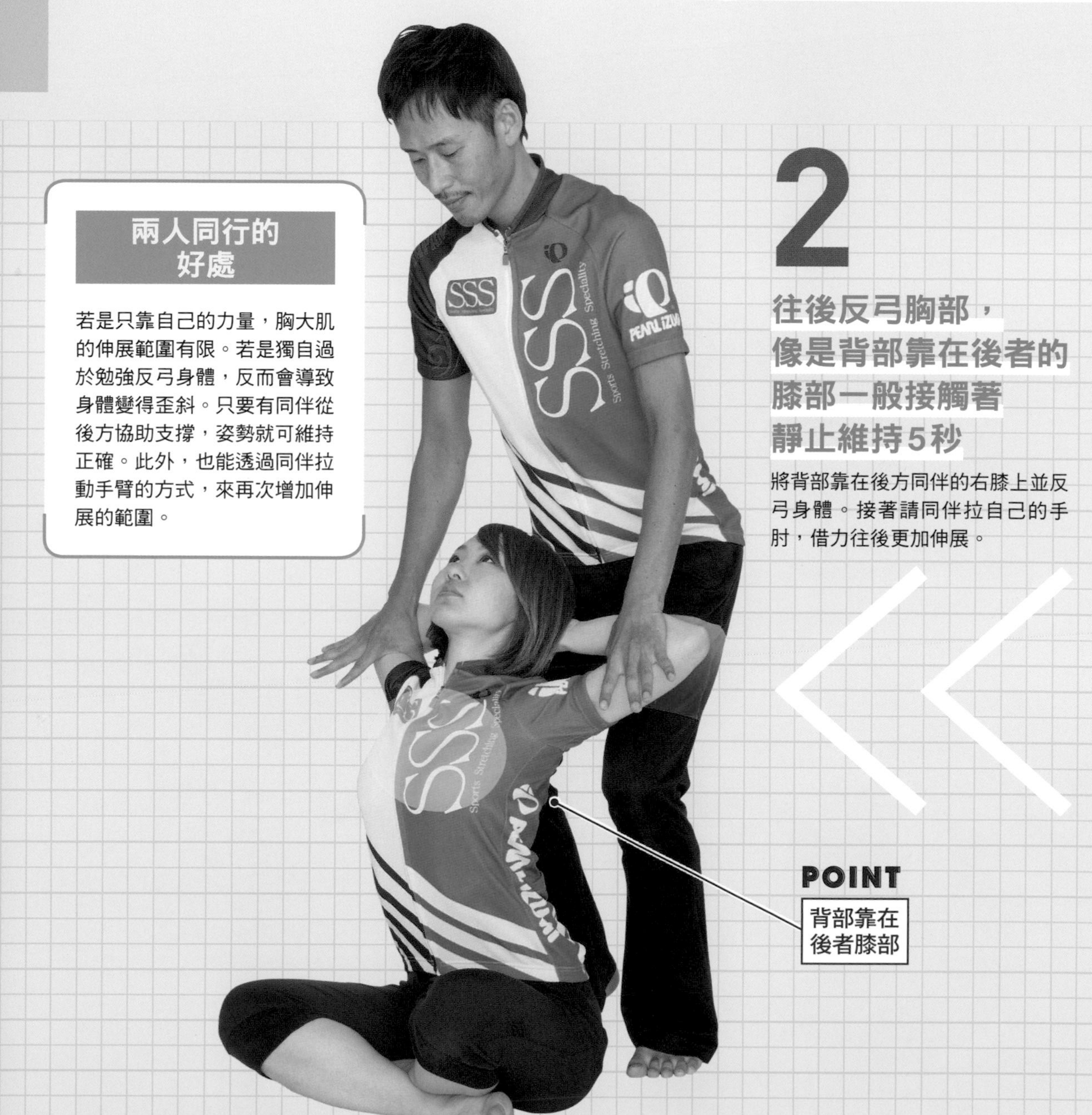

2

往後反弓胸部，像是背部靠在後者的膝部一般接觸著靜止維持5秒

將背部靠在後方同伴的右膝上並反弓身體。接著請同伴拉自己的手肘，借力往後更加伸展。

雙人伸展操 2

有效雕塑曲線及減重

橫膈膜伸展操

兩人同行的好處

在橫膈膜伸展操當中，最重要的關鍵是吐出體內的空氣。不過，有些人光靠自己並無法完全吐出體內的空氣。在同伴的協助之下，可透過對方用手按壓腹部的方式，來幫助自己吐出更多的空氣。

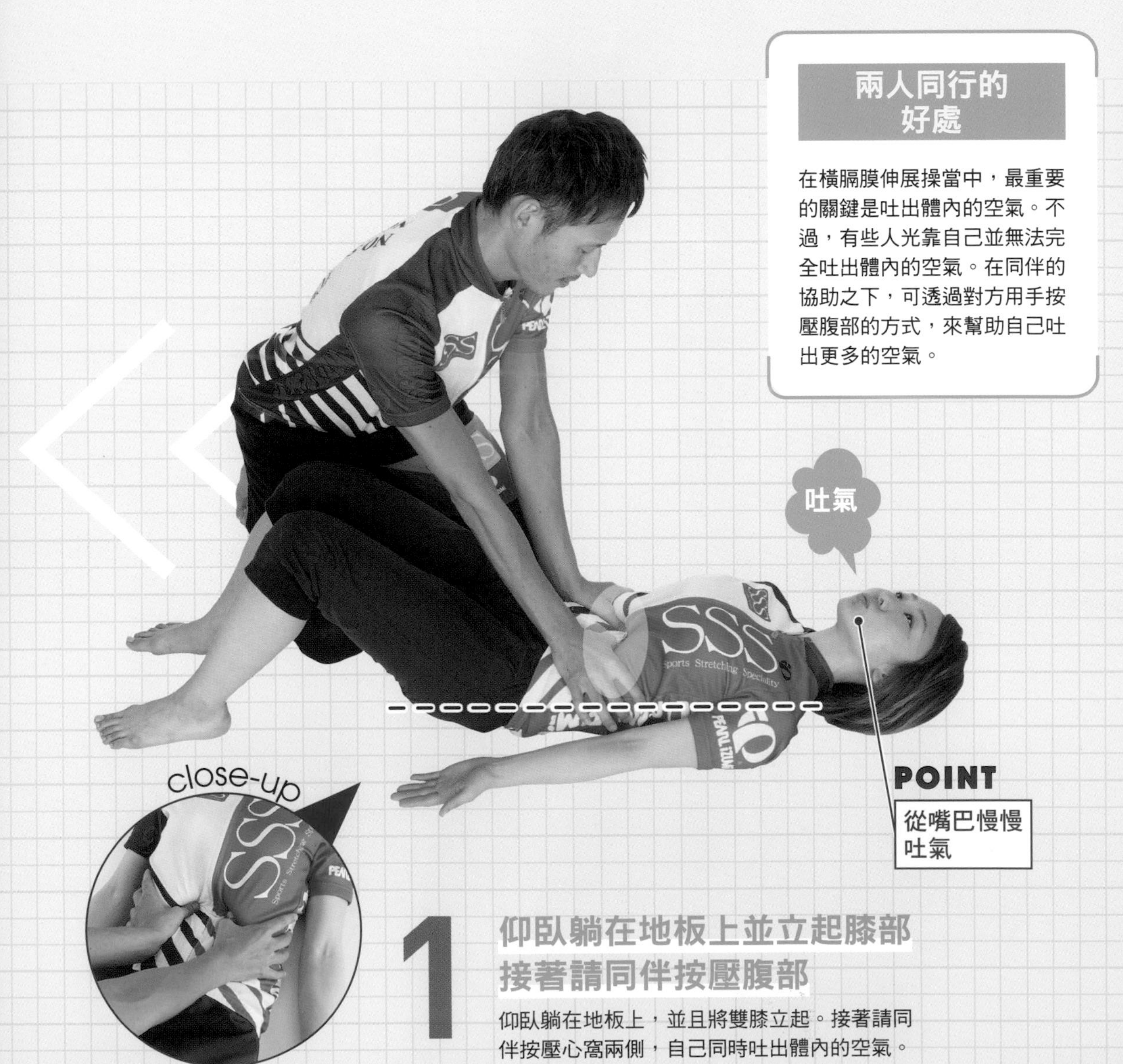

1 仰臥躺在地板上並立起膝部 接著請同伴按壓腹部

仰臥躺在地板上，並且將雙膝立起。接著請同伴按壓心窩兩側，自己同時吐出體內的空氣。

利用橫膈膜的功能提升基礎代謝

橫膈膜是與呼吸運動有關的肌肉，因此若是變得僵硬，內臟功能也會隨之變差。一旦內臟功能變差，基礎代謝率就會降低。雖然橫膈膜是深呼吸時才會用到的肌肉，但由於平時沒有什麼機會深呼吸，所以可利用伸展操來促使橫膈膜變得柔軟。

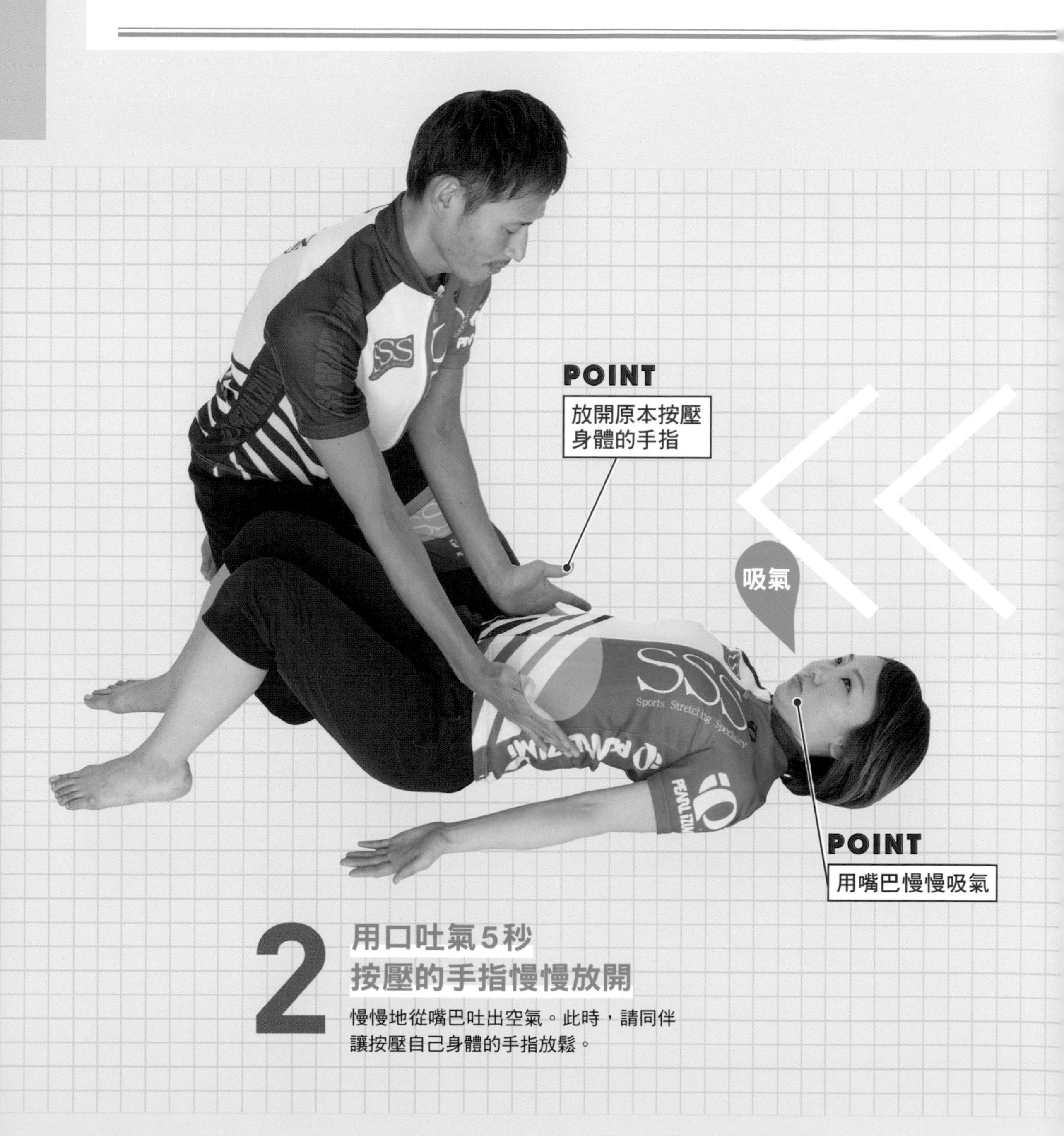

2 用口吐氣5秒 按壓的手指慢慢放開

慢慢地從嘴巴吐出空氣。此時，請同伴讓按壓自己身體的手指放鬆。

雙人伸展操 3

比平時多伸展 15 度

膕繩肌伸展操

兩人同行的好處

由於伸展膕繩肌的伸展操容易使人感到疼痛，所以自己往往會放寬伸展的範圍標準。若是有人可以幫忙，就能夠簡單達到伸展目標，並使自己的肌肉柔軟性更高。

1

採仰臥姿勢抬高腿部 另一腳則由同伴用膝部壓住

仰臥躺在地板，並將右腿往上抬高。接著請同伴扶著右腳腳跟。

POINT

輕壓腿部，避免膝部往上抬

NG

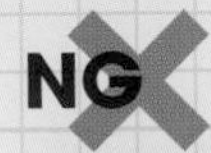

挺直軀幹是相當重要的關鍵，所以背部在伸展過程中若離開地面，就會失去伸展的意義。即使躺在地板上，也要挺直自己的背肌。

可明顯改善膝痛及腰痛

若位於身體下肢背面的膕繩肌長期處於僵硬狀態，膝蓋就會無法伸直，甚至會引發膝部疼痛。另外，不良姿勢也會容易帶來腰痛症狀。比起獨自伸展肌肉，兩個人一起伸展可讓肌肉的柔軟性提升。

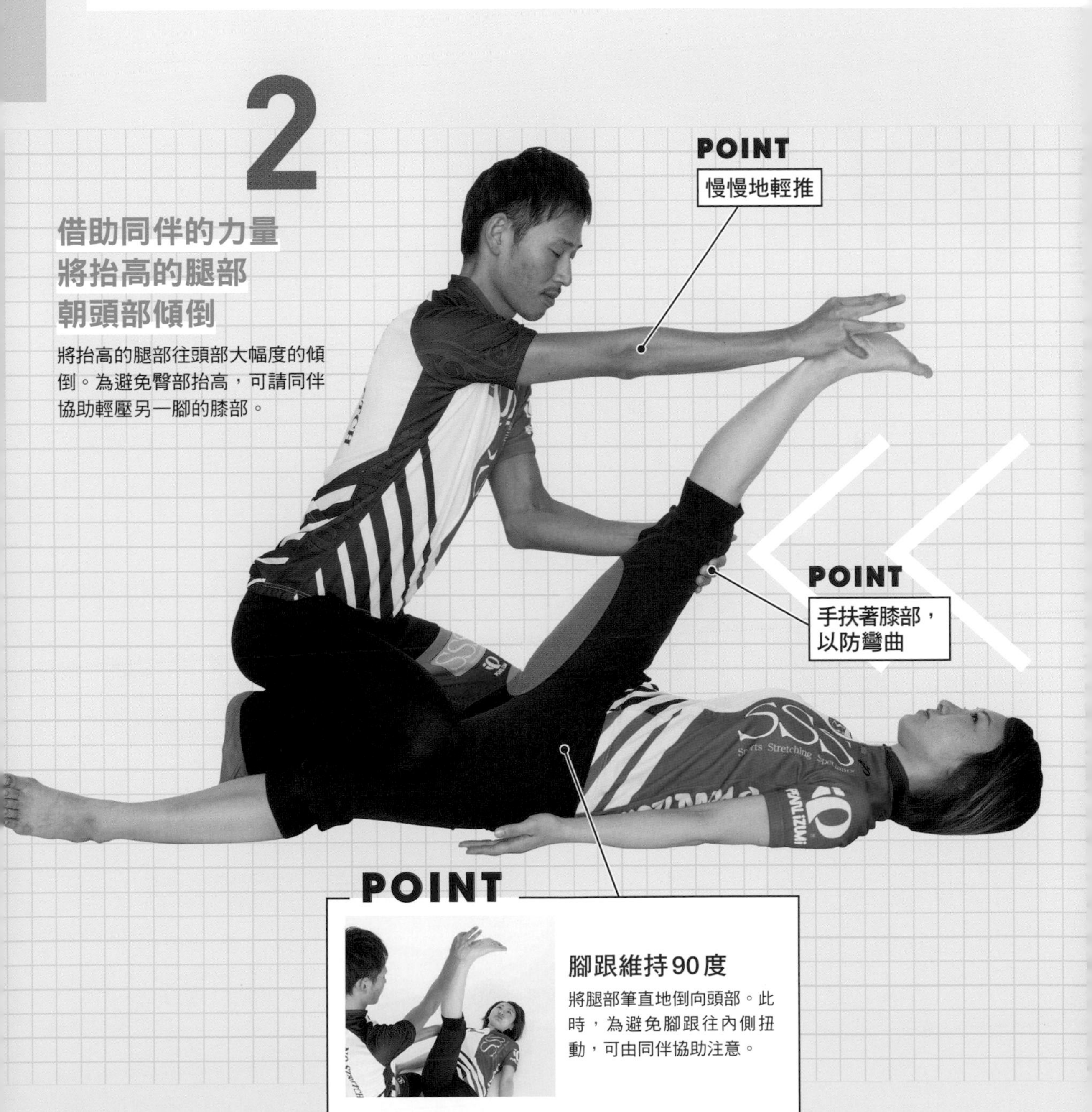

2

借助同伴的力量將抬高的腿部朝頭部傾倒

將抬高的腿部往頭部大幅度的傾倒。為避免臀部抬高，可請同伴協助輕壓另一腳的膝部。

POINT

腳跟維持90度

將腿部筆直地倒向頭部。此時，為避免腳跟往內側扭動，可由同伴協助注意。

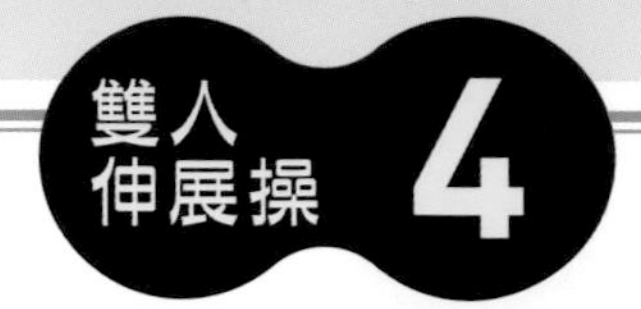

確實伸展肌肉時需要強大的力道

腓腸肌伸展操

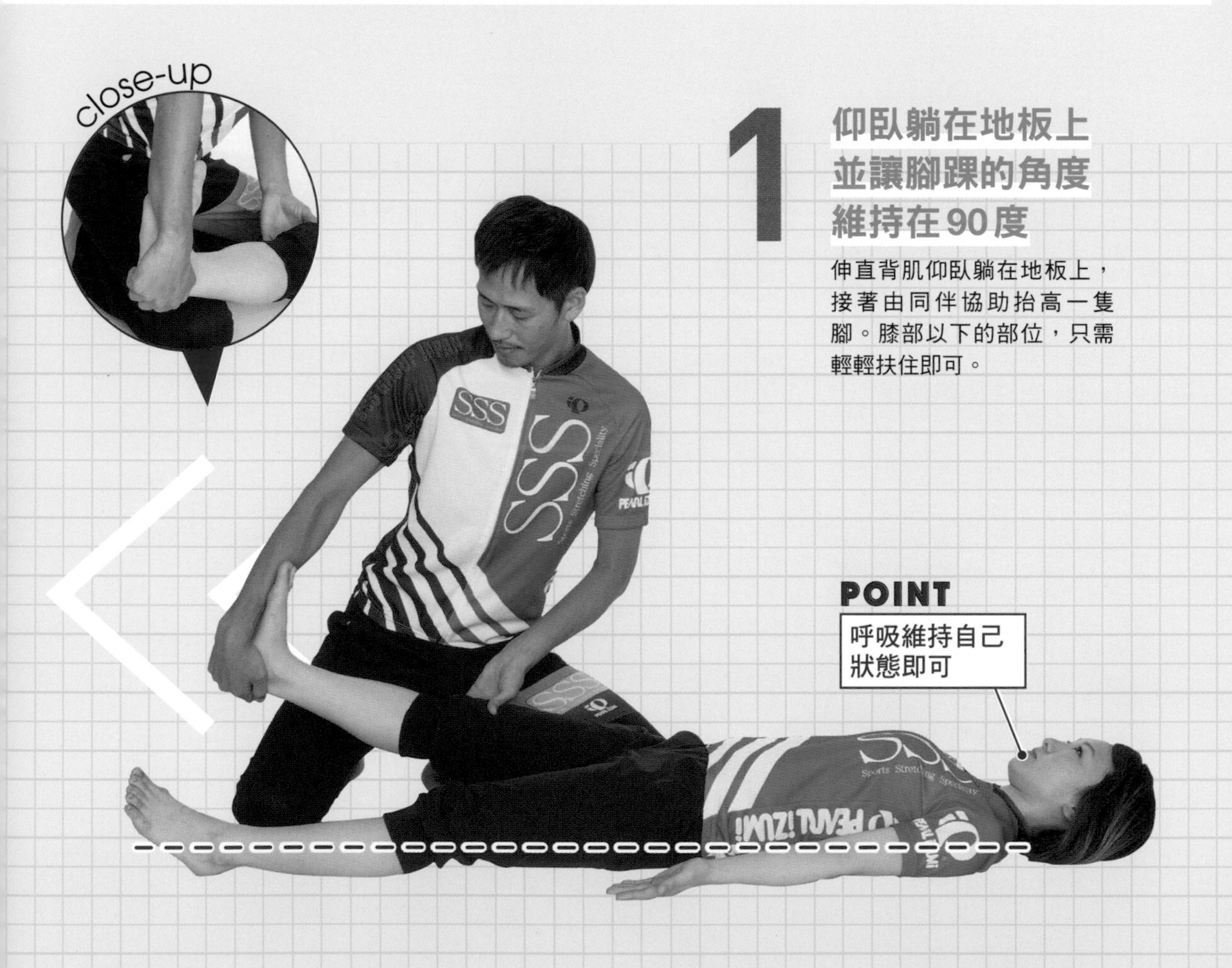

1 仰臥躺在地板上並讓腳踝的角度維持在90度

伸直背肌仰臥躺在地板上，接著由同伴協助抬高一隻腳。膝部以下的部位，只需輕輕扶住即可。

兩人同行的好處

由於腓腸肌是橫跨雙關節的肌肉，因此兩人合作才能確實予以伸展。另外，伸展腓腸肌的方向較難施力，有些動作甚至是一個人難以完成。

兩人齊心合作才容易伸展雙關節肌肉

雙腿上各有一條腓腸肌，而且這條肌肉還是橫跨膝關節與足關節，因此需要強大的力道伸展該肌肉，才能順利地讓腳踝彎曲。換句話說，比起一個人獨自伸展肌肉而言，兩個人搭配進行才能夠確實伸展腓腸肌。

2 請同伴用力對腳踝施加負荷

先請同伴用手支撐腳跟及整個足底，接著再運用體重施力彎曲腳踝。

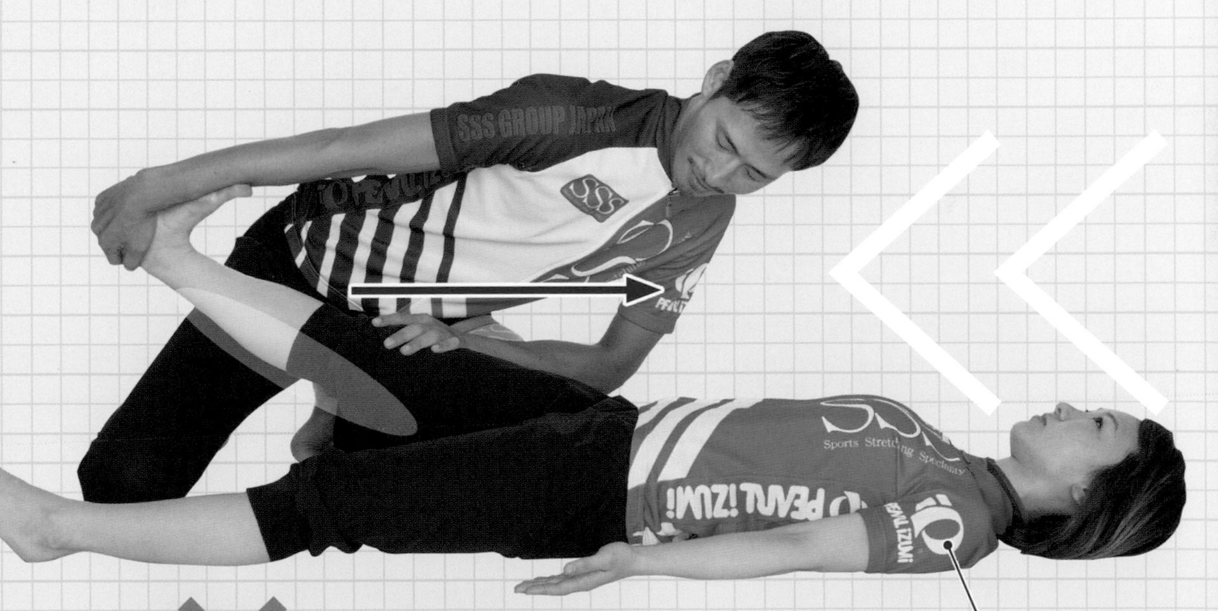

POINT

背部不可離開地板

NG

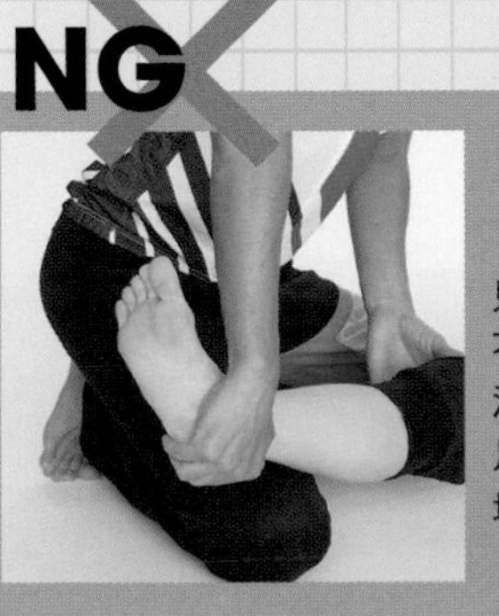

不可只有抬高腳踝

只抬高腳跟會使腿部處於不穩定的狀態，因此會無法正確施加負荷。在抬高足部時，務必要讓足部與地面呈90度。

雙人伸展操 5

促進全身血液循環

內旋肌伸展操

1 仰臥躺在地板上 單腳往側面展開 同伴再用手扶著

採仰臥的姿勢躺著，接著將單腳往側面彎曲，並將腳掌貼在打直那隻腳的小腿上。這時候，同伴負責協助扶著骨盆及膝部。

NG

仰臥躺著的時候請別憋氣。憋氣會使肌肉容易僵硬，造成肌肉無法順利伸展。

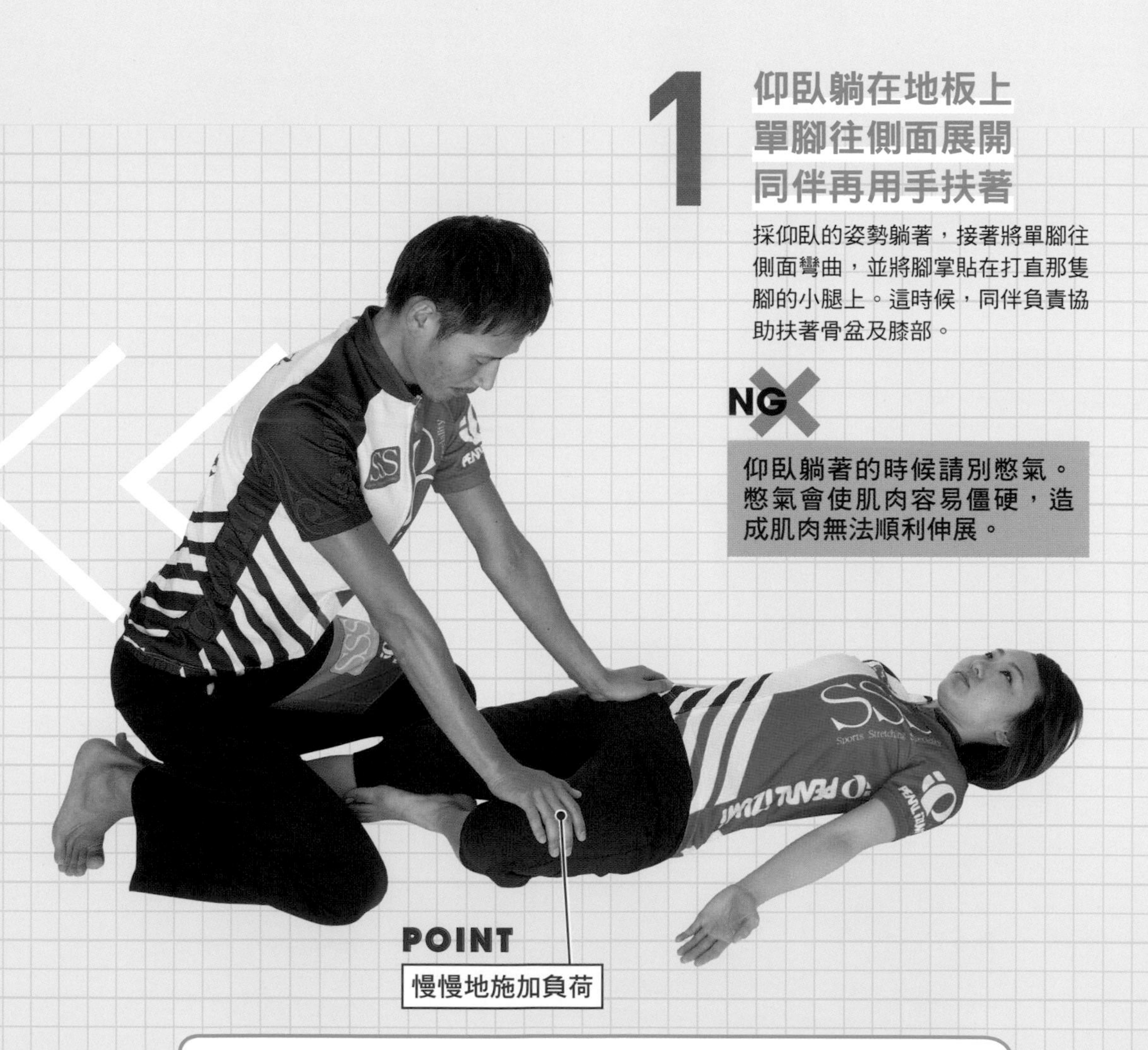

POINT

慢慢地施加負荷

兩人同行的好處

獨自向外側伸展內旋肌的範圍有限，若有同伴協助從旁施力，就可更確實地伸展肌肉。另外，也只有在同伴持續施力推壓之下，才能維持伸展肌肉的狀態。

請同伴補足自己難以施壓的伸展部位

內旋肌是位於大腿內側，從大腿內側連結至膝部內側的肌肉。由於平時我們比較沒有機會伸展大腿根部，所以建議各位可以多多伸展，藉此促進血液循環並提升睡眠品質。對於一個人無法獨自完成的伸展動作，建議可找位同伴來協助完成。

2 請同伴協助壓膝使內旋肌伸展到極限

接著請同伴壓著自己的膝部。另外，為避免腰部上抬，也要施力壓著骨盆。

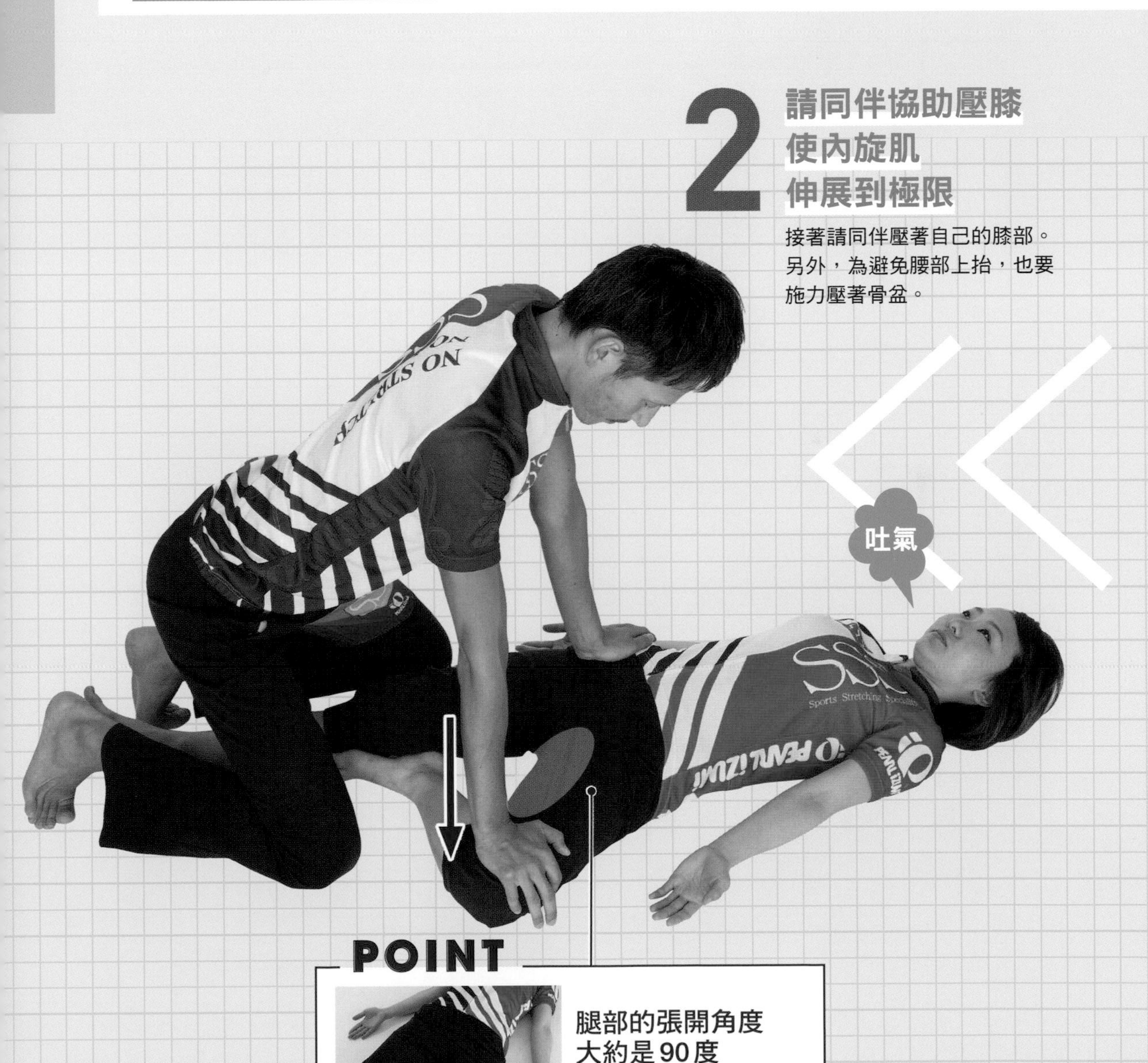

POINT

腿部的張開角度大約是90度

相對於軸足，讓左腳跟以垂直的方式貼合。這是伸展內旋肌的最佳角度。

結語

各位在親身實踐「專家指導の正確伸展操」之後，是否覺得自己的身體出現了變化呢？

只要每天確實伸展筋骨，身體就會不斷地慢慢改變。一旦姿勢變得正確，肌肉的狀態也會隨著正確。如此一來，血液及淋巴就不會停止流動，而體內的荷爾蒙也會維持平衡。如此一來，身體就會由內至外地變美。除此之外，肩膀僵硬及腰痛等平日的小毛病也會減輕，另外身體也會變得更加靈活，甚至你也會變得不容易累。簡單地說，伸展操不只能使人變美，還能讓我們擁有「強健的身體」。

「伸展使人進化，收縮使人老化」

希望各位能牢記THREE S的基本精神，並將伸展操帶入生活之中。我們衷心希望有愈來愈多人可以進化得健康又美麗。

——兼子正

監修 ▸▸ 伸展操專家THREE S

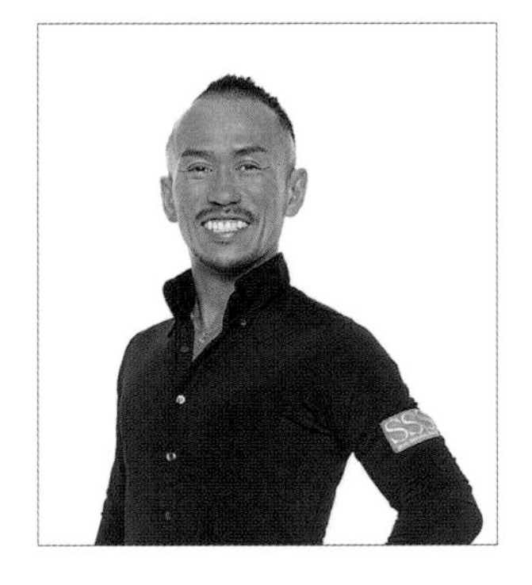

兼子正（Kaneko Tadashi）

SSS（THREE S）代表負責人。日本知名的瘋狂體能訓練師。創立日本第一家伸展操專業教室，目前已累積36萬名學員的傲人成績，這數字堪稱是日本第一。現年42歲的他，同時也是一位搏擊手，體脂肪僅有4%。一手創立的伸展操專業教室THREE S目前在日本有八家分店，並且持續培養後進。在著作方面，以累積銷售40萬本的『ドSストレッチシリーズ』（主婦之友社）為始，不斷推出暢銷著作。同時為經營者及四十世界搏擊手的他，目標就是「將姿勢教育義務教育化」。

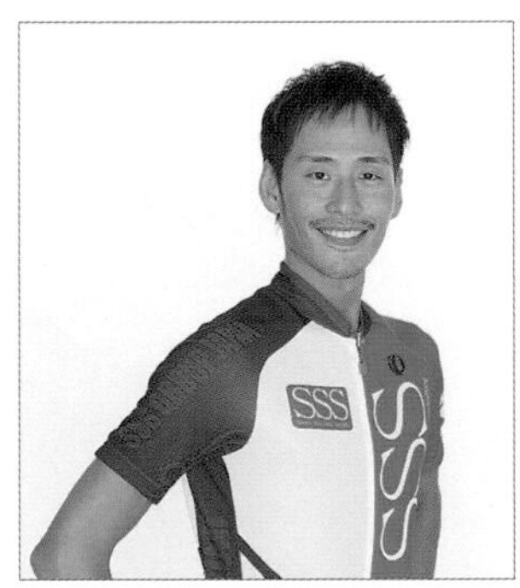

兒玉慶太（Kodama Keita）

3歲就開始游泳與滑雪。擁有游泳教練執照、滑雪檢定一級證照，並曾在籃球專門學校獲得全國冠軍。畢業於YMCA社會體育專門學校，於2004年進入THREE S服務。過去曾指導過3萬名學員做伸展操，目前服務於池袋店。

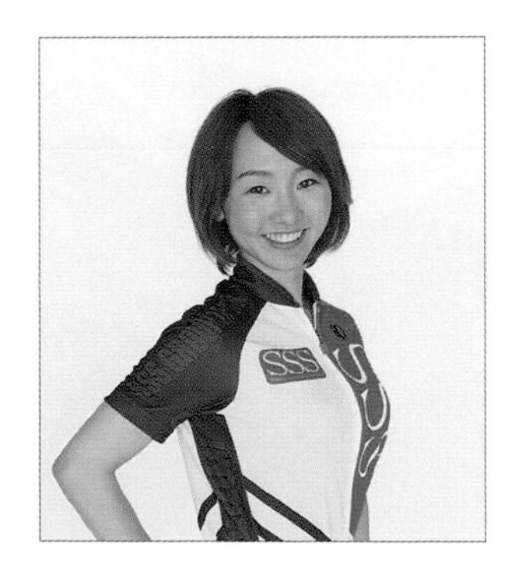

前田愛（Maeda Ai）

籃球選手經歷長達9年（主將・副主將），曾榮獲專門學校全道大會冠軍以及全國大賽第三名。在運動教練養成專科學校服務後，於2006年4月加入THREE S。過去曾經為2萬名學員指導伸展操及姿勢教育。目前於澀谷總店擔任副主任。

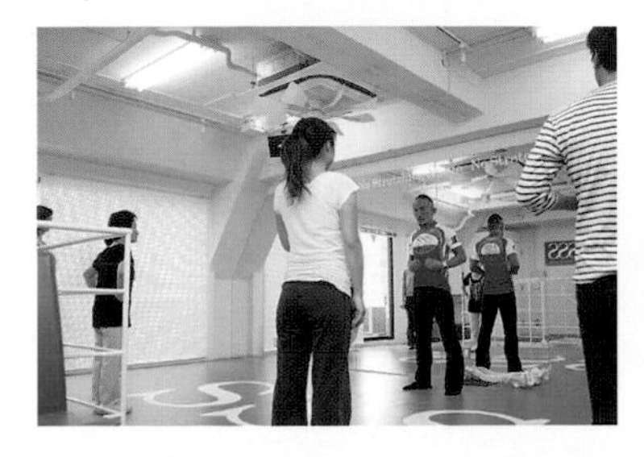

伸展操專業教室
THREE S

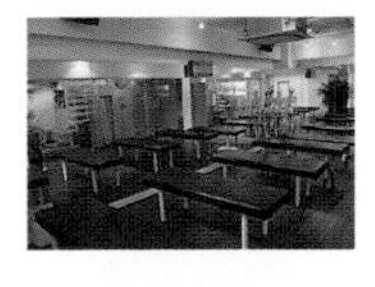

官網 http://www.sss-groupjapan.co.jp/

讓姿勢變美！讓自己變瘦！有效改善症狀！
THREE S是透過專業教練一對一的伸展操指導，讓學員身體進化的伸展操專業教室。36萬名學員的指導經驗，搭配科學實證的方式來證實伸展操效果，絕對能讓您親身體驗伸展操讓身體進化的感受。

監修

伸展操專家 THREE S

讓姿勢變美！讓自己變瘦！有效改善症狀！
THREE S是透過專業教練一對一的伸展操指導，讓學員身體進化的伸展操專家。
36萬名學員的指導經驗，搭配科學實證的方式來證實伸展操效果，絕對能讓您親身體驗伸展操讓身體進化的感受。

官網 http://www.sss-groupjapan.co.jp/

TITLE

專家指導の正確伸展操

STAFF

出版 三悅文化圖書事業有限公司
監修 伸展操專家THREE S
譯者 鄭世彬

總編輯 郭湘齡
責任編輯 黃思婷
文字編輯 黃美玉 莊薇熙
美術編輯 謝彥如
排版 執筆者設計工作室
製版 明宏彩色照相製版股份有限公司
印刷 桂林彩色印刷股份有限公司
法律顧問 經兆國際法律事務所 黃沛聲律師

代理發行 瑞昇文化事業股份有限公司
地址 新北市中和區景平路464巷2弄1-4號
電話 (02)2945-3191
傳真 (02)2945-3190
網址 www.rising-books.com.tw
e-Mail resing@ms34.hinet.net

劃撥帳號 19598343
戶名 瑞昇文化事業股份有限公司

初版日期 2015年6月
定價 280元

ORIGINAL JAPANESE EDITION STAFF

攝影 廣江雅美、鈴木江実子
CG製作 佐藤眞一（3D人体動画制作センター）
模特兒 亜耶バネッサ

國家圖書館出版品預行編目資料

專家指導の正確伸展操 / 伸展操專家THREE S
監修；鄭世彬譯. -- 初版. -- 新北市：三悅文化
圖書, 2015.06
160 面；18.2 x 23.5 公分
ISBN 978-986-5959-92-0(平裝)
1.健身操 2.運動健康

411.711 104008181